Anna Breslau
Vorsicht Heiler

Sinnfeld Verlag
Germany

Bibliografische Information der Deutschen Nationalbibliothek: Die Deutsche Nationalbibliothek verzeichnet diese Publikation in der Deutschen Nationalbibliografie; detaillierte bibliografische Daten sind im Internet über http://dnbdnb.de abrufbar.

© 2016 Sinnfeld Verlag & Autoren
Alle Rechte vorbehalten, insbesondere das Recht der Übersetzung, des öffentlichen Vortrags sowie der Übertragung, auch einzelner Teile, durch Rundfunk & Fernsehen. Kein Teil des Buches darf in jeglicher Form (Fotografie, Mikrofilm oder anderen Verfahren) ohne schriftliche Genehmigung des Verlages reproduziert oder unter Verwendung elektronischer Systeme verarbeitet, vervielfältigt oder verbreitet werden
Titelfoto: Alexander von Bischoping, Bild & Kunst, Bonn, 2016

ISBN: 978-3-945888-01-8

Inhalt

Mit dem Rücken zur Wand 7

Die Heilerin 36

Das Ende der Schonzeit 86

Die Ruhe vor dem Sturm 129

Turbulenzen 271

Leben und Tod 338

Ein neues Leben 396

Die Natur handelt nicht nach Zwecken, sie reibt sich nicht in einer unendlichen Reihe von Zwecken auf, von denen der eine den anderen bedingt; sondern sie ist in allen ihren Äußerungen sich unmittelbar selbst genug. Alles, was ist, ist immer um seiner selbst willen da.

Georg Büchner

Alle Namen und Orte, die in diesem Buch vorkommen, wurden geändert. Übereinstimmungen mit lebenden oder toten Personen, sowie Orten, sind rein zufälliger Natur.

Mit dem Rücken zur Wand

Der Arzt der Orthopädie sah abwechselnd mich an und dann die Röntgenaufnahmen meiner Halswirbelsäule. „Sie gehen nirgendwo mehr hin. Sie bleiben hier! Wir müssen Sie operieren." „Ich muss arbeiten," protestierte ich. Ich war in meiner Mittagspause wegen unerträglicher Schmerzen ins Krankenhaus gefahren. Schon seit Wochen plagte ich mich mit furchtbaren Schmerzen an meiner Halswirbelsäule herum. Am Nachmittag noch hatte ich wichtige Arbeitstermine. Ich konnte nicht im Krankenhaus bleiben. Ich war freie Mitarbeiterin bei einer Zeitung und verdiente nichts, wenn ich nicht arbeitete.

Der Arzt machte mir den Ernst der Lage mit drastischen Worten klar und ich sah es schließlich ein. Ich musste im Krankenhaus bleiben. Mit hängenden Armen stand ich vor dem Arzt. Ich hatte eine Höllenangst vor einer Operation an meiner Halswirbelsäule. Er schickte mich auf die Orthopädische Station der Klinik. Ich rief schnell noch in der Redaktion an und sagte Bescheid, dass sie einen anderen zu den heutigen Presseterminen schicken mussten. Die Reaktion war eine knappe Beschwerde: „Muss das jetzt so kurzfristig sein!"

„Ich bin im Krankenhaus!"

„Ja, na und! Wir brauchen das Interview heute noch!"

„Danke für die Genesungswünsche," sagte ich und legte auf. Der Ton in diesem Metier war zwar oft rau und zynisch, aber diesmal ging es zu weit. Ich hatte in den letzten vier Jahren immer geliefert, war nie krank gewesen und jetzt ging es mir wirklich schlecht.

Im Aufzug stand mir ein Mann gegenüber, der eine Halskrause trug und einen breiten Verband um den Kopf hatte. Er lächelte. Als ich in den Spiegel des Aufzugs

sah, schaute mir ein jämmerlicher Mensch mit fragendem Blick entgegen. Trotz Schmerzen trug ich immer noch den schweren Rucksack, in dem ich meine Kamera, den Block und Stift und natürlich mein Mobiltelefon hatte. Ich war vollkommen ausgelaugt und erschöpft. Seit längerem hatte ich zwei Jobs und arbeitete sieben Tage die Woche, aber das Geld, das ich verdiente, reichte vorne und hinten nicht. Seit einigen Monaten verlor ich mit jedem Tag mehr an Kraft und ich fand keine Ruhe, um wenigstens ein bisschen Energie wieder aufzutanken. Bis jetzt.
Jetzt war ich gezwungen, mir die Zeit zu nehmen. Jetzt musste ich entschleunigen. Zwei junge Ärzte empfingen mich auf der Orthopädischen Station des Vincent-Krankenhauses. Sie waren sehr freundlich, baten mich ins Sprechzimmer, stellten Fragen und sahen mich besorgt an. Endlich jemand, der sich um mich kümmert, dachte ich und war dankbar für die freundliche Zuwendung. In der ganzen Zeit vorher hatte ich immer versucht nach außen stark und unbesiegbar zu wirken. Es war ein lächerlicher Versuch, meine eigenen Bedürfnisse zu ignorieren. Die beiden Ärzte waren einfühlsam. Es war wohltuend, so verständnisvoll und menschlich behandelt zu werden. Ich vertraute diesen beiden Ärzten sofort. Eine Schwester führte mich in ein Zwei-Bett-Zimmer. Es war ungewöhnlich groß. Die Wände waren in hellen Beigetönen gestrichen. Auch das Bad, das neben der Eingangstür lag, war großzügig geschnitten, die Dusche war ebenerdig. Alles war sauber und wirkte frisch. Ich legte mich auf das freie Bett und holte tief Luft und atmete langsam aus, als würde ich die ganze Hetze der Großstadt mit dem Ausatmen loslassen. Es war Spätsommer. Das Balkonfenster stand offen und der Wind blähte die Gardine in einem großen Bogen ins

Zimmer. Mein Bett stand nah am Fenster und ich hatte eine schöne Aussicht auf den kleinen Krankenhauspark; auf die majestätisch großen Bäume, auf die Sträucher und den grünen, dichten Rasen. Es gab nur noch ein weiteres Bett in diesem Zimmer. Meine Bettnachbarin war nicht da und so genoss ich die ersten ruhigen Minuten dieses Tages allein in meinem neuen Zuhause. Zum ersten Mal seit Jahren hatte ich ein Gefühl der Ruhe. Gedankenverloren starrte ich nach draußen. Die letzten Jahre waren hart gewesen.

Nach außen gab ich mich unbekümmert und versuchte mir nichts anmerken zu lassen. Aber innerlich war ich deprimiert. Ich hatte mein Kind im vierten Monat verloren und ich würde nie mehr Mutter werden. Obwohl das Erlebnis schon Jahre zurück lag, war ich immer noch nicht darüber hinweg. Es gehörte zu einem selbstverständlichen Lebenstraum, eine eigene Familie zu gründen. Aber ich hatte viel zu lange gewartet. Ich war 38 Jahre alt, als ich schwanger wurde. Auch sonst war in meinem Leben nichts so verlaufen, wie ich es gewollt hatte und ich konnte dem starken Gefühl, ein Opfer zu sein, nichts entgegen setzen. Schicksal, Leben, Job, Chefin, Kollegen, Mutter, Vater, Lehrer. Opfer all derer, die mir keine Chance gegeben hatten. Es war eine vernichtende Bilanz, die ich zog, als ich über die letzten vierzig Jahre nachdachte. Ich ahnte, dass ich nicht so weitermachen konnte wie bisher. Ich spürte ganz deutlich, dass ich an einer Weggabelung stand. Aber wohin sollte die Reise gehen?

Bald überwältigte mich die Müdigkeit. Ich döste vor mich hin und gab meiner Erschöpfung endlich einmal nach. Die folgenden Tage sollte ich tatsächlich endlich zur Ruhe kommen. Da ich nichts dabei hatte, lag ich in meiner Kleidung auf dem Bett. Die Schuhe hatte ich ausgezogen. Ich starrte gedankenverloren an die Decke, als die holzfarbene Eingangstür zum Zimmer langsam aufging und meine Bettnachbarin hereinschlurfte. Die ältere, kräftige Dame, deren Knie beim Gehen leicht einknickte, begrüßte mich: „Ach, ein neuer Gast," sagte sie freundlich und schlurfte auf ihr Bett zu. Sie legte sich vorsichtig und behäbig in einen großen Kissenkranz, den sie sich auf ihrem Bett zurechtgelegt hatte und kuschelte sich ein. Und als hätte sie meine Gedanken gehört, erklärte sie: „Das ist ein Stillkissen. Natürlich stille ich nicht, aber ich fühle mich behaglich und geborgen. Sehen Sie, ich kann es so rund um mich legen. Es lindert die Schmerzen." So wie sie in dieser Kissenrundung lag, aus, sah es aus, als würde sie, wie ein Baby geschützt, in einer Höhle liegen.

Wir lernten uns in den folgenden Stunden etwas besser kennen. Ira Berger wirkte genügsam. Ihre grauen, vollen Haare gingen ihr bis zur Schulter. Sie hatte ein freundliches, rundes Gesicht. Reine Glückssache, dass ich mit einer netten Frau das Zimmer teilen durfte. Sie war bereits vor Jahren schon am Rücken operiert worden und wieder waren, nach Jahren, ihre Schmerzen so schlimm geworden, dass sie sich entschied, erneut ins Krankenhaus zu gehen. Es stand wohl wieder eine Operation an, aber sie schien keine Angst davor zu haben. Die 74-jährige Frau Berger redete mit mir so unvermittelt über ihre Geschichte, als wäre ich eine alte Freundin. „Ich habe als Kind den Krieg miterlebt und meinen Vater verloren. Er ist verschollen. Er ist einfach nicht mehr aus dem Krieg zurückgekehrt." Sie erinnerte sich an die Hungersnot nach dem Krieg und sie erzählte, dass im Alter ausgerechnet diese furchtbare Zeit für sie wieder ganz lebendig wurde. Sie erzählte von ihren Kindern und deren Stress im Beruf und eigentlich war mir das alles zu hören schon wieder zu viel. "Vor allem mein Sohn gönnt sich einfach keine Auszeit, aber das ist wichtig. Man muss immer zwischendurch Ruhepausen einlegen, sonst streikt irgendwann der Körper und fordert die Ruhe ein," erklärte sie mir. Ich begann ein bisschen von mir zu erzählen. „Auch wenn man das weiß, nimmt man sich die Zeit meistens nicht. Ich habe die letzten vier Jahre von Montag bis Sonntag durchgearbeitet. Ich brauchte das Geld und ich dachte: Ich mach das jetzt mal eine Zeitlang. Ich hätte das noch weiter gemacht, aber ich bin zusammengekracht." „Was haben Sie denn?", fragte sie besorgt. Wir unterhielten uns eine Weile und sie begann mir wieder etwas über den Krieg zu erzählen. „Jetzt, wo ich älter bin, kommen die Erinnerungen an früher wieder hoch. Ich glaube, das geht vielen alten Leuten so. Im Traum höre ich das Pfeifen der Bomben. Wir mussten flüchten, alles zurücklassen. Alles haben wir verloren; alles, was wir hatten..." Sie verstummte und wir schwiegen eine Weile.

Ich kam mir albern vor mit meiner Überarbeitung, meinem Ausgebranntsein und meiner Erschöpfung – nicht vom Krieg, sondern vom Alltag. Zu diesem Zeitpunkt ahnte ich nicht, dass auch ich in der Vergangenheit etwas Furchtbares erlebt hatte, das alles, was danach kam, veränderte. Es war aus meinem Bewusstsein verbannt und tief versunken in eine stille Kammer des Vergessens. Wenige Wochen später sollte ich überraschend der Wahrheit ins Auge sehen.

Meine Bettnachbarin begann wieder von ihrer Erkrankung zu erzählen und ich merkte, dass ich gar nicht mehr aufnahmefähig war. Sie hätte wieder zahllose Schübe von endlosen Schmerzen, erzählte sie. Mir fielen bald die Augen zu und ich schlummerte eine Weile vor mich hin. „Und Sie?" hörte ich plötzlich eine Stimme fragen.

Ich öffnete die Augen und sah mich irritiert um; wusste aber schon im nächsten Augenblick wieder, wo ich gelandet war. „Weshalb genau sind Sie jetzt hier? Das mit der Erschöpfung weiß ich ja."
„Ach, ich habe unglaubliche Schmerzen an der Halswirbelsäule. Schon seit etlichen Wochen. Morgens wache ich auf und habe solche Schmerzen, dass ich schreiend durch die Wohnung laufe, solange bis ich mich beruhigt habe. Es war schrecklich. Der Arzt in der Aufnahme sagte nur, ich müsse operiert werden. Aber davor habe ich eine Höllenangst."
„Und waren Sie vorher nicht beim Arzt deswegen?" Ich winkte ab, „Ja, natürlich. Sogar am Freitag noch, als Nottermin bei meinem Hausarzt, aber der hat mich einfach wieder nach Hause geschickt."
„Was, ohne der Sache auf den Grund zu gehen?"
„Nichts hat der veranlasst. Der war genervt. Es war Freitag Mittag, der wollte nach Hause. Zu dem gehe ich auf keinen Fall mehr." Ich hatte meinem Hausarzt jahrelang absolut vertraut, weil er sich immer Zeit für Gespräche nahm. Aber was nützte das, sonst hat er nichts gegen mein Rheuma und gegen die Schmerzen unternommen.
Draußen war es sehr ruhig. Der Lärm der Stadt drang nicht bis zu uns. Wie wohltuend die Ruhe war. Ich begann ganz langsam mich einigermaßen wohl zu fühlen. Am späten Nachmittag kam einer der beiden jungen Ärzte, die mich auf der Station in Empfang genommen hatten, ins Zimmer. Er setzte sich auf meine Bettkante: „Frau Breslau, wie geht es ihnen jetzt?" „Es geht, soweit einigermaßen gut. Die Schmerzmittel wirken." „Es ist etwas sehr Ernstes weswegen Sie hier sind. Ruhen Sie sich jetzt erst einmal aus. Wir tun alles, damit es Ihnen wieder besser geht, verlassen Sie sich drauf. Morgen

schauen wir, dass wir langsam mit den Untersuchungen beginnen. Sie sind so erschöpft, dass wir Sie da nicht überfordern wollen." Ich dankte ihm und war von seiner Fürsorge überwältigt.

Den restlichen Tag schlief ich bis zum Abend. Alexander, mein Mann, kam und brachte mir ein Nachthemd und Utensilien, die ich brauchte. Er war auch gebeutelt, denn er hatte die vergangenen Monate, meine Schmerzattacken aushalten müssen. Mir wurde jetzt erst klar, dass das nicht spurlos an ihm vorüber gegangen war. Er hatte sich mir gegenüber nie etwas anmerken lassen. Auch die folgenden Tage tat mir die Ruhe und die Versorgung gut.

Am zweiten Tag war Visite. Die Ärzte erklärten mir, dass die notwendige Operation im Moment nicht durchgeführt werden konnte, da der Arzt, ein Spezialist für die Versteifung von Wirbelkörpern, in Urlaub sei und erst in drei Wochen zurückkäme. Deswegen sollte ich, als Erstmaßnahme, eine Halskrause tragen, um die Wirbel zu schützen. Sofort bekam ich Angst, dass mögliche Wirbelkörperbrüche zu einer Lähmung führen könnten. Aber ich fragte die Ärzte nicht danach, denn ich hatte Angst vor ihrer Antwort. Ich betete wie eine Verrückte, dass mir nichts passiert und dass ich gesund auf meinen beiden Beinen das Krankenhaus wieder verlassen würde. Zwei Tage später hatte ich Geburtstag. Ich verbrachte meinen Geburtstag im Krankenhaus und war nicht mal böse darüber. Meine Mutter, meine Schwester und Alexander kamen am Nachmittag vorbei. Wir feierten, stießen mit Sekt an und jeder von uns ließ eine Wunderkerze abbrennen, bis der ganze Raum verräuchert war. Als meine Mutter und meine Schwester sich verabschiedeten, begleitete ich sie nach unten. Ich schaute auf die kleine, alte Frau, die vor mir humpelte.

Die einst stolze, unnahbare, schöne Frau war alt und krank geworden. Mein Gott, dachte ich, was ist aus ihr geworden. Meine Mutter blieb stehen und drehte sich zum Abschied zu mir herum. Sie stemmte schief eine Hand in die Hüfte, versuchte ein Lächeln und sah mich unsicher an, wie ein kleines Mädchen. Zum Abschied legte ich ihr meine Hand auf den Arm. Sie lächelte unsicher. Meine Schwester hakte sie unter, ging mit ihr zum Parkplatz und fuhr sie nach Hause.
Ich drehte mich langsam um und ging zurück zum Krankenzimmer, wo Alexander wartete. „Hat jemand angerufen? Waren Geburtstagsgrüße in der Post?" Alexander schüttelte den Kopf. Nichts von Ilse und Reinhart? Er biss sich auf die Lippen, als wäre ihm die Frage unangenehm. „Nein, aber vielleicht ist Morgen was in der Post." „Komm, du hast sie angerufen, oder? Wollten sie nicht mitfeiern? Wäre doch schön gewesen. Dann hätten sie mal meine Schwester und meine Mutter kennen gelernt." Er schwieg. „Was ist?" „Nichts!" Er blieb noch eine Weile, dann musste er los. Ich war sowieso müde. Wieso unsere Freunde, die ich schon lange kannte, nichts von sich hören ließen, verstand ich nicht. Aber vielleicht meldeten sie sich am nächsten Tag.

Ich fühlte mich im Krankenhaus gut aufgehoben und mochte nirgendwo anders sein. Ich war zwar immer noch erschöpft, fühlte mich aber gut versorgt Tagsüber trug ich die Halskrause und die gab mir eine gewisse Sicherheit. Abends, bevor ich einschlief, legte ich sie vorsichtig ab und hoffte, mich so wenig wie möglich im Bett zu bewegen. Mein erster Griff am Morgen war zum Schaumstoffring. Dann ging ich ins Bad, nahm, wenn ich am Waschbecken stand, die Halskrause ab und ging vorsichtig unter die ebenerdige Dusche. Die tägliche Angst, dass es noch schlimmer kommen könnte, ließ mich nicht los. Ich redete mit niemandem über meine Ängste, auch nicht mit Alexander, meiner Mutter oder meiner Schwester. Ich glaube, es war die Gewohnheit, alles mit mir selbst auszumachen. Ich versuchte ruhig zu bleiben und nicht in Panik zu geraten. Ich redete mir gut zu, so wie Kinder es manchmal tun; sanft, beruhigend, aber bestimmt. Es half sofort: Ich atmete tief ein und aus und entspannte mich wieder.

Ein neuer Tag begann. Jeden Tag schien die Sonne. Die warmen Lichtstrahlen fielen ins Zimmer. Ich sah auf das Fußende meines Bettes und streckte mich. Meine Bettnachbarin erzählte mir nach dem Frühstück, dass bei ihrem Mann vor wenigen Wochen Parkinson diagnostiziert worden war und dass sie nun versuchten, diese Krankheit mit Homöopathischen Mitteln in den Griff zu bekommen. Die Ärzte hatten zwar gesagt, für diese schwere Erkrankung seien die homöopathischen Mittel viel zu schwach, aber sie und ihre Tochter waren davon überzeugt, dass sie damit die Parkinsonerkrankung, wenn nicht heilen, so doch zumindest aufhalten konnten. Ich dachte sofort an Onkel Konrad. „Mein Großonkel hatte auch Parkinson. Er war ein kleiner, drahtiger Mann, der viel unterwegs war. Er war Kameramann beim Fernsehen, - und unglaublich geizig, dabei hatte er einen Haufen Geld, kaufte aber immer das billigste Zeug. Er war unfähig irgendetwas wegzuwerfen. Immer wenn ich ihn besuchte, drängte er mir beim Abschied etwas auf, das ich mitnehmen sollte. Einmal gab er mir einen Streuselkuchen mit, den er vorher aus seiner Tiefkühltruhe geholt hatte. Er taute auf, während ich ihn nach Hause schleppte. Ich saß im Zug saß und dachte daran, was Onkel Konrad mir über den Kuchen gesagt hatte: *Der schmeckt wie vom Bäcker, aber der war ganz billig. Das ganze Blech für 2,58!.* Als ich mit dem Riesenteil zu

Hause ankam – ich wohnte zwei Zugstunden von ihm entfernt -, packte ich das Prachtstück aus. Der Kuchen war an drei Ecken angeschimmelt. Ich warf ihn in die Mülltonne. Alles, was er mir mitgab, musste ich zu Hause entsorgen. Ich schleppte eine alte Kopiermaschine nach Hause. Zu Hause zeigte sich, dass das veraltete Gerät kaputt war. Ich schmiss es weg. Beim nächsten Besuch winkte ich ab. Nein, ich hab alles, ich brauche nichts. „Komm, ich geb dir das doch gerne," redete Onkel Konrad auf mich ein, überzeugt von seiner außergewöhnlichen Großzügigkeit. „Brauchst dich nicht anstellen." Ich schleppte also wieder seinen Müll mit nach Hause und entsorgte ihn da." Ich hatte fast ohne Punkt und Komma geredet. Frau Berger sah mich groß an. „Menschen gibt's!" Wir lachten.

An diesem warmen Sommertag dösten wir wieder vor uns hin. Meine Gedanken schweiften zu meiner engeren Familie ab. Ein Spezialfall und mein Unglück. Mein Vater, meine Schwester und ich hatten wenig familiären Rückhalt, denn unsere engsten Verwandten, die Schwestern und Eltern meines Vaters, lebten in der DDR. Wir hatten zu ihnen, wegen der Mauer, all die Jahre nur über Briefe und Päckchen Kontakt. Im Sommer besuchten wir manchmal den Großcousin und die Großcousinen meines Vaters im Schwarzwald. Von je her wurden jedes Mal viele Erinnerungen an die alte Heimat ausgetauscht. „Der schlimmste Einschnitt in unsere Familie war die Flucht aus Schlesien." Ich kannte diese ganzen Geschichten. Ich hatte es selbst nicht erlebt, aber es war dennoch Teil meines Lebens. "Schade, dass der Dialekt und die Mentalität vernichtet sind. – Wo sind Sie geboren?", fragte ich Frau Berger und ohne eine Antwort abzuwarten, redete ich weiter: „Als meine Leute nach der Flucht hier im Westen landeten wurden sie als

Pollacken und Pimocke beschimpft. Mit ihnen wollte keiner was zu tun haben. Ich habe das alles nicht miterlebt, aber ich hatte immer auch selbst das Gefühl, nicht erwünscht und heimatlos zu sein. Ich scheine das irgendwie geerbt zu haben. Letztes Jahr habe ich mir einen dicken, warmen Daunenmantel gekauft, weil ich dachte: Wenn ich mal von hier abhauen muss, hab ich was Warmes zum Anziehen und erfriere unterwegs nicht. Nichts ist wirklich sicher. Gar nichts. Alles kann im nächsten Augenblick zu Ende sein." Meine Stimme war ohne besondere Regung. Frau Berger sah mich ausdruckslos an. „Ja, seltsam.", dann sagte sie nachdenklich: „Wir sind damals auch aus Schlesien geflüchtet. Ich war noch ein Kind. Das alles ist verschwunden. Wir existieren gar nicht mehr. Wir waren ja schon damals, als wir hier ankamen, für die Leute Luft. Das hat mich sehr gekränkt. Bis heute werden wir beschimpft und lächerlich gemacht. Ihre eigene Heimatverbundenheit zelebrieren sie." Ich sah sie an. „Unsere Gesellschaft ist ziemlich widersprüchlich und krank.

Seltsamerweise konnte ich kein Buch und keinen Film zum Thema Flucht und Vertreibung ansehen. Mir tat es zu weh, obwohl ich das alles nicht selber erlebt hatte. Ich verstand das nicht. Mein Zuhause war besetzt mit Erlebnissen von Ausgrenzung, Diskriminierung und vor allem Kränkungen. Und als ich erwachsen war, hörte es nicht auf. Wie kamen andere Menschen mit Kränkungen zurecht? Ich sah Frau Berger an und als hätte ich laut gedacht, sagte sie unvermittelt: „Ja, das steckt man nicht so einfach weg." Mir ging seit meiner Kindheit, vieles an die Nieren. Ausgeliefert zu sein, war ein permanenter Zustand und versetzte mich in dauernde Alarmbereitschaft. Das Schlimmste aber war: Ich hatte nie die Vergangenheit loslassen können. Die harten, abwertenden Worte der Mutter; kein freundliches Wort, kein Kuss, kein Wohlwollen. Der Vater, ein großer Schweiger, mit gelegentlichen Jähzornausbrüchen, aber ansonsten zurückhaltend, konnte mit mir, der Erstgeborenen, einem Mädchen, nichts anfangen. Als dann, sechs Jahre später, eine zweite Tochter geboren wurde, war meine jüngere Schwester sein Mittelpunkt. Ohnmacht war das Gefühl, das mir am vertrautesten wurde und ich musste ausharren. Das, was so viele Kinder müssen, die in einer ähnlichen Situation sind.

Die Schmerzen meiner Kinder- und Jugendzeit konnte ich nie vergessen. Es klebte an mir wie Pech, auch noch als ich längst erwachsen war. Es beschäftigte mich immer mal wieder und jedes Mal war es, als wäre all das erst gestern geschehen. Ich quälte mich alleine mit der Vergangenheit herum, bis ich 27 Jahre alt war. Dann suchte ich mir endlich Unterstützung. Die erste Psychologin, bei der ich eine klassische, Freudsche Psychotherapie machte, hatte mir damals schon den Schlüssel für die Lösung meines Problems, das mich seit meiner Kindheit gefangen hielt, in die Hand gegeben: „Sie müssen den Wechsel loslassen, von dem Sie wollen, dass Ihre Eltern ihn einlösen. Dieser Wechsel, den Sie in der Hand halten, ist wertlos. Sie werden keine Wiedergutmachung mehr erhalten." Sie hatte es damals richtig erkannt und obwohl ich verstand, was sie sagte, konnte ich nicht davon ablassen und wollte unter allen Umständen ein Eingeständnis, ein klares Zeichen, eine Entschuldigung, eine Wiedergutmachung von den Eltern. Ein gutes Wort oder eine ehrliche Geste – das hätte ja schon gereicht. Ich hatte nicht mal versucht, das umzusetzen, was die Psychologin mir riet. Ich konnte es nicht. Das Beste wäre gewesen, mich meinem eigenen Leben zuzuwenden. Mir selbst eine gute Mutter zu sein.

Aber ich blieb am Haken der Zorn- und Wutangel hängen. Mit dem wertlosen Wechsel auf Wiedergutmachung in der Hand, quälte ich mich durchs Leben. Zu den alten Kränkungen, kamen neue hinzu. Ich empfand mich als Opfer und bemitleidete mich selbst, ohne dass mir das bewusst war. Ich las Bücher wie „Die Krankheit zum Tode" von Kirkegaard und fühlte mich endlich verstanden. Szenen in Büchern, in Theaterstücken, in Filmen, die mit einer Todessehnsucht zu tun hatten, berührten mich besonders. Shakespeares „Romeo und Julia"; der Film „Die Stadt der Engel", oder Wim Wenders „Himmel über Berlin", Coppolas „Rumble Fish" und etliche andere Bücher und Filme, in denen es um Vergeblichkeiten ging. Das Leben, die Welt; ein Ort des Schmerzes. Höllenmaschine Erde. Das war meine Welt.

Ich hielt es damals lange mit diesen trüben Gedanken aus. Eine Ausdauer im falschen Film. Mit siebzehn Jahren aber hatte ich längst eine solide Abmachung mit mir selbst getroffen: Kein Selbstmord. Lieber durchhalten, denn alles wird sich noch zum Glück wenden und trotzdem holte mich immer wieder der Satz ein: Ich will sterben. Lange behielt ich einen Hang zum Unglücklichsein, eine grundsätzlich Bereitschaft zur leidvollen Erfahrung bei. Gelangen in meinem Leben viele Dinge nicht, weil es Schicksal war oder gelangen sie nicht, weil ich nicht an mich glaubte? Eingefräste Glaubenssätze stellten sich wie eine Mauer vor gelingende Ereignisse. „Es wird nicht gehen. Das kannst du nicht. Das schaffst du nicht. Du verdienst es nicht. Du bist nichts. Du kannst nichts. Du wirst nie jemand sein. Dumm geboren, nichts dazu gelernt." Ich hatte keine Selbstsicherheit. Null. Und jede Freundin, die das spürte, fand Gelegenheit auf meine Schultern zu steigen, um sich selbst ein Stück besser zu fühlen. Das taten immer nur die, die selbst nicht an sich glauben konnten.

Ich war nicht faul. Ich versuchte gegen meine Gefühle von Minderwertigkeit etwas zu tun. Im Laufe der Jahre kaufte ich mir eine Palette voll von diversen Ratgebern, Coaching-Büchern, Hypnose-CDs, Übungs-CDs, machte unzählige Workshops, Channeling, positives Denken, Meditationen, eine fünfzehnjährige Praxis als Vollzeitbuddhistin, spirituelle Selbsthilfegruppen, Coachingstunden. – Nach anfänglicher Euphorie landete ich am Ende immer wieder auf meiner alten Glaubensschiene. Es gelang mir nicht, meinen Pessimismus ein für alle mal hinter mir zu lassen. Auf die Idee, mich einfach mal zu akzeptieren, wie und wer ich war, - auf die Idee, kam ich überhaupt nicht.

Erst wenige Wochen zuvor entdeckte ich, dass ich mit meiner Großmutter eine schicksalhafte Verbindung hatte. Meine Großmutter in der DDR litt auch unter Rheuma. Mit 77 Jahren starb sie an Nierenversagen. Das Wasser sammelte sich in ihrem Körper und erreichte schließlich ihre Lungen. Das war 1969. Als meine Großmutter im Sterben lag, fuhren mein Vater, ich und meine Schwester nach Radebeul bei Dresden in die Ostzone. (Die Ostzone war zu diesem Zeitpunkt noch nicht von der Bundesrepublik Deutschland als DDR anerkannt worden und wurde als Gebiet bezeichnet, das „unter sowjetische Verwaltung" stand.) Erst als ich älter war, erfuhr ich verschiedene Dinge über meine Großeltern, denn ich bin ihnen - wegen der Mauer -, nur zweimal in meinem Leben begegnet. Ich hatte den Eindruck, dass meine Großmutter eine tragische Figur gewesen ist. Die größte Kränkung für sie war wohl die Enterbung durch ihre Mutter. (Ihr Vater war im ersten Weltkrieg gefallen.) Meine Großmutter Anna war als junges Mädchen nach Breslau gegangen und hatte dort gearbeitet. Sie lernte einen Mann kennen, verliebte sich in ihn und wurde schwanger. Da erst erfuhr sie, dass dieser Mann verheiratet war und Kinder hatte. Enttäuscht kehrte sie nach Prausnitz zurück und bekam einen Sohn. Ihre Mutter, die eine große Landwirtschaft besaß, enterbte sie mit den Worten: „Du brauchst kein Erbe, du hast keinen Ehemann." Ihre Schwester bekam alles. Seitdem ging von dieser Schwester gegenüber meiner Großmutter ein missgünstiges Verhalten aus. Warum? Die wusste, dass die Entscheidung der Mutter ungerecht und lieblos gewesen war. Aber da es zu ihrem eigenen Vorteil war, hat sie ihr ganzes Leben lang die Entscheidung ihrer Mutter missgünstig und lautlos verteidigt. So ging meine Großmutter später sogar, um etwas Geld zu verdienen, bei ihrer eigenen Schwester auf dem geerbten Hof, Kartoffeln lesen.

Meine Großmutter heiratete später einen Mann, einen selbstständigen Schneidermeister, dem ihr uneheliches Kind nichts auszumachen schien. Ihr Mann ging gerne ins Wirtshaus und war gesellig. Er lud oft andere zum Trinken ein und warf sein Geld zum Fenster raus. Wenn er Nachts betrunken nach Hause kam, war er aggressiv und ging auf seine Kinder los. Seine Frau stellte sich schützend vor sie und so bekam sie die Prügel ab. Noch bis ins hohe Alter war er ein Weiberheld.

Die Eskapaden ihres Mannes, der noch im hohen Alter bei jeder Frau sein Glück versuchte, müssen sehr kränkend für meine Großmutter gewesen sein. Ob sie aus Liebe bei ihm blieb oder es nur nicht wagte, ihn zu verlassen, das weiß ich nicht. Manchmal kleben Frauen an ihrem Unglück. Als er starb, war er alt und krank. Er lag zu Hause im Bett. Seine letzten Worte waren: „Anna, mach das Licht an. Es ist so dunkel hier." Meine Großmutter starb ein Jahr nach dem Tod ihres Mannes.

Frau Bergers Aussetzer beim Schnarchen, holte mich zurück ins Krankenzimmer. Einen kurzer Augenblick lang fragte ich mich, wo ich war. Ich lag auf meinem Bett und starrte an die Decke. Plötzlich ahnte ich, dass es für mich keinen Weg zurück in ein Leben wie vorher geben würde. Ich hatte zu lange rücksichtslos gegen mich selbst gehandelt. Ich hatte mir weder Ruhetage, noch Urlaub gegönnt. Ich war erschöpft. Auf den Röntgenbildern sahen die Ärzte, dass nur noch ein Hauch bis zu einem Wirbelbruch an meiner Halswirbelsäule fehlte. Deshalb musste die Halswirbelsäule ruhig gestellt werden. Der ganze Organismus musste sich beruhigen. Und ich war gezwungen, mir endlich Zeit für mich zu nehmen. Der Körper forderte es ein.

Der Spezialist für die Halswirbelsäulenoperationen war noch zwei Wochen in Urlaub. Die Ärzte entschieden, dass ich auf die Neurochirurgische Abteilung eines anderen Krankenhauses verlegt werden sollte, damit man mich dort operieren konnte. Dieses Krankenhaus lag am anderen Ende der Stadt. Die Stationsschwester bestellte einen Taxifahrer, der Krankenfahrten machte. Als ich das Krankenhaus verließ, war ich sehr unsicher und wackelig auf den Beinen. Draußen pulsierte der Alltag. Ich stand auf dem Bordstein und wartete auf das Taxi. Ich war sehr unsicher auf den Beinen. Ich hoffte, niemand würde mich stoßen oder anrempeln. Die Angst wurde mein ständiger Begleiter.

Der Taxifahrer war ein gemütlicher, offenherziger Mann mittleren Alters. Als ich ihm von meiner Situation erzählte, beruhigte er mich:„Ich hatte das, was Sie beschreiben. Der ganze Nacken war unerträglich schmerzhaft. Die haben dann auch festgestellt, dass Wirbel angebrochen waren. Für mich war klar: Ich muss in die beste Klinik und die beste Klinik für solche

Sachen ist in Bonn. Die Abteilung da ist sensationell. Aber die nehmen nur Privatpatienten. Ich kannte den Dr. Heumann, weil ich ihn öfter gefahren habe. Ein sehr netter Mann. Sofort hab ich alle Hebel in Bewegung gesetzt, um in diese Klinik zu kommen. Ich hatte auch Angst. Das ist ja wohl ganz natürlich, bei so einer Operation! Aber ich kann Sie wirklich beruhigen. Das ist nicht das Ende der Welt. Mir geht es wieder sehr gut. Ich kann wieder arbeiten. Das ist das Wichtigste."
„Ihnen macht das nichts aus Taxi zu fahren? Sie können den Kopf drehen wie vorher?" Ich war erstaunt, dass dieser kräftige, gesund wirkende Mann so eine Geschichte hinter sich hatte. „Ja. Ich hatte auch Glück. Ich lass mich nicht so leicht unterkriegen. Die Ärzte in dem Krankenhaus, in das ich Sie jetzt fahre, sind auch sehr gut. Das weiß ich von einem Freund. Dem haben sie einen Tumor entfernt. Der läuft heute wieder herum und macht alles wieder wie vorher. Die neurochirurgische Abteilung ist sehr gut. Das können Sie mir glauben. Machen Sie sich nicht verrückt." Ich war erleichtert. Der Taxifahrer setzte mich ab und wir wünschten uns gegenseitig viel Glück.
Ich hatte wieder etwas Mut gefasst, als ich mit meinem Rollkoffer das Krankenhaus betrat. Ein zwanzigstöckiges Haus, das neben anderen Gebäuden, Kliniken und Krankenhäusern verschiedenster Fachrichtungen, auf einem riesigen Gelände stand. Ich blieb im Foyer stehen und sah mich um. Eine ehrenamtliche Helferin in einem grünen Kostüm stand an der Ecke neben dem Aufzug und starrte bewegungslos, wie ein Kranich, in die Menschenmenge. Sie war eine der grünen Engel, die in Krankenhäusern Patienten helfen, sei es beim Einchecken oder bei Erledigungen. Plötzlich sah sie mich und kam auf mich zu. Es herrschte großer Betrieb; ein

unglaubliches Gewusel um mich herum. „Kann ich Ihnen helfen?" Die ungesunde, fahle Gesichtsfarbe der Frau erschreckte mich.
„Ja, ich muss mich anmelden."
„Die Anmeldung ist dort, zweite Tür rechts. Das ist Ihr Gepäck?"
„Ja."
„Das nehme ich aber nicht. Das ist mir zu schwer. Ich weiß nicht wie die Leute sich das vorstellen, aber ich sehe gar nicht ein, dass ich mir das Kreuz kaputt mache.", schimpfte sie in einem beleidigten Ton. – Ich sah sie erstaunt an. „Ich glaube, Sie brauchen Hilfe," sagte ich. „Ich kann mich aber jetzt nicht um Sie kümmern." Ich war ärgerlich und wollte es doch nicht sein. Ich ließ sie stehen und rollte meinen Koffer Richtung Anmeldung. Der Rollkoffer war klein und wendig und ich brauchte keine Hilfe. Die Frau im Sekretariat war ebenfalls unfreundlich. Ich bekam meine Papiere und fuhr mit einem der drei Aufzüge in den 11. Stock. Auf der neurochirurgischen Station wurde mir ein Zweibettzimmer zugewiesen. Im Vergleich zum Vincent-Krankenhaus war das hier ein Absturz. Alles war alt, grau und unfreundlich. Die Toiletten auf dem Flur. Die Duschen auch. Die unansehnlichen grünen Kacheln waren teilweise aufgeplatzt. Die Patina zeugte von 75 Jahren Krankenhausbetrieb mit allen Arten von unansehnlichen Krankenschicksalen. Wohl fühlen konnte man sich hier nicht. Es war deprimierend.
Das Patientenzimmer, in das mich eine Schwester führte, war leer. Beide Betten in dem kleinen Zimmer waren nicht belegt. Ich setzte mich an den kleinen Tisch und wartete. Die Ärztin kommt gleich, hatte man mir gesagt. Ich sah aus dem 11. Stock ins Grüne. Wenigstens die Aussicht auf den Park war schön.

Eine attraktive, aber müde aussehende, etwa fünfundvierzigjährige Ärztin kam herein. Unkompliziert und ohne Allüren setzte sie sich auf den leeren Stuhl, nahm den Arztbericht der Vincent-Ärzte entgegen, überflog die Zeilen, sah sich die Röntgenbilder an und wandte sich dann zu mir: „Das sieht ja nicht besonders gut aus. – Das müssen wir operieren." Sie erklärte mir, was genau gemacht werden sollte. Ich verstand kaum ein Wort, nur Satzfetzen blieben hängen: "Wir müssen ------ Halswirbel------- operieren --- wir werden ----- setzen eine- -----, - anstelle-------Ihre Halswirbelsäule wird – natürlich müssen wir ------ gefährlich, wenn es ------- schwierig und unvorhersehbar, wenn ------ die Operation ist ------- man kann nicht vorhersehen ------ Es wird keine einfache Operation werden," schloss sie. Ich hatte kaum etwas von dem verstanden, was sie gesagt hatte und das verunsicherte mich noch mehr. Ich stand mit einem Ruck abrupt auf, denn ich wollte nichts mehr hören und wissen. Ich starrte auf das gemachte Bett. Da wollte ich mich jetzt hinein legen, mir die Decke über den Kopf ziehen und nichts mehr sehen und hören. Die Ärztin stand ebenfalls auf, legte mir freundlich die Hand auf den Rücken: „Dann ruhen Sie sich erst mal aus. Heute werden wir nichts mehr machen. Ich komme Morgen zur Visite." Alleine in dieser unwirtlichen Umgebung empfand ich plötzlich alles als fremd und abstoßend. An meine Halskrause hatte ich mich so gewöhnt, dass mein Griff morgens nach dem Aufwachen als erstes nach rechts ging und ich mir den Schaumstoffring griff, der auf dem Stuhl neben meinem Bett lag. Ich lief die ganze Zeit mit dem Ding herum und wagte es nur vor dem Schlafengehen, abzunehmen. Das Krankenhausbett, in dem ich lag, war alt. Ich konnte es nicht selbst verstellen. Wenn ich das Kopfteil etwas höher oder niedriger haben wollte, musste ich die Schwester rufen. Mir ging es immer noch schlecht, mein Kopf schmerzte. Ich fürchtete mich vor der Entscheidung der Ärzte.

Am nächsten Tag war Visite. Fünf Ärzte standen um mein Bett herum. „Wir haben uns die Röntgenbilder angesehen und können uns nicht einigen, ob wir Sie operieren müssen. Wir müssen noch ein paar Untersuchungen machen. Morgen wird ein MRT gemacht. Also, ruhen Sie sich aus."

"MRT? Was ist das?" Die Ärzte lachten. „Eine Magnetresonanztomographie, ein bildgebendes Verfahren," sagte einer der Ärzte und lächelte.

Am Abend wurde eine ältere Frau ins Zimmer geschoben, die am Rücken operiert worden war. Bei der Ärztevisite am nächsten Tag fragte Frau Adis die Ärztin: „Wieso so Schmerzen? Ich hatte OP." „Ja, die Schmerzen gehen nie mehr ganz weg. Damit müssen Sie leben." Als die Ärztin weg war, sagte mir Frau Adis: „Vor Operation sie sagt, dass ich keine Schmerzen mehr hab danach. Jetzt sie sagt, Schmerzen gehen nicht mehr weg." Ich schüttelte empört den Kopf. Die Ärzte versprechen den Patienten alles, damit sie operieren dürfen. Keiner versteht, was denen so viel Spaß daran macht. Mein Misstrauen gegenüber Ärzten wuchs mit jedem Tag und jedem Patienten, den ich hier traf. Ich wollte nur eines: Weg hier. Frau Adis wurde nach ein paar Tagen entlassen.

Als nächste Patientin kam eine etwa 67-Jährige Frau, klein und schmal. Sie bekam eine Drainage am Kopf, damit Flüssigkeit ablaufen konnte. Frau Schmitz nahm alles nicht so ernst. Sie strampelte wie ein kleines Mädchen, tat unbekümmert und bemühte sich ein freundliches, lustiges Wesen zu zeigen. Sie führte sich auf wie ein Kind und ich wunderte mich, als ich ihren Mann zum ersten Mal sah, als er sie besuchen kam. Er war ein großgewachsener Mann, ernst und männlich. So ganz das Gegenteil dieser schmächtigen, kindlichen Frau. Nach vier Tagen konnte sie wieder nach Hause.

Ich beneidete all diese flüchtigen Besucher. In der Zwischenzeit änderten die Ärzte jeden Tag, bei der Visite, ihre Meinung. „Wir müssen unbedingt operieren. Da führt kein Weg dran vorbei. Sie brauchen aber keine Angst zu haben. Es wird zwar eine sehr schwierige Operation, aber das kriegen wir hin." Am nächsten Tag hieß es wieder: „Wir haben uns das noch mal angesehen. Nach dem MRT können wir vielleicht eine Operation umgehen. Wir sind uns da noch nicht ganz einig." Am darauffolgenden Tag sagte bei der Visite ein älterer Arzt, der sich noch nicht geäußert hatte: „Es sieht einfach nicht gut aus. Wir müssen operieren. So können wir Sie nicht länger herumlaufen lassen. Ein Kollege wird noch mal auf die Bilder schauen und dann geht es los." Am nächsten Tag wollte man wieder eine Operation vermeiden. So ging das jeden Tag.
Gemeinsame Freunde von Alexander und mir kamen mich nicht besuchen. Sie waren weder an meinem Geburtstag im Vincent-Krankenhaus aufgetaucht noch hier in der Klinik. Sie ließen nichts von sich hören. Eine andere vermeintliche Freundin war auch nicht vorbei gekommen. Aber eine Bekannte kam vorbei, mit der ich überhaupt nicht gerechnet hatte. Es dauerte nicht lange und ich begann mich von falschen Vorstellungen zu verabschieden. Wahre Freundschaften hatte ich nicht. Erkenntnisse schmerzen, erleichtern aber auch das Leben.

Am nächsten Morgen wachte ich auf und entdeckte eine neue Patientin im Bett neben mir. Sie war noch in der Nacht notoperiert worden. Sie erzählte, sie sei mit ihrer

Familie im Urlaub an der Nordsee gewesen und dann plötzlich umgefallen. Sie wurde in der Nacht mit dem Helikopter in dieses Krankenhaus geflogen. Die Ärzte operierten sofort. Sie hatte Metastasen im Gehirn. Ein Rückfall. Sie hatte Lungenkrebs. Ich staunte, wie klar diese Frau nach einem solchen Eingriff, der erst vor wenigen Stunden durchgeführt worden war, wieder sprechen konnte. Sie erzählte mir ihre Krankengeschichte und ich lernte ihren Mann und ihre 14-jährige Tochter kennen, die sie besuchten. Beide wirkten sehr betroffen. Das Unglück dieser kleinen Familie war greifbar und bedrückend, denn der Tod war wieder näher gerückt. Frau Negel telefonierte viel und erzählte bei jedem Telefonat ausführlich ihre Rückfallgeschichte, bis ich es nicht mehr hören konnte. Diese Frau war so schwer erkrankt, dass der Tod zu riechen war. Sie redete verzweifelt gegen den Krebs an, aber ihre Stimme war hell, klar und aufgeregt optimistisch. Ich dachte, warum stellt sie ihr Leben nicht komplett um? Warum macht sie keinen Schnitt und änderte alles? Im nächsten Moment schreckte ich vor meiner eigenen Herzlosigkeit zurück. So konnte nur jemand denken, der nicht in dieser lebensgefährlichen Situation steckte. Mir ging ihr Schicksal dann doch sehr nahe.

Am frühen Nachmittag kam wieder ein Tross Ärzte zur Visite ins Zimmer. Sie standen wieder mal um mein Bett herum. Jetzt sprach ein freundlicher, etwa vierzigjähriger Arzt, der mir zuvor noch nicht aufgefallen war. „Wir haben jetzt so oft Ihre Aufnahmen angesehen und darüber diskutiert. Wir können uns noch nicht einigen. Ich meine, wir müssen Sie unbedingt operieren. Aber es gibt auch andere Stimmen. Wir können das auf den Bildern nicht eindeutig erkennen. Wir wollen ja auch nicht unbedingt unnötig operieren, denn es ist eine sehr

schwere Operation. Also, heute schaut noch mal ein anderer Kollege auf die Bilder. Vielleicht bringt das mehr Licht in die Sache."
Mir war es recht, dass sie sich die Entscheidung nicht einfach machten, denn auch ich war nicht begeistert von einer Operation an meiner Halswirbelsäule. Ich hatte große Angst davor, weil ich fürchtete, dass ich nach einer solchen OP gelähmt wieder aufwachen könnte. Dennoch machte mich dieses Hin- und Her mürbe. Es versetzte mich in Angst und Schrecken, dass verschiedene Ärzte nicht wussten, was sie mit mir machen sollten. Ich war meiner Krankenhausumgebung so überdrüssig, dass ich mich am nächsten Tag entschloss, das Hospital zu verlassen. Ich rief nach einem Arzt und kurze Zeit später betrat die Oberärztin das Zimmer. Ich sagte ihr, dass ich unbedingt nach Hause wollte.
Die Oberärztin schüttelte den Kopf. „Ich kann verstehen, dass Sie unbedingt nach Hause wollen, aber es geht nicht. Heute können wir Sie noch nicht gehen lassen. Es ist in Ihrem eigenen Interesse. Aber wir schauen Morgen noch mal in Ruhe, ob wir Sie entlassen können oder ob wir operieren müssen." Mittlerweile lagen die Notfälle schon auf dem Flur der Station, notdürftig abgeschottet durch mobile Trennwände. Am Ende des kurzen Flurs sah ich ein Paar, das mit einer Ärztin neben einem Bett stand, in dem ein etwa achtjähriger Junge lag. Sie diskutierten laut. Die Eltern wollten ihren Sohn, gegen den Willen der Ärzte, wieder mitnehmen. „Ja, wir unterschreiben, dass es auf eigene Verantwortung ist. Mein Gott, er soll hier weg," regte sich die Mutter auf.

Währenddessen hangelte sich eine alte Dame an der Wand entlang. Ihr Gesicht war schmerzverzerrt. „Was ist mit Ihnen? Wieso geht es Ihnen so schlecht?" fragte

ich sie. Ihr Anblick erschütterte mich. Sie blieb stehen und hielt sich verzweifelt am Handlauf an der Wand fest. „Wenn ich gewusst hätte, was für Schmerzen da auf mich zukommen, hätte ich das nie gemacht," sie schien total erschöpft zu sein. „Was wurde denn bei Ihnen gemacht?" fragte ich sie. „Sie haben mich an der Wirbelsäule operiert.." Sie hielt sich mit der einen Hand immer noch verzweifelt am Handlauf fest und stützte sich mit der anderen Hand an der Wand ab. Mir wurde übel. Ich wollte sofort hier weg.
Am nächsten Vormittag kam die Oberärztin allein ins Zimmer. Sie stellte sich neben mein Bett und lächelte. „Also. Wir haben uns die Bilder noch einmal angesehen und sind zu dem Entschluss gekommen, nicht zu operieren. Glauben Sie mir, ich bin selbst froh darüber, denn es wäre eine sehr schwierige Operation geworden. Holen Sie sich die Papiere im Schwesternzimmer ab und in zwei Monaten stellen Sie sich noch mal vor. Auf Wiedersehen." Sie drehte sich herum und verließ den Raum.
Auf Wiedersehen? Das war's? Wieso soll ich in zwei Monaten wiederkommen? Was soll sich in den zwei Monaten ändern? Hoffen sie, dass sich bis dahin alles von selbst erledigt hat? Aber ich war froh, dass ich auf meinen beiden Beinen das Krankenhaus verlassen konnte. Dafür hatte ich die ganze Zeit gebetet. Als ich meine Papiere hatte, ging ich zu den Aufzügen. Davor wartete eine ganze Traube von Besuchern und Patienten, um nach unten zu fahren. Unten angekommen, drängte ich mich durch die Menge in Richtung Ausgang und ging durch eine der Glastüren hinaus.

Alexander holte mich ab. Er nahm meinen Koffer. Es ging zurück ins Leben. Ich war mehr als acht Tage nicht mehr an der frischen Luft.

Auf den Straßen herrschte Chaos. Ich fühlte mich fremd in dieser aufgeregten Welt. Wir redeten kaum. Als Alexander den Motor unseres Citroen 2CV anließ, setzte auch meine Angst ein. Ich griff an die Halskrause und hielt mit der anderen Hand meinen Hinterkopf. Bitte, lass uns keinen Unfall haben, betete ich und sofort schob sich die Angst dazwischen: Was ist, wenn uns einer reinkracht? Dann ist alles zu Ende. Das darf nicht passieren. Meine Halswirbelsäule ist... Ich durfte diesen Gedanken nicht zu Ende denken. Ich betete den ganzen Rückweg über. Wir durften keinen Unfall haben. Jedes Ruckeln des Autos, jede Stopp- und Weiterfahrt, jeder Tritt aufs Gaspedal oder die Bremse, machte mir Angst, denn jede Bewegung konnte schlimme Folgen für mich haben. Ich hatte Angst, meine Halswirbel könnten brechen.

Wieso hatte ich die Ärztin nicht gefragt, wie gefährlich es für mich werden kann? Wieso hat sie mir nicht, von sich aus, etwas darüber gesagt? Sie muss doch wissen, wie das für einen Patienten ist. Sie muss doch wissen, worauf ich achten und wie ich mich jetzt am besten verhalten soll, damit mir nichts passiert. Ich bin keine unbekümmerte 15 Jahre mehr alt. Da hätte ich vermutlich nicht viel nachgedacht, ob irgendetwas passieren könnte, denn in diesem Alter konnte man ja noch nicht sterben.

Ich war so sehr durch meine Angst überdreht, dass ich bei jeder Abbremsung aufschrie. Alexander war genervt. „Stell Dich nicht so an. Ich passe auf. Mein Gott." Ich versuchte mich ruhig zu verhalten, es ging aber nicht, schon schrie ich wieder auf, als hinter der Kurve überraschend ein Stau war, auf den wir zubretterten.

„Vooorsiiiiicht!!!" Ich schloss die Augen vor Entsetzen. Sanft bremste Alexander ab. Wir standen im Stau. Er drehte sich zu mir: „Hör zu, du musst jetzt mal langsam wieder runterkommen. Deine Nerven liegen blank. Beruhig dich, dir wird dein Kopf schon nicht abfallen." Ich schnappte nach Luft und fing an zu heulen. So lächerlich war meine Angst nicht! Ich hatte eine Zerreißprobe hinter mir. Na gut, ich sagte nichts mehr.

Alexander schloss die Wohnungstür auf. Endlich wieder zu Hause. Alles kam mir fremd und doch vertraut vor. Mehrere Wochen war ich nicht zu Hause gewesen. Aber richtig froh wieder daheim zu sein, war ich dann doch nicht.
In der Nacht konnte ich nicht schlafen. Ich hatte Angst. Immer wieder die gleiche Frage: Was ist, wenn ein Wirbel bricht? Was geschieht mit mir? Was wird? Wann wird alles endlich wie früher sein? Was soll ich tun? Am nächsten Tag rief ich eine gute Bekannte an. Ich erzählte ihr, was mir passiert war. „Ich kenne da jemanden," sagte Irma vorsichtig, „Eine Heilerin. Ich habe ihre Adresse von einer Freundin. Ich gehe selbst zu ihr und bis jetzt hat sie mir geholfen." Sie schwieg, wie um abzuwarten, wie ich auf ihren Vorschlag reagieren würde. „Wer hat sie dir empfohlen?" fragte ich sie. „Ilona, du kennst sie nicht. Sie ist auch Buddhistin. Sie hat die Heilerin mal besucht, war aber selbst nicht in Behandlung." Irma hatte Fibromyalgie, eine schmerzhafte rheumatische Erkrankung, mit der sie seit Jahren zu tun hatte. Sie hatte schon vieles ausprobiert. Nichts hatte geholfen. Ich war sofort interessiert. Da ich mit dem Rücken zur Wand stand und die Ärzte mir nicht mehr weiterhelfen konnten, hatte ich nichts mehr zu verlieren. Ich hätte jeden Strohhalm ergriffen. „Du kannst die Heilerin ruhig anrufen. Sie ist rund um die Uhr für die Leute da."
„Auch heute am Sonntag?"

„Ja, immer." Irma gab mir die Telefonnummer der Heilerin und ich rief nach kurzem Zögern an. Eine entspannte Frauenstimme meldete sich am anderen Ende der Leitung. Ich sagte ihr, von wem ich die Telefonnummer hatte und fragte, ob ich kommen könne. Sie gab mir einen Termin für den nächsten Tag, um 18 Uhr. Ich legte auf. Eine kleine leuchtende Raute tauchte für einige Sekunden vor meinen Augen auf. Endlich wieder Hoffnung. Ein gutes Zeichen, dachte ich.
Am nächsten Nachmittag machte ich mich auf den Weg. Es war November und es wurde bereits um 17 Uhr dunkel. Ich musste mit der Straßenbahn acht Stationen fahren. Die Bahn war voll. Verängstigt beobachtete ich die Leute. Keiner durfte mir zu nahe kommen. Ich hatte Angst, dass mich jemand anrempeln könnte. Was ist, wenn die Bahn bremsen muss? Jederzeit konnte so etwas passieren. Eine Vollbremsung und ich werde durch den Wagen geschleudert: Alle Gefahrenmöglichkeiten schossen mir durch den Kopf. Ich stellte mich, so weit wie möglich, weg von anderen und hielt mich krampfhaft am Haltegriff fest. An der Endstation stieg ich aus. Ich hatte mir vorher im Internet genau angesehen, wie ich gehen musste und hatte noch ein wenig Zeit. Also rief ich Alexander an, denn er war, als ich die Wohnung verließ, noch unterwegs und ich hatte ihm vorher nichts von meinem Vorhaben, eine Heilerin aufzusuchen, gesagt. Ich wollte ihm kurz Bescheid geben, wo ich war.
„Wo bist du?"
„Ich bin auf dem Weg zu einer Frau, die mir helfen kann."
„Was für eine Frau?"
„Eine Heilerin."
Es war still am anderen Ende der Leitung.
„Fängt das schon wieder an? Du hast doch bis jetzt

tausend Leute aufgesucht wegen Deines Rheumas. Ich kann sie dir alle Aufzählen, und zwar der Reihe nach: diesen anthroposophischen Hausarzt Dr. Bergmann, dann den Arzt für Traditionelle Chinesische Medizin, den Weidermann, den Heilpraktiker Bachmann mit seiner Hypnose. Wen noch? Ich kann dir hundert Leute aufzählen, zu denen du gerannt bist und keiner konnte dir helfen. Was willst du jetzt von dieser Frau?! Sie kann dir auch nicht helfen. Du musst dir selber helfen! Gesund werden musst du selber, das kann kein anderer für dich tun. ---- ah, ich glaub es einfach nicht." Er war sehr ungehalten und er hatte auch Recht – irgendwie. Ich hatte allerdings noch keine Heilerin aufgesucht und das war etwas anderes als all die Ärzte, Heilpraktiker und Homöopathen, die ich auf meiner Odyssee nach Hilfe konsultiert hatte. Eine richtig gute Heilerin konnte mehr als diese ganzen Leute. Schließlich verfügt eine Heilerin über besondere Kräfte. Ich versuchte ruhig zu bleiben; ich hatte auch gar keine Kraft, mich aufzuregen. „Hör zu. Ich gehe da jetzt hin. Wenn es dir nicht passt, du musst es nicht bezahlen und du musst auch nichts machen. Ich bin so fertig, ich brauche einfach Hilfe. Zum Hausarzt kann ich nicht mehr gehen, der hat mich doch ins offene Messer laufen lassen. Jetzt sind meine Halswirbel kaputt. Wegen dem bin ich doch überhaupt erst so schlimm dran. Die im Krankenhaus konnten mir auch nicht weiterhelfen. Die haben mich einfach nach Hause geschickt. Das weißt du doch alles. - Bitte beruhige dich. Es wird diesmal anders sein." Ich lauschte gespannt auf seine Reaktion. ------- „Na gut. Dann mach. Aber dieses Mal mach es richtig. Wenn es nicht wirkt, was die macht, dann hör auf und renne nicht monatelang zu der, wenn es nichts bringt. Ansonsten habe ich die Schnauze voll von diesen ganzen Krankheitsthemen."

Ich konnte ihn verstehen. Er musste die ganzen letzten drei Jahre einiges mittragen, wegen meines Rheumas und den ständigen Schmerzen. Aber andererseits hatte auch ich seine Mankos ertragen. Irgendwie ärgerte ich mich. Warum sollte ich mich rechtfertigen? Es ging um meine Gesundheit! Wenn ein Partner krank ist, ist das für den anderen belastend. Aber ich hatte die Schmerzen und nicht er. Irgendwie konnte ich mich nicht in seine Lage versetzen und nicht verstehen, warum er etwas gegen einen neuen Versuch hatte. Aber er meinte ja, dass ich gar nicht wirklich gesund werden wollte. Vielleicht war da etwas Wahres dran, aber darüber wollte ich mir jetzt nicht den Kopf zerbrechen. Meine Krankheit hatte bereits eine wichtige Rolle in meinem Leben eingenommen und ich konnte mir gar nicht mehr vorstellen, wie mein Leben ohne Krankheit aussehen sollte. Brauchte ich meine Krankheit? Wenn ja, wofür? Verdammt.

Die Heilerin

Ich schellte an der Tür eines gepflegten Vier-Familienhauses. Im obersten Stockwerk wohnte die Heilerin. Als ich oben ankam, war ich außer Puste. Eine etwa neunundvierzigjährige Frau öffnete die Tür. Sie streckte sie mir ihre Hand entgegen: „Ich bin Clara Spanisch. Kommen Sie herein. Frau Döbrink erwartet Sie."
Ich betrat einen kleinen Flur und wurde nach rechts in ein kleines Dachzimmer geführt. Dort saß die Heilerin hinter einem Glasschreibtisch. Sie stand auf, kam hinter dem Schreibtisch hervor, gab mir die Hand und bat mich, mich zu setzen. Ich setzte mich vorsichtig auf die naturfarbene Korbbank, die an der Wand stand. Neben mir stand ein Korbtisch mit einer Karaffe Wasser und zwei frischen Gläsern. Das Zimmer war nicht besonders groß. Die eine Hälfte war durch eine Dachschräge etwas niedriger. Durch ein großes Fenster konnte ich den dunklen Abendhimmel sehen.
Frau Döbrink war eine angenehme Erscheinung. Sie war eine Frau, die auch im Alter eine gewisse vitale, natürliche Schönheit ausstrahlte. Ihre Stimme war angenehm und freundlich, aber bestimmt.
„Ich war vorgestern noch im Krankenhaus," begann ich. Sie nickte. „Ich weiß nicht, ob Sie mir helfen können..." Sie sah mich eindringlich an.
Ihre weißen, gepflegten Haare hatte sie zu einem Knoten festgesteckt. Sie war dezent geschminkt, wirkte sehr weiblich und trug ein elegant wirkendes graues Wollkleid und Ballerinas. Der Raum war klein, aber sehr sauber und ordentlich. An einer Wand stand ein großes Bücherregal, das bis unter die Decke mit Büchern vollgestellt war. An der gegenüberliegenden Wand stand eine Behandlungsliege. Sie stellte mir ihre Assistentin

vor, die mir die Tür geöffnet hatte. Ich hörte ungeduldig zu. Ich war überängstlich, aber es war mir nicht bewusst. Ich wagte nicht, mich zu sehr zu bewegen, aus Furcht, meine Wirbel könnten brechen. Die breite Halskrause lag sichtbar schützend um meinen Hals.
Frau Döbrink setzte sich langsam auf einen Stuhl mir gegenüber. „Ich war vorgestern noch im Krankenhaus," begann ich noch einmal. Sie nickte und sah mich eindringlich an. "Es ist unschwer zu erkennen, weswegen Sie zu mir kommen." Sie lächelte. Ihre Freundlichkeit wirkte aufrichtig.
"Die Ärzte wollten mich an der Halswirbelsäule operieren, aber dann hat man doch davon abgesehen. Ich soll mich in zwei Monaten wieder dort vorstellen. Ich wurde nicht weiter aufgeklärt, wie es für mich weiter gehen kann. Ich habe aber auch nicht danach gefragt. Es ging am Ende alles sehr schnell." Ich redete sehr schnell, als hätte mein Gegenüber keine Zeit. Sie nickte. „Das ist für mich nichts Neues," sagte sie ernst. „Sie sitzen da, als hätten Sie einen Stock verschluckt." Was eine Kritik hätte sein können, sagte sie freundlich und ohne Wertung, so als teile sie mir lediglich eine Beobachtung mit. Ich sagte nichts. „So schlimm wie Sie denken ist es nicht," meinte sie plötzlich und nach einer Pause fügte sie, eine Nuance leiser, hinzu: „Ich kann es sehen." Merkwürdigerweise glaubte ich ihr sofort und war erleichtert. ‚So schlimm, wie ich denke, ist es nicht', wiederholte ich in Gedanken. Ich lächelte nach vielen Wochen zum ersten Mal.
Sie nickte wieder, dann sagte sie bedächtig, in einem warmen, empathischen Ton: „Ich kann Ihnen helfen. Ich bin eine Heilerin und ich habe bereits vielen Menschen geholfen. Ich bin nicht wie die Ärzte, die sich von einem Patienten abwenden, wenn sie nicht weiter wissen. Sie haben das nicht das erste Mal mit Ärzten

erlebt." Ich war augenblicklich verwundert. Woher wusste sie...? Aber dann fiel mir ein, dass Irma vielleicht mit ihr über mich geredet hatte. "Als Heilerin habe ich eine besondere Verbindung zu Gott. Ich weiß nicht, ob Sie an Gott glauben?" Ich war überrascht und überlegte kurz: „Doch, ja, ich gehe zwar nicht in die Kirche, aber ich glaube an Gott. Ich meine, es gibt zu viele Dinge, die wir uns nicht erklären können und sie existieren dennoch." Sie nickte hoheitsvoll und zog eine Augenbraue hoch und lächelte. "Ich kann Ihnen helfen wieder gesund zu werden. Sie müssen allerdings genau das tun, was ich Ihnen sage. Ich mache mir nicht gern umsonst die Mühe. Wenn sich meine Patienten nicht an meine Anweisungen halten, dann gebe ich lieber meine Zeit und Kraft an die, die mitmachen."

„Das kann ich verstehen."

„Ich merke sofort, wenn jemand nicht befolgt, was ich sage. Vor Ihnen war eine Patientin hier, die habe ich wegen ihrer Rückenprobleme behandelt. Ich hatte ihr gesagt, sie solle vorerst keine hohen Absätze mehr tragen. Auch nicht zu Hause. Sie versprach sich daran zu halten. Aber sie tat es nicht. Sie kam in hohen Hacken her, hat sich unten im Flur flache Schuhe angezogen und kam dann hoch. Ich habe es gesehen. Ich sagte ihr: Sie haben nicht befolgt, was ich Ihnen gesagt hatte. Sie haben zu Hause und eben auf dem Weg hierher hohe Absätze getragen. Sie sagte, das hätte sie nicht, sie hätte befolgt, was ich gesagt habe. Aber ich wusste es besser, denn ich sehe alles, auch wenn ich nicht dabei bin. Man kann mir nichts vormachen. Ich habe die Behandlung sofort abgebrochen. Wer sich nicht an die Abmachung hält, ist raus. Der braucht nicht wiederkommen. Ich bin da gnadenlos. Es macht ja auch sonst keinen Sinn." Jetzt wirkte sie sehr streng. Mir gegenüber hatte sich selten

ein Mensch so offen, ehrlich und direkt geäußert. Man wusste bei ihr woran man war. Das mochte. Auch wenn ich selber eher verhalten war, mochte ich doch lieber, wenn mein Gegenüber gerade heraus war.
"Sie haben schon sehr viel ausprobiert und es hat Sie nicht weiter gebracht, stimmt's?" -------- "Ja."
"Sie können wieder gesund werden. Sie haben sich nur an die falschen Leute gewand. Aber das wird jetzt anders. Ich wirke durch die Hilfe Gottes. Aber ich habe eine Bedingung: Während der Behandlung dürfen Sie keinen Arzt aufsuchen. Sie dürfen auch keine bildgebenden Verfahren vornehmen lassen. Die Heilung zeigt sich womöglich nicht sofort auf den Bildern. Das würde Sie also nur irritieren. Sie müssen sich ganz auf Ihre Heilung konzentrieren und mitarbeiten. Dieser Weg ist ein Weg mit Gott. Es wird ein harter, steiniger Weg für Sie werden. Gott macht es uns nicht einfach. Wenn er uns etwas schenken soll, dann müssen wir auch etwas dafür tun." Ich nickte. Irgendwie schreckte mich Ihre Ankündigung nicht. Im Gegenteil Es stieg eine Freude in mir auf, denn die Aussicht auf Gesundung überwältigte mich beinahe. Ich nahm die Herausforderung an, wenn ich nur wieder gesund wurde. „Wenn wir fertig sind, wenn Sie wieder gesund sind, können Sie wieder all das tun, was Sie wollen. Aber bis dahin werden Sie meinen Anweisungen folgen, sonst kann ich Ihnen nicht helfen. Ich bin streng, das muss ich sein. Nur so kann ich helfen. Gott wird Ihnen hilfreich zur Seite stehen." Ihre Assistentin, die seitlich von ihr stand, nickte bekräftigend.
Mir war es egal, wer oder was half, solange es nicht der Teufel selber war. Die Forderungen waren annehmbar; ich musste sie nur temporär befolgen, später konnte ich ja wieder zu den Ärzten gehen.

„Wenn ich aber merke, dass Sie sich nicht an unsere Abmachung halten, breche ich die Behandlung sofort ab." Es machte auch keinen Sinn zu einem Heiler zu gehen und dessen Ratschläge nicht zu befolgen. Das ist doch logisch. Ich nickte wieder. "Ja, das kann ich verstehen", sagte ich laut. Es waren ganz klare Spielregeln, die ich einigermaßen nachvollziehen konnte. "Bitte nehmen Sie die Halskrause ab," sagte sie sanft. Ich griff sofort an den Schaumstoffring, in dem mein Hals steckte. „Nein!", sagte ich entschieden. „Auf keinen Fall." „Sie sind verängstigt. Ich verspreche, es wird Ihnen nichts passieren." Sie starrte auf meinen Hals und nach einer Pause fügte sie hinzu: "Es ist nicht so schlimm wie Sie glauben. Ich kann es sehen." Sie lächelte und wiederholte: „Ich kann es *sehen*."

„Ich ziehe die Halskrause nicht aus."

„Es wird Ihnen nichts geschehen," sagte sie sanft. „Sie nehmen sie ab und Clara legt sie hinter die Tür. Die Halskrause muss aus Ihrem Blickfeld raus. Sie sind wie erstarrt vor Angst. Wir müssen Ihre Erstarrung aufbrechen. Sie können nicht immer mit dem Ding herumlaufen. Sonst kommen Sie da nicht mehr raus. Glauben Sie mir, es ist nicht so schlimm, wie Sie glauben. Ihnen geschieht nichts. Bevor Sie gehen, bekommen Sie die Halskrause wieder und fahren nach Hause, so wie Sie gekommen sind. Ich verspreche es Ihnen."

Keineswegs überzeugt, aber in der Gewissheit, dass ich mitmachen musste, überwand ich mich. Ich löste langsam den Klettverschluss und nahm vorsichtig die Halskrause ab. Ihre Assistentin Clara nahm sie behutsam aus meinen Händen und ging damit aus dem Zimmer, um sie aus meinem Blickfeld zu bringen. „Bewegen Sie ein ganz klein wenig den Kopf" forderte mich Frau Döbrink

auf. „Nein", antwortete ich sofort, „das geht nicht." Ich bewegte mich keinen Millimeter, blieb starr sitzen und achtete darauf, dass mein Kopf sich nicht bewegte. „Ich habe zuletzt einen älteren Mann geheilt. -- Er hatte Borreliose im fortgeschrittenen Stadium. Die Ärzte hatten ihn aufgegeben. Jetzt ist er wieder gesund und arbeitet wieder." Erzählen kann man viel, dachte ich, aber wenige Wochen später lernte ich die Schwester dieses Mannes kennen und sie bestätigte das, was die Heilerin mir über ihn gesagt hatte: Frau Döbrink hatte ihren Bruder von der schweren Borreliose im Endstadium geheilt.
"Ich verspreche Ihnen, Sie werden wieder gesund, wenn Sie genau das tun, was ich sage," wiederholte sie. Ich hörte aufmerksam zu und rührte mich nicht, aber ich glaubte ihr. Ich war zu vielem bereit, wenn ich nur wieder aus meiner Hölle herauskäme. Sie fuhr fort: „Ich sage es jedem meiner Patienten mehrmals. Es wird ein harter, steiniger Weg der Prüfungen werden. Aber wenn Sie ihn gehen, dann wird ein wunderbar gesundes und erfülltes Leben auf Sie warten. Ich arbeite ganzheitlich. Sie werden körperlich, seelisch und geistig mitarbeiten und Ihre Gesundheit zurückerlangen. Gott wirkt durch mich. Das mag sich für Sie jetzt erst mal seltsam anhören, aber Sie werden sehen, was es bedeutet. Ich habe es jetzt oft genug bei meinen Patienten gesehen."
Diese Frau wirkte so sicher, so ausgeglichen. Sie wirkte glaubhaft. Ich stand mit dem Rücken zur Wand, ich hatte keine Wahl. Kein Arzt hatte mir helfen können. Die Ärztin hatte mich einfach entlassen. Natürlich würde ich alles tun, um wieder gesund zu werden. Alles!
Alles wollte ich jetzt anders machen und verhob mich gerade wegen diesem radikalen Wunsch schon wieder. Aber das sollte ich erst später merken.

Zwei Tage später besuchte ich die Heilerin wieder. Das, was bei diesem Termin an jenem Nachmittag in den Räumen der Heilerin geschah, brachte etwas Entscheidendes ins Rollen. Ein vergangenes, einschneidendes Erlebnis kam ans Licht, das viele Jahre verschüttet gewesen war. Aber noch ahnte ich nicht, was wenig später passieren würde.

Ich saß wieder auf der Korbbank im Behandlungszimmer der Heilerin. Sie forderte mich wie beim letzten Mal auf: „Nehmen Sie erst mal die Halskrause ab." Wie bei meinem ersten Besuch geriet ich in Panik. „Muss das sein?", fragte ich wie eine ängstliche Schülerin. Sie warf mir nur einen erstaunten Blick zu und sah mich mit hochgezogenen Augenbrauen an. Jetzt kam ich mir kindisch vor. Vorsichtig öffnete ich den Klettverschluss und gab Clara zögernd den dicken, mit hautfarbenem, dünnen Stoff überzogenen Schaumstoffring.

"Jetzt können wir uns unterhalten", meinte Frau Döbrink freundlich. „Ich muss Sie bitten alle Medikamente, die Sie nehmen, abzusetzen. - Was hat man Ihnen verordnet?"

„Im Krankenhaus hat man mir Antibiotika verordnet und Kortison. Außerdem nehme ich Schmerzmittel und ein Mittel wegen meiner Schilddrüsenunterfunktion."

„Das lassen Sie alles ab sofort weg," sagte Frau Döbrink bestimmt. „Sie sind vollgepumpt mit Medikamenten. Wir müssen Sie erst mal entgiften. Zu diesem Zweck bringen Sie alle Medikamente, die Sie nehmen, mit. Ich werde daraus eine homöopathische Verreibung machen, die Sie dann einnehmen werden. Das besprechen wir noch."

„Aber das Kortison darf man nicht abrupt absetzen, das muss ich jetzt sowieso langsam ausschleichen lassen. Und das Antibiotika, das ich wegen meiner hohen Entzündungswerte nehmen muss, ist sowieso in zwei Tagen

zu Ende." „Gut, dann lassen Sie die Schmerzmittel und das Schilddrüsenmittel weg."
Ich fühlte mich nicht ganz wohl damit, aber eine Entgiftung konnte mir nicht schaden. Dann begann sie etwas anderes anzusprechen: „Wann fing es an, dass Ihr Leben diesen Verlauf nahm?" Ich sah sie erstaunt an, wusste aber sofort, was sie meinte und überlegte genauer, wann es angefangen hatte mit meiner Krankheit, dem Rheuma und der Hauterkrankung, Schuppenflechte. Die Schuppenflechte zeigte sich glücklicherweise nur seitlich, münzgroß an meinen beiden Fußknöcheln. Den Zeitpunkt als das Rheuma anfing, konnte ich zeitlich sehr genau festmachen. "Wann ist das aufgetreten?", fragte sie. „Die Hauterkrankung trat auf, als ich meine erste Psychotherapie beendet hatte. Ich war ungefähr 30 Jahre alt. Die ersten Anzeichen für das Rheuma, traten etwas später auf. Ich überlegte kurz, „Nachdem ich geheiratet hatte. Schlimmer wurde es, nachdem ich das Kind verloren hatte. Ich war schwanger und hatte eine Fehlgeburt." Meine Stimme wurde härter, damit ich nicht anfing zu heulen. Ich spürte die Tränen in mir aufsteigen, aber ich wollte mir keine Blöße geben. Ich lächelte. „Natürlich war das ein Schock", ich atmete tief durch. „Ich musste damals ins Krankenhaus. Als ich noch im Krankenhaus war, dachte ich: Ich werde sofort wieder schwanger und dann habe ich mich sehr unter Druck gesetzt."
„Sie waren deswegen im Krankenhaus?"
„Ja, ich musste eine Ausschabung machen lassen. -- Und dann fing ich an wie besessen darauf zu achten, ob ich wieder schwanger bin oder nicht. Und schon im Monat, nachdem ich das Kind verloren hatte, blieb meine Periode aus und ich hatte die Symptome einer Schwangerschaft. Ich rief meinen Frauenarzt an und stellte ihm tausend

Fragen. Das nervte ihn, das habe ich gemerkt, aber es war mir egal. Ich freute mich und glaubte, ich sei wieder schwanger. Aber 15 Tage später bekam ich meine Tage. Ich war furchtbar enttäuscht. Ich konnte es nicht begreifen. Ich hatte doch alle Symptome einer Schwangerschaft, war aber nicht schwanger. Das ging doch gar nicht! Ich verstand die Welt nicht mehr. Das wiederholte sich Monat für Monat. Meine Periode blieb aus, setzte dann aber verspätet doch ein. Beim dritten Mal bat ich Alexander mit mir zu einem Institut zu fahren, das sich auf Schwangerschaftswünsche spezialisiert hatte. Es folgten Untersuchungen bei mir und bei ihm. Bei ihm wurde festgestellt, dass er Probleme hatte und es wurde viel Familienstaub aufgewirbelt, als er erfuhr, dass er als Kleinkind einen Hodenbruch gehabt hatte, der damals nicht richtig behandelt worden war und der womöglich zu einer Unfruchtbarkeit geführt hatte. Für mich wäre es nicht das Schlimmste gewesen, wenn es an ihm gelegen hätte. Wegen so etwas hätte ich mich nie getrennt. Die Frauenärztin in dieser Kinderwunschklinik nahm mir Blut ab, um meinen Hormonstatus zu bestimmen. Sie wirkte unscheinbar, nicht so wie man sich eine Koryphäe vorstellt. Sie sagte mir: "Wir können nicht garantieren, dass eine künstliche Befruchtung erfolgreich verläuft. Die Behandlung hat sehr große Auswirkungen auf Ihren Körper. Aber wir haben sehr gute Ergebnisse. Wie ist es, falls Sie ein Kind bekommen, das behindert ist, würden Sie es behalten wollen?" „Ja", sagte ich ohne zu zögern. Im Grunde aber hatte ich Angst davor, ein behindertes Kind zur Welt zu bringen. Meine Antwort war nicht ehrlich. Ich wollte einfach nur nicht herzlos klingen. „Sie wissen, dass wir keine Auswahl bei den Eizellen, die wir einsetzen, treffen dürfen. Die Gesetze in Deutschland lassen das nicht zu."

An ihrem Gesichtsausdruck konnte ich nicht ablesen, ob sie das für gut oder schlecht hielt.
Kurze Zeit später erhielt ich das Ergebnis der Blutuntersuchung, bei dem der Hormonstatus festgestellt worden war. Die Ärztin rief mich herein und sah mich sehr ernst an: „Es tut mir sehr leid, aber wir können nichts mehr für Sie tun. Sie können nicht mehr schwanger werden. Wir können keine künstliche Befruchtung mehr durchführen. Ihr Hormonstatus zeigt, dass Sie in den Wechseljahren sind."
Stille.
Ich in den Wechseljahren? Das konnte doch gar nicht sein. Ich war gerade mal 40 Jahre alt. Ich konnte nichts mehr sagen.
Endlich hatte ich meine Stimme wiedergefunden: "Das kann doch nicht sein. Ich bin doch viel zu jung!"
„Es tut mir leid. Ich gebe Ihnen eine Adresse eines Frauenarztes, den Sie aufsuchen können. Ein Spezialist. Er kann Ihnen das besser erklären, als ich. Ich kann leider nichts mehr für sie tun."
Ich blieb bewegungslos stehen, wie ein Fahnenmast ohne Fahne. Sie hielt mir einen Zettel hin mit dem Namen und der Anschrift des Arztes. Als ich nicht reagierte, forderte sie mich freundlich auf: „Nehmen Sie.", und streckte mir den Zettel noch ein Stück näher entgegen. Ich nahm den Zettel und ging raus. Auf dem Flur ließ ich mich auf einen Stuhl fallen. Ich konnte hier nicht anfangen zu heulen, das würde nur die anderen Paare verschrecken. Von einer Sekunde zur anderen gab es plötzlich keine Möglichkeiten mehr, eine eigene Familie zu gründen. Ich werde niemals Kinder haben, dachte ich. „Niemals." – Ich wollte immer Kinder. Ich wollte immer eine eigene Familie.
Es gab keine Ecke in die ich mich verkriechen konnte.

Ich wollte schreien, ich wollte heulen, aber ich hockte nur auf diesem Stuhl und starrte vor mich hin. Die sinnloseste aller Fragen kam später: Warum ich? WARUM ?!
Das konnte doch alles nicht wahr sein! Das konnte nicht sein. Ich war doch viel zu jung, um in den Wechseljahren zu sein. Frauen kamen doch frühestens mit 50 Jahren in die Wechseljahre. Ich bin doch viel zu jung! protestierte ich. Es war wie ein alter Schmerz. Ich hätte mich am liebsten auf den Boden fallen lassen. Ich wollte nicht weinen. Aber mein Blick verschwamm dann doch unter Tränen. Ich zog ein Taschentuch heraus und schnäuzte mich. Dann stand ich auf und ging nach unten.
Alexander wartete draußen auf mich. „Geh schon mal vor", bat ich ihn. Ich muss noch etwas besorgen. „Alles in Ordnung?", er sah, dass es mich erwischt hatte. „Ja, ich muss nur - Ich muss allein sein." Er nickte und ging schon mal voraus.
Ich irrte eine oder mehrere Stunden durch die Stadt. Die Gedanken rissen nicht ab: Ich wollte immer Kinder. Ich wollte es besser machen, als meine Eltern. Und jetzt? Das ist nicht wahr! Ich begann mich zu schämen, mich als nichtsnutzig zu empfinden. Es half nicht, dass ich mir all die vernünftigen Dinge sagte; ich fühlte mich als Versagerin, als Frau die ihre Bestimmung nicht erfüllte. Ich war erschüttert. Dieses Leben war ungerecht.
In den Tagen danach waren ausgerechnet Diskussionen über kinderlose Paare in den Medien. Es fielen die Worte Egoisten - fehlende Rentenbeitragszahler - geben ihr ganzes Geld nur für sich selbst aus. Mütter wurden hochgelobt und sollten besonders unterstützt werden. Das war alles gnadenlos, als handelte es sich um Menschenmaschinen, die zu funktionieren haben und

wer nicht funktioniert, ist Schrott.
Ich sah überall schwangere Frauen, dicke Bäuche, fette aufgedunsene Schwangerschaftsgesichter. Ich hätte kotzen können. Meine Trauer wurde durchkreuzt von Wut. Wut auf ein Schicksal, auf dieses Leben, auf mein Leben, Wut auf Gott. Wie sollte ich den Rest meines Lebens verbringen? Mein ganzer Lebensentwurf, mein Traum war kaputt. Alles aus, alles vorbei. Wie sollte ich jetzt weiterleben? Und dann war ich auch noch plötzlich in den Wechseljahren. Mit vierzig Jahren! Das ging doch gar nicht. Dann fing ich an, mich auch dafür zu schämen. Das konnte ich niemandem sagen, selbst Alexander nicht. Das wollte ich für mich behalten und das tat ich auch. Ich sagte es keinem Menschen.
Das war damals.
Frau Döbrink schüttelte den Kopf und ich wurde mir wieder bewusst, dass ich hier bei dieser Frau, bei dieser Heilerin saß. „Es war früher", sagte sie.
„Früher?" Verständnislos starrte ich vor mich hin. Früher.
"Als Sie sechzehn Jahre alt waren."
Ich überlegte. „Ich war schwanger?" Sie nickte. Eine Vergangenheit, von der ich nichts wusste. Ich wehrte ab. „Ich war damals nicht schwanger. Davon hätte ich etwas gemerkt." "Doch", sagte sie ruhig. Sie sagte es so sicher und vorsichtig, dass ich zögernd fragte. „Und was ist mit dem Kind passiert?" Ich sah sie fragend an. „Ich habe das Kind verloren?" Statt einer Antwort, bat sie mich meine Augen zu schließen. „Gehen Sie zurück in die Zeit, als sie 16 Jahre alt waren. Sie werden gleich einige Bilder sehen." Ich sah keine Bilder, aber ich bekam ein Gefühl: Das Gefühl von damals. Das Gefühl, in das ich als Jugendliche eingebettet war, wie in einer Wolke. Dieses hoffnungslose Gefühl der

Gefangenschaft, des Nicht-Entrinnen-Könnens. Dieses Gefühl hatte mit meinem Vater zu tun, dessen ständige Verzweiflung mir so vertraut war. Seine Frau hatte ihn sitzen lassen und fast gleichzeitig verlor er seine Arbeit. Das war alles einfach zu viel für ihn.

Ich war schwanger? – Ich hatte so oft Angst vor einer Schwangerschaft gehabt, seit ich vierzehn Jahre alt war. Tom war meine erste große Liebe. Er war vier Jahre älter als ich. Ich versuchte es rauszuzögern, aber irgendwann passierte es. Und ab da hatte ich jeden Monat Angst schwanger zu sein, denn wir verhüteten nicht richtig. Ich saß in der Schulklasse und fragte mich, ob ich mich diesen Monat vielleicht werde umbringen müssen, denn ich hätte meinem Vater nie sagen können, dass ich ein Kind bekomme. Ich hatte schon damals einen Hang zur Dramatik.

Ich war ganz in Gedanken vertieft. Plötzlich hörte ich die Stimme von Frau Döbrink: „Spüren Sie in Ihren Unterleib hinein. Was fühlen Sie?" – Ich fühlte mich nicht wohl mit dieser Aufforderung, aber ich versuchte mich darauf einzulassen. Ich schloss die Augen. „Ich spüre rechts einen Punkt, der weh tut." „Ja", sagte sie sanft und geduldig und von da an kamen die Bilder. Plötzlich drängte sich mir etwas längst Vergessenes auf. Es war als würde ich in die Vergangenheit zurückversetzt. Ich spürte die Stimmung wie damals, in jener Zeit, die so furchtbar traurig gewesen war. Ich war ein hübsches Mädchen, aber furchtbar schüchtern und gehemmt, vollkommen allein; ich hatte mich innerlich zurückgezogen, wie eine Schildkröte, die den Kopf einzieht. Die Bilder, die ich vor meinem inneren Auge sah und das Gefühl von damals, das ich augenblicklich wieder empfand, schnürte mir die Kehle zu. War ich schwanger und das Kind musste abgetrieben werden? Ich war mir nicht sicher. Die Frage ließ mich nicht los und plötzlich war ich mir sicher, dass genau das geschehen war, denn ich erinnerte mich dunkel an Szenen und Bilder, die das zeigten. Ich war entsetzt. "Das habe ich getan?" schluchzte ich leise. Ich weinte. „Das habe ich wirklich getan?" Mein Entsetzen wich der Trauer. Einem Kind einfach das Leben nehmen. Das konnte ich nicht getan haben. Frau Döbrink kniete sich vor mich hin, umfasste meine Knie und hielt sie fest. Die Dunkelheit, die Angst, die deprimierende Stimmung von damals überwältigten mich. Ich sah eine Arztpraxis. Die Fenster gingen bis zum Boden. Ein Fenster war nur angelehnt. Der Wind schlug gegen die Vorhanglamellen. Der Boden war bedeckt mit Linoleum; viereckige, grau-melierte Platten. Der gynäkologische Untersuchungsstuhl war leer. Ich hatte diese Bilder vor meinen Augen. Sie waren fremd und gleichzeitig sehr vertraut. Dennoch, was bedeutete das alles? Irgendwie blieb noch vieles im Unklaren. Langsam kam ich wieder zu mir. In der Trance hatte ich nicht das Bewusstsein verloren; ich war nur in eine andere Zeit, an einen anderen Ort hinübergeglitten. Ich öffnete die Augen. "Ich habe das so verdrängt, so in die Dunkelheit abgeschoben", sagte ich leise vor mich hin. Wir schwiegen eine Weile. "Das ist der Grund", sagte sie sanft. „Der Grund dafür, dass Sie heute keine Kinder bekommen können." Ich verstand nicht. Ich sah sie an. Sie hatte schöne blaue, strahlende Augen. Hatte sie einen Freund? Oder war sie mit ihrer Assistentin zusammen? ----

Hatte ich abgetrieben? Ich würde mich doch viel klarer daran erinnern! Meine Gedanken sprangen hin und her. „Aber ich bin doch auch danach noch schwanger geworden", das war doch erst vor acht Jahren, als ich schwanger war und das Kind verloren habe.

„Biologisch konnten Sie Kinder bekommen, aber auf dieser anderen Ebene war es vorbei."
Ich erschrak und glaubte zu wissen, was sie meinte.

Frau Döbrink hatte sich wieder auf ihren Stuhl gesetzt und fragte mich, wer der Vater des Kindes gewesen war. Ich überlegte. Von meiner ersten großen Liebe trennte ich mich als ich ungefähr sechzehn Jahre alt war. Dann hatte ich für längere Zeit keinen Freund mehr. Ich weiß noch wie einsam und alleine ich mich gefühlt hatte. Mein erster Freund hatte mich umschwärmt und bewundert und ich dachte, das würden alle anderen Männer auch tun. Aber so war es nicht. Ich war für sie nichts so Besonderes, so wie ich es für Tom gewesen war. Später lernte ich Ilias kennen. Wir passten nicht zusammen. Er war ein oberflächlicher, selbstverliebter Mensch, dem all das wichtig war, für das ich mich nicht interessierte. „Ilias?" fragte ich. Ich war mir nicht sicher. „Schließen Sie die Augen." Ich spürte leichte Luftzüge vor meiner Nase; Frau Döbrink fuchtelte vor meinem Gesicht herum. Als ich ein Auge ganz leicht öffnete, sah ich, dass sie selbst die Augen geschlossen hatte und mit ihren Händen vor meinem Gesicht Bewegungen machte, als würde sie immer wieder einen unsichtbaren Vorhang wegschieben. Diese Bewegung wiederholte sie ständig. Ich kniff wieder beide Augen fest zu. Ich sah einen Mann – wieder ein inneres Bild – undeutlich und schemenhaft. Mir fielen die sehr dunklen Haare auf, aber ich konnte das Gesicht nicht erkennen. Das Gesicht war einfach nicht zu sehen, wie sehr ich mich auch anstrengte. Ich überlegte, ob es wirklich Ilias sein könnte. „Ilias.", sagte ich nachdenklich.

„Was empfinden Sie, wenn Sie den Namen hören? Ilias war ein Prophet, er war einer der beiden einzigen Erzengel, die Menschen waren." Sie schien entzückt von

diesem Namen zu sein und strahlte mich erwartungsvoll an. Plötzlich bekam ich starke Kopfschmerzen. Ein Pochen und Stechen an der rechten Stirnseite.
"Ich habe Kopfschmerzen." –
„Ja, da kann man auch Kopfschmerzen bekommen," meinte Frau Döbrink nüchtern. Sie hielt ihre Hand nah an meine Stirn ohne sie zu berühren. Ich spürte nicht, dass es irgendetwas linderte. Dann aber wurden die Kopfschmerzen schlagartig besser. „Schließen Sie die Augen. Sie hören gleich ein kleines Stimmchen. Fühlen Sie wieder in Ihren Unterleib." Schon wieder setzte mich ihre Ankündigung unter Druck oder vielmehr setzte ich mich selbst unter Druck. Ich sollte ein Stimmchen hören; ich musste es hören. Die Zeit verging und verging. Endlich entspannte ich mich. Irgendwann entstand in mir das Empfinden eines Schmerzes, ein Gefühl der Leere und dann ein unendlich tiefer Schmerz. Ich hielt etwas in meinen Armen. Ein kleines Wesen, warm und weich. Ich wollte es anschauen und hob es ein wenig hoch; langsam öffneten sich meine Hände. Sie waren leer. Wie ein Stein, der in die Tiefe fällt, sanken in Zeitlupe Tränen in die Dunkelheit und perlten ab ins Nichts. - Von Ferne hörte ich Kindergeschrei.
Ein Neugeborenes.
Dann war Stille.
Plötzlich überfiel mich eine tiefe Trauer. Es tat mir alles so unendlich leid. Ich hatte dieses Kind nicht bekommen; ich hatte es abgetrieben. Damit also war auf höherer Ebene entschieden, dass ich keine Kinder mehr bekommen sollte? Mein Schicksal wurde damals besiegelt?
"Damals wurden die Abtreibungen noch illegal gemacht. Es gab nicht wenige Engelmacher, die wie Schlächter arbeiteten. Sie mussten alles entfernen und dabei passierten oft Verletzungen. Auch bei Ihnen. Der

Arzt hat grob gehandelt; es war ihm egal, ob er sie dabei verletzte."

„Aber ich bin doch wieder schwanger geworden," immer noch hatte ich Zweifel und Fragen.

„Ja, aber sie konnten das Kind nicht halten."

Ich konnte nicht glauben, dass so etwas geschehen war. Ich hätte wenigstens eine Erinnerung daran und wenn nicht eine Erinnerung, so doch ein Gefühl. Aber mir war eine Abtreibung fremd, aber nicht das Gefühl, ein Kind verloren zu haben, denn dies hatte ich erlebt durch eine Fehlgeburt. Auf dem Nachhauseweg ließ mich das Erlebte nicht mehr los. Ich zweifelte immer noch. Wenn das tatsächlich geschehen war, dann müsste ich mich auch erinnern können. Aber das konnte ich nicht. Ich fühlte mich elend bei der Vorstellung, an diesen Arztbesuch mit der Abtreibung. Ich hatte zwar Szenen vor Augen, aber ich sah sie wie hinter einem Schleier. Es war nur eine dunkle Ahnung. Damals war ich ein verwirrtes, unklares und unsicheres Mädchen. Wieso auch soll nach dieser einen Abtreibung alles vorbei gewesen sein? Andere bekommen auch Kinder, obwohl sie abgetrieben haben. Wieso kann diese Frau Döbrink so etwas sehen? Sind das nicht alles Suggestionen? Aber ich hatte ja doch immer gespürt, dass da etwas in der Vergangenheit war; irgendetwas Entsetzliches. Genau das hatte ich am Ende meiner letzten Therapie der Therapeutin auch gesagt: „Da ist noch etwas! Da gibt es noch etwas Wichtiges. Ich weiß nur nicht was, aber..." Doch sie konnte es nicht herausfinden oder ich war noch nicht bereit dazu, es anzuschauen. Es blieb im Unterbewusstsein verborgen. Ich wischte meine Zweifel beiseite. Ich war eine ewige Zweiflerin, ich zweifelte immer an allem und hatte immer an allem gezweifelt, egal wo ich war, egal mit wem ich war. Ich habe nichts geglaubt, denn auch immer konnte das Gegenteil wahr sein. Nie war mir das so klar, wie in diesem Augenblick. Bevor ich ging, sprach mich Frau Döbrink auf die Medikamente an, die ich nicht mehr nehmen sollte. Ich hatte die Schmerzmittel am Abend weggelassen. Am folgenden Vormittag hatte ich keine großen Schmerzen, obwohl ich das erwartet hatte. Das war ein Fortschritt. Ich ließ das Cortison ausschleichen und nahm das Antibiotika noch zu Ende. Danach hielt ich mich an die Anordnung der Heilerin und nahm keine Schmerzmittel mehr. Und es ging. „Ich spüre freilich ein Ziehen und so etwas wie einen großen oder mittleren Muskelkater. „Aber das ist alles," erzählte ich Frau Döbrink bei meiner nächsten Sitzung. "Was auch immer geschieht: Sie können mich Tag und Nacht anrufen. Ich bin eine Heilerin. Ich habe keine Öffnungszeiten", sie lachte. Auch wenn ich nicht vorhatte, davon Gebrauch zu machen, imponierte es mir, dass sie für ihre Patienten da war, wann immer sie sie brauchten.

Es gab einen Arzt, den ich sofort nach meinem Krankenhausaufenthalt aufgesucht hatte, also kurz bevor ich Frau Döbrink kennen lernte. Ich hatte ja nicht gewusst, wie es mit mir weitergehen sollte. Es war ein Arzt, der nur Privatpatienten behandelte. Alexander hatte, während ich im Krankenhaus war, einen Assistenzarzt kennen gelernt. Er hieß Udo. Alexander erzählte ihm, was mit mir passiert war. Udo war sofort bereit – obwohl er mich nicht kannte - mich mit seinem Professor, einem Orthopäden, zusammenzubringen. Er hielt große Stücke auf ihn. „Eine Koryphäe, aber er nimmt nur Privatpatienten." Da wir kein Geld hatten, wollte Udo den Arzt bitten, mich umsonst zu behandeln. Mir war das sehr unangenehm. Ich bekam einen Termin bei diesem Arzt und hatte große Hoffnung, dass Dr. Karger, mir weiterhelfen könnte. Die Begegnung mit diesem Arzt wurde allerdings ein kleines Desaster.

Die Schwester führte mich in das Untersuchungszimmer. Ich stand etwas unbeholfen im leeren Zimmer herum. Nach einer Weile kam der Arzt. Dr. Karger grüßte mich, gab mir aber nicht die Hand. Ich stand an der Patientenliege; er zwei Meter von mir entfernt. „Ziehen Sie sich aus," sagte er. Seine Stimme war gleichgültig. Er sah mich nicht an, sondern aus dem Fenster. Wie alt mochte er sein? Ich schätzte ihn auf etwa 60 Jahre. Er drehte sich herum. „Die Unterhose können Sie anbehalten." Ich fühlte mich unwohl. Er wirkte desinteressiert. Verhielt er sich so komisch, weil ich ihn nicht bezahlen konnte? Ich zog mich aus. „Bücken Sie sich." Ich beugte mich, so weit ich konnte, herunter. Er rührte sich nicht vom Fleck, sondern beobachtete mich von seinem Platz aus. Ich kam mir vor wie ein Tier, das inspiziert wurde. Mein Urteil war schnell gefällt: Der Arzt war seltsam. Er wirkte verschroben und sehr verschlossen. Während der fünf Minuten, die er im Untersuchungszimmer war, hat er nicht mehr als sechs Worte mit mir gewechselt. Ich war an Leib und Seele angeschlagen. Was ich gebraucht hätte, wäre mindestens ein freundliches Wort. Ich vermutete, dass dieser Arzt kein Menschenfreund war, sondern ein Tüftler, der sich gut hätte an Maschinen abarbeiten können, anstatt einem lebendigen Menschen begegnen zu können.

Auch dieser Arzt schien eher ratlos. Er machte noch einen Tuberkulose-Test. Das Ergebnis war eindeutig. Nein, kein Volltreffer. Danach hatte er sofort das Interesse an mir verloren. Er teilte mir noch das Ergebnis der Blutuntersuchung mit und ging wortlos aus dem Raum, ganz ohne Abschied. Mich erschütterte das. Ich kam mir vor wie ein Depp. Und da ich mich in schlechte

Gefühle gut hineinsteigern konnte, fühlte ich mich, wie ein elendes, nichtswürdiges Bündel Mensch. Ganz und gar gedemütigt. Ich ging schluchzend aus dem Untersuchungszimmer. Auf dem Flur blieb ich stehen und blickte zurück auf die Tür des Untersuchungsraums. Im Raum daneben, dem Arztzimmer, in das der Arzt sich verabschiedet hatte, sah ich durch das Milchglasfenster der Tür seine Silhouette. Er stand hinter dem Milchglas und sein Schatten war, durch das Licht, das er angemacht hatte, sichtbar. Er wähnte sich unbeobachtet. Ich starrte auf seinen Schatten und auf seine Bewegungen und sah - wie bei einem Scherenschnitt -, wie er sich eine Zigarette ansteckte, den Rauch tief einsog, den Kopf in den Nacken legte und genüsslich den Qualm langsam, stoßweise in die Luft blies. Es wirkte so dringlich, als hätte er die ganze Zeit nach diesem Augenblick geschmachtet. Müde drehte ich mich um. Ich war angeschlagen. Etwas stimmte nicht mit mir und ich wusste nicht, warum mein Leben jetzt in Richtung Krankheit, Fahrt aufgenommen hatte.

Auch an meinem zweiten Tag ohne Medikamente, konnte ich mich, ohne die Schmerzmittel, ganz gut bewegen. Die Halskrause machte ich zu Hause manchmal ab und bewegte mich zaghaft. Ich musste mich langsam entwöhnen von allen Krücken, die ich nicht mehr brauchte. Ich war fest entschlossen, wieder gesund zu werden.

Beruflich war ich noch lange nicht so weit, mein altes Leben wieder aufnehmen zu können, aber einen kurzfristigen Job konnte ich immer gebrauchen. Eine Agentur hatte Alexander einen Job für uns beide angeboten. Eine Firma wollte ihren Quark besser verkaufen und glaubte dabei könnten Künstler helfen, neue unkonventionelle Ideen zur Produktvermarktung zu entwickeln. Alexander hatte Kunst studiert und arbeitete als Maler und Bildhauer. Ich hatte nach meinem Kunststudium eine Zeitlang als Malerin und Fotografin gearbeitet. Diese Ideensession sollte in einem Hotelraum bei uns um die Ecke stattfinden. 400 Euro für einen Acht-Stunden-Tag. Meine Monatsmiete. Mir graute zwar vor diesem langen Tag, aber es gab Schlimmeres, als sich mit Quark zu beschäftigen.

Früh Morgens stand ich auf, nahm als erstes eine Schmerztablette aus der Verpackung und legte sie auf den Tisch. Ich holte mir ein Glas Wasser aus der Küche und stellte es neben die Tablette auf den Tisch. Vor dem Acht-Stunden-Job wollte ich ausnahmsweise noch einmal eine Schmerztablette nehmen, um den langen Tag durchzustehen. Kurz bevor wir gingen, griff ich nach der Tablette und nahm mit der anderen Hand das Glas Wasser, als ich plötzlich einen Schubs gegen den Ellbogen erhielt. Das Glas schleuderte mir aus der Hand und zersprang auf dem Fußboden.

Ich starrte auf die Scherben auf dem Boden, die Schmerztablette rollte in die Ecke und verschwand unter der Couch und ich wunderte mich. Als hätte mich eine unsichtbare Hand angestoßen. Und im nächsten Augenblick musste ich an die Heilerin denken. Was hatte sie gesagt? Sie könnte sehen, was die Leute machen, auch wenn sie nicht dabei war? War sie das gewesen? Es war niemand sonst im Raum. Verrückt. Ich lächelte. „Ok.", sagte ich laut, als würde ich mit einem Geist sprechen. „Ich habe verstanden!"

Ich fischte die Tablette unter der Couch hervor und steckte sie mir in die Hosentasche, vorsichtshalber. Falls die Schmerzen zu stark wurden, konnte ich sie immer noch nehmen. Ich legte meine Halskrause an und wir trotteten an diesem frühen Wintermorgen durch die feuchte Kälte zum Hotel.

Der Tag ging angenehm vorüber. Alle Beteiligten, erarbeiteten eine ganze Menge Ideen. In den Pausen standen wir mit den anderen, meist jüngeren Leuten, draußen vor der Tür zusammen und tankten frische Luft. Einige rauchten. Auf die Fragen von einem Kollegen, weshalb ich die Halskrause trug, hatte ich mir schon vorher eine einfache Antwort zurechtgelegt. So brauchte ich keine langwierige Geschichte zu erzählen: „Ich hatte einen Unfall. Das Ding kann ich in wenigen Wochen ablegen." Ich schlug einen unbekümmerten Ton an. „Wer war schuld?" „Der Fahrer ist geflüchtet." Stille. Glücklicherweise fragte niemand großartig nach. Ich wollte die Begegnung mit den Leuten, so normal wie möglich gestalten, obwohl mir die Zeit im Krankenhaus immer noch in den Knochen saß. Ich fühlte mich innerlich abgerückt von den anderen. Die Gespräche erreichten mich nur halbwegs, es gab eine Grenze zwischen ihnen und mir und diese Grenze hieß Krankheit und Angst. Etwas Entscheidendes hatte sich in den letzten Wochen für mich verändert und ich begriff nicht, was es genau war und warum. Mit jeweils 400 Euro in der Tasche gingen Alexander und ich abends nach Hause. Der Tag war erträglich gewesen. „Kein Arschloch dabei", sagte beim Abschied ein Teilnehmer zufrieden. „Ja, wirklich, angenehm", sagte ich. Die anderen grinsten zustimmend. Als ich zu Hause war, wurde ich plötzlich todmüde und legte mich ins Bett. Ich stand aber nach kurzer Zeit wieder auf und erledigte ein paar Kleinigkeiten. Ich hatte jetzt Schmerzen. Während des Tages hatte ich keine Schmerzen gehabt; war das so, weil ich abgelenkt war? Sind die Schmerzen nur da, wenn ich dran denke? Bilde ich sie mir ein? Halt ich an ihnen fest? Gegen Mitternacht legte ich mich wieder hin.

Mein Körper. Ich hatte immer was zu mäkeln gehabt, zu viel dies, zu viel das. Ein Kilo, zwei, drei Kilo zu viel. Eben nicht perfekt. Aus heutiger Sicht: schön genug, nein, wirklich schön. Aber damals: nee. Nie zufrieden. Sport ja, Training, Muskelaufbau. Alles durcheinander. Keine Naturbesuche, keine Ruhephasen. Weder für den Körper noch für die Seele. Alles musste einen Zweck erfüllen, selbst die Freizeit wurde durchorganisiert. Alles musste optimiert und gerechtfertigt werden. Grundlosigkeit war unerträglich; sie durfte es nicht geben. Eine ständige Beschäftigung musste, auch vor mir selbst, wenigstens vorgetäuscht werden. So einer ständigen Anspannung hielt mein Körper auf Dauer nicht stand. Es wurde mir eigentlich jetzt erst klar, dass ich ohne diesen Körper nicht leben, nicht existieren konnte. Ich fasste mit einer Hand meinen Arm, berührte bewusst meine Schultern, meine Beine, meinen Bauch und empfand zum ersten Mal so etwas wie eine Dankbarkeit für diesen wunderbaren Körper, der mich bisher überall hin getragen hatte. Ich versprach mir, besser auf mich Acht zu geben.

"Sie zweifeln viel", stellte Frau Döbrink zu Beginn meiner nächsten Sitzung fest. Ich wollte es nicht direkt zugeben, machte eine Schnute und druckste ein halbwegs hörbares „Ja" heraus.

"Sie sollten sich mal überlegen, was Zweifel bisher in Ihrem Leben bewirkt haben und was sie noch bewirken. Sie geben nur halbe Kraft, wenn Sie zweifeln. Sie brauchen für alles Gute wie Schlechte länger. Sie haben sich bisher verhalten, als wäre Ihre Lebenszeit unbegrenzt. Die Hälfte Ihres Lebens ist um. Sie sollten etwas ändern. Was ist Zweifel für Sie?"

Ich überlegte kurz. „Zweifel heißt Nicht-Glaube." Sie nickte. „Und, was noch?"

Ich zuckte mit den Schultern.
„Nicht-Glaube heißt Zweifel." Es kam mir ein bisschen lächerlich vor, den Satz einfach umzudrehen, aber er war dennoch wahr. „Glaube heißt Nicht-Zweifel. Glaube heißt auch Nicht-Wissen." War ich jetzt so schlau wie vorher? Nein. Es war doch so wie ich sagte. Worauf wollte sie hinaus?
„Ich bin ein gläubiger Mensch", sagte ich.
„Ja", meinte sie lakonisch, „Fragt sich nur, woran Sie glauben." Ich überlegte: Vertrauen – keinen Zweifel – das konnte ich nur bei einem Menschen: Alexander. Und vielleicht jetzt auch bei Dolores Döbrink. Sie verabschiedete mich mit dem Worten: „Wir machen das nächste Mal an diesem Punkt weiter." Leise fügte sie hinzu: "Sie haben sich ganz mit dem Leben Ihres Vaters identifiziert, sodass Sie kein eigenes Leben hatten." Sie warf mir einen vielsagenden Blick zu. Irritiert stolperte ich die Treppen zum Ausgang hinunter.

Zu Hause musste ich wieder an die Geschichte mit der Abtreibung denken. Ich überlegte hin und her. Seit der Rückführung kam mir immer wieder ein Bild von einem Untersuchungsraum vor Augen. Ein gynäkologischer Stuhl, ein wehender Vorhang, eine Schüssel am Boden, in die ich nicht wagte zu schauen. Blut und Blutklumpen darin. War das meine Phantasie oder war es Erinnerung? Erinnerung an eine Filmszene, ein Foto oder eine Geschichte, die ich irgendwann einmal gelesen hatte. Das Bild blieb mir eigentümlich fremd, aber ich war mir unsicher. Bei meiner nächsten Stunde sprach ich noch einmal die Geschichte mit der Schwangerschaft an: "Um noch mal zurückzukommen auf diese ungewollte Schwangerschaft: Ich habe überlegt, es kann nicht mein Freund Ilias gewesen sein. Ich war 19 Jahre alt, als ich ihn

kennen lernte und wir waren lange zusammen. Es muss vor Ilias passiert sein." Sie schüttelte den Kopf. „Wie kommen Sie auf Ilias?" Und sie schüttelte wieder den Kopf: „Es war nicht Ilias. Sie wohnten noch zu Hause. Es kam immer jemand den Vater besuchen."
„Uns kam niemand besuchen. ----- Der Klavierlehrer. Aber da war ich dreizehn. Sie sah mich ernst an und sagte ohne die Mine zu verziehen: "Es war jemand, der zum Vater nach Hause kam. Denken Sie mal nicht so sehr mit dem Kopf." Ich sollte wieder die Augen schließen. Ich schloss die Augen und öffnete sie sofort wieder für einen kurzen Augenblick, weil ich sehen wollte, was sie tat. Sie saß mir gegenüber und hatte ihre Augen geschlossen. Mit den Händen zog sie in schnellen Bewegungen wiederholt einen unsichtbaren Vorhang beiseite. Das kannte ich schon. Ich schloss wieder die Augen wieder. Eine ganze Weile wartete ich. Aber so lange es auch dauerte, ich konnte kein Bild bekommen. Nach einer halben Ewigkeit gab ich auf: "Es geht nicht." Wir kamen zum Abschluss.
"Haben Sie die Medikamente dabei?"
"Ja, ich hab die Tasche draußen im Flur abgestellt." Ich hatte alle Arzneimittel mitgebracht, die ich in der letzten Zeit eingenommen hatte. Ich übergab ihr eine große Tüte voll mit meinen Arzneimitteln, darunter alles, was ich an Schmerzmitteln, Entzündungshemmern, Vitaminen, Schilddrüsenmitteln hatte. Ich war gründlich und hatte nichts, aber auch gar nichts zurückbehalten. Ich war so radikal, weil ich alles richtig machen wollte. Ich wollte ihr zeigen, dass ich alles dafür tun wollte, um seelisch, geistig und körperlich wieder in ein unversehrtes Leben zurückzufinden. Ich wollte ein Leben und einen Körper, wie vor meiner Erkrankung. Mein beschädigtes Leben sollte sich im Nirwana auflösen. Ich setzte alle

Hoffnungen in diese Frau. Ich wollte wieder gesund werden.

Zwei Tage später hatte ich wieder einen Termin bei Frau Döbrink. "Clara und ich haben gestern Abend aus Ihren Medikamenten, angereichert mit etwas Kieselerde, eine Verreibung gemacht. -- Wir machen uns immer sehr viel Arbeit für unsere Patienten. An der Verreibung sitzen wir den ganzen Abend. Und danach ist die ganze Küche mit einer feinen Staubschicht überzogen. Das müssen wir dann auch noch alles saubermachen. Wir waren bis spät in die Nacht zugange." Bevor die Heilerin mir das Glas mit dem feinen Pulver überreichte, zeigte sie mir erst einmal eine Körperübung, die ich zu Hause machen sollte. Ich machte diese einfache Übung unter ihren prüfenden Augen nach.

„Das machen Sie morgens und abends und Sie machen die Übung so lange, wie Ihr Körper es will. Wenn es genug ist, wird automatisch ein Zeichen kommen und Sie beenden die Übung mit einem dreimaligen Nicken. – Es passiert Ihrem Genick nichts! - Sie tun das alles nicht für mich, sondern für sich selbst. Sie sollten sich die Zeit nehmen. Es gehört zu Ihrem Heil-werden. Wenn Sie nicht mitarbeiten, kann ich Ihnen nicht helfen! Ihre ganze Struktur ist aus den Fugen geraten. Die müssen wir wieder ordnen." Was sie damit meinte, konnte ich nur ahnen. Vor dem Abschied übergab sie mir ein großes Glas, das mit einem grauen, unansehnlichen Pulver, der Verreibung, fast vollgefüllt war. Ich musste für die Einnahme eine ganz genaue Anweisung befolgen. „Jeden Abend vor dem Schlafengehen, stellen Sie sich eine Tasse mit Wasser neben Ihr Bett. Stellen Sie sich den Wecker auf kurz vor fünf Uhr morgens.
Wenn er klingelt, setzen Sie sich sofort im Bett auf. Nehmen Sie einen Esslöffel von dem Pulver und während Sie das

Pulver im Mund zergehen lassen, nehmen Sie einen Schluck Wasser und achten Sie darauf, was Ihnen vor Augen kommt. Dann", so trug sie mir auf, sollte ich ein kleines Ritual machen und ein Sprüchlein sagen, das sie mir einige Male vorsagte.
Ich war sehr gespannt, was da passieren würde, bedauerte jedoch, dass das Ganze unbedingt in Herrgottsfrühe stattfinden musste.

Am nächsten Morgen schrillte der Wecker um kurz vor fünf Uhr morgens. Schlaftrunken rappelte ich mich auf, setzte mich auf die Bettkante, griff mir das Glas mit dem Pulver, nahm einen großen Esslöffel davon in den Mund und einen Schluck Wasser, das ich mir bereit gestellt hatte. Ich kaute das eklige Zeug und schluckte es schließlich nach und nach herunter. Dann schloss ich die Augen und wartete auf ein Bild, so wie es mir die Heilerin gesagt hatte. Es war dunkel und still in der Wohnung. Die Lampe, die ich angemacht hatte, warf nur einen schwachen Lichtschein neben das Bett; der Rest des Raumes lag im Dunkeln. Ich sah in die dunkelste Ecke des Zimmers und wartete. Plötzlich tauchte, wie in einem Film, der angehalten wurde, ein Bild von einem Kind auf. Ein Schmerz stieg in mir hoch und überwältigte mich. Ich heulte Rotz und Wasser, solange, bis ich mich endlich beruhigen konnte. Noch etwas unsicher über das Prozedere, stellte ich mir nach der Anleitung von Frau Döbrink vor, wie diese Bilder der Vergangenheit mit einem roten Faden bis zu mir in die Gegenwart verbunden waren. Ich nahm das Ende dieses roten Fadens in die Finger – dann ließ ich los und sagte mein Sprüchlein, das sie mir mitgegeben hatte. Ich ließ den Faden zur Vergangenheit los und das Bild entschwand in der Dunkelheit, als würde es von einem unsichtbaren Sog, strudelnd in die Tiefe gezogen. Um viertel nach fünf war alles getan und ich kippte um ins Bett, zog die Decke über mich und schlief sofort wieder ein. Als ich am Morgen aufstand war ich sehr müde und fragte mich, wie ich diese Prozedur die nächsten Wochen durchhalten sollte. Nach der Menge der Verreibung zu urteilen, würde es mindesten einen Monat dauern bis ich das Glas mit dem Pulver leer hatte.

Meine Tage waren angefüllt mit Aufgaben, die mir Dolores Döbrink nach jedem Termin aufgab. Jeweils 60 Minuten morgens, mittags und abends Körperübungen. Dazwischen eine Meditation: 60 Minuten lang.

Die Unordnung in unserer Wohnung akzeptierte ich nicht und die Heilerin schlug in dieselbe Kerbe. Ich hatte diese Angewohnheit, keine Ordnung halten zu können, seit meiner Kindheit beibehalten. Es begann mit dem Weggang meiner Mutter. Ich konnte der Unordnung bei uns zu Hause nicht mehr Herr werden und weigerte mich eines Tages, meiner Schwester und meinem Vater dauernd hinterher zu räumen, wie ein dämliches Aschenputtel.

Dolores Döbrink machte in meinem Leben hinter alles ein Fragezeichen. Sie wühlte das Unterste zu oberst, durchforstete jede Ecke, fand jeden Schmutzfleck in der Wohnung, wie in meinem Leben. Ich sollte die Punkte meines Scheiterns genau erkennen und transformieren. Sie war wie eine Lokomotive, die jeden Tag durch mein Wohnzimmer rauschte. Sie stellte mein ganzes Leben auf den Kopf, aber nur, um – wie sie betonte – mir zu helfen, endlich das Leben zu führen, das ich immer führen wollte. Mich beschäftigte immer noch die Frage, wer dieser Mann war, der meinen Vater regelmäßig besucht hatte. Während ich meine Körperübung machte, dachte ich darüber nach. Nach der Scheidung meiner Eltern kam kaum noch Besuch. Meine Mutter war abgehauen und hatte meine vierjährige Schwester und mich bei meinem Vater zurückgelassen. Ich feierte meinen zehnten Geburtstag ohne sie und es störte mich nicht besonders. Im Gegenteil, es hätte mich gestört, wenn sie aufgetaucht wäre. Ich hätte den Kindern, die eingeladen waren, erklären müssen, wer sie war. Das ist meine ----äh----das war früher mal meine Mutter. Ich dachte gar nicht daran, dass ich sie noch einmal wiedersehen würde. Es war mir egal. Sie hatte alles zerstört. Das konnte sie nicht mehr kitten. Das würde sie später auch nicht mal mehr versuchen.

Mein Vater, meine Schwester und ich waren die erste Zeit außerstande irgendetwas Alltägliches zu tun. Mein Vater und ich, wir konnten nicht kochen. Wir aßen die ganze Woche kalte Platte. Am ersten Sonntag, nachdem meine Mutter abgehauen war, gingen wir in eine Gaststätte zum Essen. Als die Rechnung kam, holte mein Vater entgeistert seine Brieftasche hervor und legte die Scheine auf den Tisch. „Wir können uns das Essen gar nicht leisten", meinte er knapp, „Das ist das Geld für die ganze Woche." Ich wusste warum, er hatte, während die Scheidung lief, seine Arbeit verloren. 28 Jahre Minden am Ring, plötzlich Kurzarbeit, dann schmiss Minden ihn raus. Zwei Monate vor der Kündigung Kurzarbeit, und damit weniger Lohn und das bedeutete, nach der Kündigung, sehr viel weniger Arbeitslosengeld. 25 Jahre lang hatte er einen regulären Lohn verdient und angerechnet wurden die letzten Wochen vor der Arbeitslosigkeit. Schweinerei. Das Geld war vorher schon knapp gewesen. Jetzt reichte es hinten und vorne nicht mehr. Und als er meinen schuldbewussten Blick sah, kniff er mich und grinste: „Ihr fresst mir noch die Haare vom Kopf." Ich grinste auch.

Für uns Kinder kam der Auszug unserer Mutter überraschend. Ich war mit meiner Schwester zu Hause. Mein Vater war auf der Arbeit, als ein Lastwagen vorfuhr. Zwei Männer stiegen aus. Meine Mutter öffnete die Tür und gab ihnen Anweisungen. Sie räumten das Wohnzimmer leer. Die neuen Schränke, die Couch, die Sessel und den Tisch packten sie ein, nur den alten Fernseher ließen sie da. Sie nahmen alle Möbel mit bis auf das Ehebett, den alten Herd in der Küche, einen Küchentisch und vier Küchenstühle. Selbst die Lampen im Wohnzimmer hatten sie eingepackt. „Die Lampe in der Küche!", rief meine Mutter den Männern zu. In der Küche montierten sie die Hängelampe ab. Meine Mutter nahm das feine Besteck aus unserer Schublade und legte es in eine Kiste zu den anderen Dingen, die die Männer raustrugen. Dann fuhr sie mit ihnen davon. Im Wohnzimmer stand nur noch der Fernseher auf dem Boden. Sonst war der Raum leer. Mein Vater, meine Schwester und ich saßen abends im leeren Wohnzimmer auf dem Boden; an die Wand gelehnt und glotzten auf die bewegten Bilder im Fernseher.

Von einem Tag zum anderen war sie verschwunden und niemand hatte uns erklärt, warum und weshalb. Wir hörten eine Weile nichts von ihr. Sie hätte genauso gut tot sein können. Meine kleine Schwester verstummte. Sie sagte nichts mehr. Auch ich war lädiert; wie betäubt ließ ich mich durch die Tage treiben. Die Farbe war aus meiner Welt verschwunden. Um mich herum war alles grau. Auch später musste ich immer wieder daran denken, dass mein Vater plötzlich mit zwei Kindern alleine da stand und fast gleichzeitig seine Arbeit verlor. Meine Mutter zahlte keinen Unterhalt. Immer wieder mal erinnerte ich mich an den Tag, als sie uns die Wohnung ausgeräumt hatte. Aber ich konnte mich nie daran erinnern, was an diesem Tag, nachdem sie mit den Männern verschwunden war, noch geschah. Es war wie ausgelöscht.

Mein Vater zog mich ins Vertrauen. Ich glaube, er wäre geplatzt, wenn er nicht hätte mit jemandem reden können. Unsere finanzielle Situation sah nicht gut aus. Wie sollte es weitergehen?

Mein Vater regte sich lange darüber auf, wie unfassbar dumm er gewesen war, weil meine Mutter ihn jahrelang belogen und betrogen hatte und er hatte es nicht bemerkt. Wenn er misstrauisch wurde, tischte sie ihm eine Geschichte auf, schwor auf die Bibel und ihre alte Mutter und log ihm so lange etwas vor, bis er klein bei gab. Ihre Abwesenheit wurde damals bereits eingeläutet, als sie auf die Idee kam, eine Ausbildung als Krankenpflegerin zu machen. Bereits als Schwesternschülerin begann sie im Krankenhaus auf der Männerstation zu arbeiten. Ausgerechnet sie. Irgendwann lernte sie dort einen Mann kennen, der ihr gefiel. Ein Patient. Nach seiner Entlassung traf sie sich heimlich mit ihm. Es gab ein paar Vorfälle, die meinen Vater misstrauisch machten, aber meine Mutter redete sich – wie immer - heraus. Er glaubte ihr; vielleicht weil er ihr glauben wollte.
Manchmal überkam mich die Wut, wenn ich an diese alten Geschichten dachte und wenn Alexander Pech hatte, musste er sich meine Tiraden anhören. "Ich könnte ein ganzes Buch darüber schreiben, was diese Frau für miese Dinge getan hat. Sie war kalt wie Eis. Sie hat gelogen, betrogen, getäuscht, verraten, manipuliert – und es hat nie aufgehört. Sie macht es heute noch und ich könnte sie dafür umbringen. Diese kränkende schwarze Witwe, die das Leben ihrer Opfer verwüstet, diese verdammte..." Ich schluckte das böse Wort herunter. Manchmal sang ich melodiöse Schimpftiraden, dann

hörte und fühlte sich alles nur noch halb so schlimm an. Es gab eben so ein paar Geschichten, die ich einfach nicht vergessen konnte und auf denen hackte ich herum. Ich erinnerte mich an ein paar Vorkommnisse, kurz bevor uns unsere Mutter verließ. Wir wollten zu Verwandten in den Schwarzwald fahren. Plötzlich überlegte es sich meine Mutter anders. „Ich bleibe hier. Ich muss unbedingt noch für meine Prüfung lernen." Also mussten wir ohne sie fahren. Aber am Morgen unserer Abreise wurde meine Schwester krank. Sie hatte hohes Fieber. „Wir bleiben zu Hause", entschied mein Vater.
„Wieso das? Ihr könnt doch fahren."
„Das Kind ist krank." Meine Mutter fühlte die Stirn meiner Schwester. „Wie kommst du darauf, sie hat kein Fieber." Mein Vater legte seine Hand an die Stirn des Kindes. „Die Stirn ist ganz heiß!" Meine Mutter holte das Thermometer, steckte es dem Kind in den Mund. Dann streckte sie ihm das Thermometer hin: „Kein Fieber! Siehst du! Sie hat nichts. Du kannst die Stirn fühlen. Hier. Es ist nur die Aufregung vor der Reise." Sie schüttelte das Thermometer und steckte es weg. Dann legte sie ein kaltes Handtuch auf den Kopf des Kindes.
Wir fuhren. Im Zug ging es meiner kleinen Schwester schlecht. Ihre Stirn war heiß und sie japste nach Luft. Bei den Verwandten angekommen, musste sie ins Bett. Sie hatte hohes Fieber. Mein Vater war wütend, weil er auf meine Mutter gehört hatte.
Nach der Scheidung erzählte mein Vater: „Sie wollte uns loswerden, damit sie sich mit dem Kerl treffen konnte. Es war ihr ganz egal, was mit dem Kind passiert. Eiskalt, diese Frau." Ich hasste die Skrupellosigkeit meiner Mutter. Und trotzdem, ich liebte sie auch. Sie war meine Mutter.

Als meine Eltern geschieden wurden, tratschten die Nachbarn. Meine Eltern waren die einzigen im Umkreis von 25 Kilometern, die geschieden waren. Scheidungen waren die große Ausnahme in den späten 60er Jahren. Im Lebensmittelladen um die Ecke spürte ich, wie sich die Blicke in meinen Rücken bohrten, wenn ich mich an der Kasse herumdrehte und hinausging. Ich wusste, was sie sagten: Oh, das arme Kind. Die Mutter ist auf und davon mit einem anderen; hat die Kinder und ihren Mann einfach sitzen lassen. Sie war immer so aufgetakelt. Kam sich als was Besseres vor. - Der Mann hat ihr ja auch nichts geboten."
Es schmerzte. Allmählich verstummte auch ich und sprach nur das Allernotwendigste. Im Grunde war es so, als wäre meine Mutter tot. Ich wollte sterben.
Wir standen blöd da, weil unsere Mutter abgehauen war. Als wären wir die letzten Deppen, mit denen man es nicht aushalten konnte. Der Weggang der Mutter zwang uns zu einem Zusammenhalt, der nur halbherzig war und auf den wir gerne verzichtet hätten. Meine Schwester und ich wollten in so manchen Augenblicken unsere Mutter zurück. Manchmal hoffte ich, dass alles wieder gut werden würde. Aber meine Mutter zog nach der Scheidung mit ihrem neuen Kerl zusammen und unser Schicksal war damit besiegelt

Wer sollte jetzt für uns kochen? Mein Vater konnte sich keine Haushälterin leisten. Frau Theilmann meldete sich. Sie war die frühere Vermieterin meines Vaters. Bei ihr hatte er als Junggeselle zur Untermiete gewohnt. Sie wollte uns helfen und kam zweimal die Woche für uns kochen. Es schmeckte uns nicht. Ich glaube, das Essen hätte uns von der besten Köchin der Welt nicht geschmeckt.

Mein Vater hatte nur drei Freunde, die, wie er, nach dem Krieg im Flüchtlingslager in Gladbach gelandet waren. Für die Einheimischen waren sie nur die Pimocke und Pollacken, die Flüchtlinge aus dem Osten, Habenichtse, arme Teufel. Klar, sie hatten ja auch alles zurücklassen müssen. Selbst die, die in ihrer Heimat Land besaßen, standen plötzlich arm da und waren der Abschaum im Westen. Im Lager lernte mein Vater Waltraud aus Ostpreußen, Heinz Temper aus Oberschlesien und Heinz Ulat aus Pommern kennen. Sie wurden Freunde und später, als jeder von ihnen heiratete, kamen die Ehepartner dazu. Alle vier hatten sich in dieser schweren Zeit geschworen, für immer zusammen zu halten. Schnell fand jeder von ihnen eine Wohnung und Arbeit. Sie trafen sich fast jedes Wochenende und feierten, bis meine Eltern geschieden wurden. Dann hörten die Treffen schlagartig auf. Nur einmal im Jahr, zum Geburtstag, ließen die Freunde sich blicken. Wenn sie zu später Stunde politische Themen diskutierten, wurde es laut und endete im Eklat. Die Meinungen waren zu unterschiedlich. Mein Vater konnte seine Heimat nicht aufgeben. Er wollte immer irgendwann zurück nach Hause, nach Schlesien. Im Grunde hoffte er, dass alle zurück konnten und alle wieder in der alten Gemeinschaft, mit den Nachbarn, den Freunden, den Vertrauten zusammen leben würden. So wie es vorher war. Heimatvertriebene eben. „Seit 700 Jahren leben wir da, haben alles urbar gemacht. Und jetzt sind wir alle vertrieben. Das verstößt doch gegen Völkerrecht und gegen Kriegsrecht und gegen die Menschenrechte. Das kann doch nicht richtig sein. Aber keinen interessiert's." Heimatlos und geschieden - war der Stempel am Revers meines Vaters, das ihn zum doppelten Außenseiter machte. Keine Frau mehr, keine Heimat. Ich litt mit ihm. Und als ich merkte, wie in der Schule die Kinder mich anschauten, nachdem meine Mutter abgehauen war, hatte auch ich den Stempel des Außenseiters an der Backe. Plötzlich war ich anders als sie. In einer Zeit, in der die Eltern aller anderen Kinder verheiratet blieben, bis dass der Tod sie scheidet, waren meine Schwester und ich die einzigen Scheidungskinder im Umkreis von 200 Kilometern.

Dann fiel bei mir plötzlich der Vorhang. Nur ein einziger Mann kam nach der Scheidung meiner Eltern regelmäßig in unsere Wohnung. Hans Zano mit seiner Frau Waltraut, die Freunde meines Vaters. Waltraut hatte sich damals bereit erklärt unsere Wäsche zu waschen, weil wir keine Waschmaschine hatten. Sie wohnten am anderen Ende der Stadt in einem schicken Häuschen. Wir hatten weder Haus noch. Beide erklärten sich bereit unsere schmutzige Wäsche abzuholen und zu waschen. Eine Woche später kamen sie wieder vorbei und brachten uns die saubere Wäsche und nahmen die neue schmutzige Wäsche wieder mit. Meine Mutter hatte die Wäsche immer in der Waschküche im Keller gewaschen. Eine Prozedur, die ich mir ohne meine Mutter nicht zutraute. Den Heizofen anmachen, damit das Wasser im Kessel heiß wurde. Das heiße Wasser in ein großes Becken, das neben dem Ofen stand, einlassen. Auf dem Waschbrett die Wäsche mit Seife schrubben. Das seifige Wasser abfließen lassen und das große Becken ein zweites Mal mit klarem Wasser füllen. Die Wäsche spülen und auswringen. Den Vorgang zweimal wiederholen. Die Wäschestücke in eine Plastikwanne werfen und draußen an der Wäschestange auf der Wiese, hinter dem Haus, aufhängen. Ich wusste wie es ging, aber ich traute es mir nicht zu. In unserer kleinen Zweizimmer-Wohnung gab es keine Anschlüsse für eine Waschmaschine. Die Wohnhäuser waren nach dem Krieg schnell hochgezogen worden, weil dringend Wohnraum benötigt wurde. Mit ein paar Verbesserungen hatte sich damals die Siedlungsgesellschaft am Standart der Vorkriegszeit orientiert.

Waltraut war jedenfalls unsere Rettung. Es konnte nur Zano gewesen sein, den Frau Döbrink meinte, denn es gab sonst niemanden, der uns regelmäßig besuchte. Mein Vater führte ein zurückgezogenes Leben und empfing keine Gäste. Kein Geld, kein Selbstvertrauen, keine Freunde, keine Gäste. - Es muss passiert sein, als ich 16 Jahre alt war. Vielleicht ist Hans Zano einfach alleine vorbei gekommen. Er wusste, dass mein Vater unter der Woche nicht vor fünfzehn Uhr zu Hause war und ich und meine Schwester alleine waren. Dieser Hans war nur wenig jünger als mein Vater. Er hielt sich immer im Hintergrund. Waltraud und er wechselten immer ein paar Worte mit meinem Vater, aber sie blieben nie lange, nahmen den Wäschekorb, verstauten ihn in ihrem Auto und fuhren wieder nach Hause. Seine Frau kam in all den Jahren manchmal in das Zimmer, das ich mit meiner Schwester teilte und wechselte ein paar Worte mit mir. Ihr Mann stand währenddessen an der Zimmertür und beobachtete uns. Waltraut hatte eine engelsgleiche Stimme. Ich habe nie mehr eine so schöne Frauenstimme gehört. Manchmal, wenn sie in mein Zimmer kam, fragte sie mich ein paar einfache Dinge, wie: „Wie geht es in der Schule?" Ich sagte: „Gut." Und plötzlich brach sie in Tränen aus und schluchzte. Sie hielt die Hände vor die Augen, schüttelte den Kopf, drehte sich um und stolperte aus dem Zimmer. Ich spürte sofort, dass nicht ich der Grund für ihre Tränen war. Als ich meinen Vater fragte, weshalb sie so sei, druckste er herum: „Sie hat es mit den Nerven..."

Sie hatte damals in Ostpreußen in einem Versteck neben dem Haus gehockt, als russische Soldaten auf den Hof kamen, ihre Mutter packten und sie vor den Augen des Vaters und vor den Augen des Kindes vergewaltigten. Erst als die Frau leblos wirkte, ließen sie von ihr ab. Untenrum zerrissen und blutend lag sie bewusstlos auf der Erde. Ein Klumpen Fleisch. Wie ausgelöscht. Dann haben die Soldaten auf dieses Bündel Mensch geschossen, als wäre es eine Zielscheibe, mehrfach, johlend. Nach jedem Schuss hüpfte der Körper leicht vom Boden ab und bewegte sich, wie von unsichtbarer Hand gezogen, ein Stück weiter. Dann schlachteten sie den Vater ab. Waltraut hatte ein einziges Mal darüber gesprochen: „Sie hätten mich auch erschießen sollen. Aber sie haben mir nichts getan." Nach der Geburt ihres ersten Sohnes kam sie in regelmäßigen Abständen in eine Nervenheilanstalt. Aber die meiste Zeit konnte sie sich um ihre Familie - sie hatte zwei Söhne - kümmern. Ihr Mann war italienischer Abstammung und er glaubte er wäre unwiderstehlich. Mit der einen oder anderen Kollegin versuchte er seine These unter Beweis zu stellen. Nach jedem Liebesabenteuer, kam er immer wieder reumütig zu seiner Frau zurück und heulte sich bei ihr aus. Sie verzieh ihm jedes Mal. 30 Jahre später erzählte mir meine Mutter, wie er sich sogar an sie herangemacht hatte, als sie sich während einer Feier bei uns zu Hause in ein anderes Zimmer zurückzog, weil ihr übel war. „Er kam mir hinterhergeschlichen und säuselte: ‚Inge, wie geht es Dir? Kann ich etwas für Dich tun?' Er versuchte mich zu berühren." Meine Mutter wehrte ihn ab. „Ich mochte ihn nicht. Er war ein Angeber."

Er war der einzige Mann, der uns regelmäßig besuchen kam, nachdem meine Mutter weg war.. Mit diesem Mann also soll ich...? Nicht vorstellbar. Aber es gab keinen anderen, der uns in jener Zeit besuchte.

Die folgenden zwei Tage zerbrach ich mir den Kopf.

Aufgeregt kam ich in die nächste Stunde zu Frau Döbrink und erklärte: „Ich weiß nicht, ich kann damit nichts anfangen. Ich will es auch nicht wissen, was damals war: Ich bin ganz durcheinander."
„Setzen Sie sich erst mal", sagte sie sehr ruhig. Ich setzte mich. "Ich habe überlegt. Es gibt da nur einen Mann, der uns oft besuchen kam, aber ich kann mich an nichts erinnern und ich will es auch gar nicht." Sie reagierte nicht auf meinen aufgeregten Wortschwall, sondern streckte mir Ihre Hand entgegen. Irritiert sah ich sie an. Was wollte sie? Meine Hand? Geld? Ich zog die Stirn kraus.
„Ihre Halskrause", sagte sie ungerührt. Ach so, stimmt, ja. Ich öffnete vorsichtig den Klettverschluss und gab ihr den Schaumstoffring. Sie reichte ihn weiter an Clara und die verschwand mit dem Ding aus dem Raum. "Beruhigen Sie sich. Sie können es mit Ihrem Kopf nicht herausfinden. Es wird Ihnen schon noch bewusst werden, da habe ich keine Bedenken. Heute konzentrieren wir uns mal auf Ihre Familie. Sie wissen ja wahrscheinlich, dass jeder von uns nicht nur uns betreffende Erbinformationen in sich trägt, sondern dass unsere Gedächtnis viel weiter reicht. In unseren Erbinformationen haben wir die Informationen unserer gesamten Familie; unserer Eltern, Großeltern und Urgroßeltern. Wir haben die ganze Geschichte der vergangenen Generationen in unserem Erbgut, also auch die Weltkriegserlebnisse. In unserer Seele haben wir also das, was seit drei, vier Generationen in unserer Familie gelebt wurde." Ich unterbrach sie und kam noch mal auf Hans Zano zu sprechen. Ich konnte mich nicht daran erinnern. Dieser Mann war mir letztlich fremd und nichts Besonderes war zwischen ihm und mir geschehen. Das stand so fest, wie ein Pfahl, der sich nicht aus der Erde

reißen lässt. "Nicht mit dem Kopf, nicht mit dem Kopf in die Geschichte gehen!", blaffte Frau Döbrink mich an. „Schließen Sie die Augen und lassen Sie die Bilder kommen." Ich ließ mich darauf ein. Es dauert nicht lange. Ein Bild, ja: Ein Raum, es war Sommer, das Fenster war offen. Neben dem Fenster ein Stuhl." „Ja, ja! Sehen Sie, Das ist ein Anfang. – Die Wahrheit können wir nicht mit unserem Kopf erkennen. Dazu sind wir viel zu beschränkt. Wir haben alles Wissen in uns. Ich bin dafür da, zu helfen dieser Wahrheit ins Gesicht zu sehen. Die Wahrheit rettet uns. Sie zerstört uns nicht. Was uns zerstört sind die Illusionen, die wir uns machen. Das, was wir nicht wahrhaben wollen." Ich sah ein tristes Bild, wie ein Foto: Unsere alte Wohnung. Es klingelt. – Weiter kam ich nicht. Es wurde plötzlich alles wieder dunkel.

Am folgenden Morgen stand ich wieder um fünf Uhr früh auf und machte das Pulver-Ritual. Ich sah in der Dunkelheit ein sechsjähriges Mädchen mit blonden Zöpfen; obwohl es lächelte, sah es traurig aus. Das Kind war ich selbst. Als das Bild verblasste, zog ich einen imaginären roten Faden von der Vergangenheit, in die Gegenwart, sagte mein Sprüchlein und ließ los. Da tauchte das Mädchen nach hinten ab in die Dunkelheit. Ich ließ mich aufs Kissen fallen und schlief tief und fest bis zum nächsten Mittag.

Auch am darauffolgenden Morgen setzte ich mich in Herrgottsfrühe auf den Rand meines Bettes und starrte in die Dunkelheit. Wieder sah ich ein Kind vor mir, das vollkommen allein war. Ich heulte. Ich machte die kleine Zeremonie mit dem Faden und ließ los. Und alles verschwand in der Dunkelheit.

Aber ich spürte, genau wie die anderen Male keine Erleichterung. Freitagabend bekam ich schlimme Schmerzen.

Die anfänglichen leichten, körperlichen Verbesserungen, die für kurze Zeit bestanden hatten, gab es nicht mehr. Nach einigem Zögern rief ich wegen meiner Schmerzen Frau Döbrink an. „Gehen Sie *nicht* in den Schmerz. Sagen Sie sich: Ich will diesen Schmerz nicht. Machen Sie die Körperübungen, die ich Ihnen gezeigt habe." Ich bedauerte, dass ich sie angerufen hatte: Körperübungen in dem Zustand! Die Schmerzen waren unerträglich. Es war ein Reißen und Ziehen im unteren Rücken; ich hätte mich am liebsten gar nicht mehr bewegt. Dann aber machte ich doch die Übungen. Erst war es eine Quälerei, dann schien es etwas besser zu gehen. Als ich fertig war, legte ich mich ins Bett. Meine Knochen schmerzten, es brannte in meinem ganzen Körper. Gegen 22 Uhr schlief ich ein. Am nächsten Morgen wachte ich auf und hatte Null Schmerzen. Ich konnte es nicht fassen. Wie war das möglich?!

Abends kehrten die Schmerzen jedoch zurück, aber nicht mehr so stark wie vorher. Tatsächlich begann ich zu glauben, ich könnte die Schmerzen allein durch meinen Willen abschaffen, so wie Frau Döbrink es ständig predigte. Beim nächsten Treffen schien sie ganz glücklich, als ich ihr erzählte, dass ich zwei Stunden spazieren war. „Sehr gut" sie strahlte mich an: „Sie arbeiten sehr gut mit! Hervorragend. Vorbildlich! Wenn alle meine Patienten so gut mitarbeiten würden, wären sie alle längst gesund! Sie schaffen es!" Mir schmeichelte ihr Lob.

Als ich aus der Schule kam, hielt mir mein Vater eine Zeitung hin. Ich wusste nicht, was er wollte. Ich las keine Zeitung. Er streckte sie mir ein Stück näher vor die Nase. „Na, lies schon. Da steht was von deiner Mutter." Ich nahm die Zeitung und suchte auf der Seite ihren Namen. „Da ist nichts." Verständnislos sah ich meinen Vater an. „Oben rechts in der Ecke. Die große

Anzeige." Er zeigte mit dem Finger drauf.

> ALLEN KLEINLICHDENKENDEN
> ZUM TROTZ:
> MEINE ELTERN
> INGE LUIK UND KARL ENDER
> HABEN GEHEIRATET.
> BERND LUIK, GEBOREN am 02. AUGUST 1972

Sie hatte geheiratet und ihr Sohn war geboren worden. Diese große Anzeige, die über ein Achtel der Zeitungsseite ging, hatte sie in der einzigen großen Zeitung unserer Stadt veröffentlicht. Sie wusste, dass wir das lesen werden. Mit dieser großen, öffentlichen Anzeige verhöhnte sie ihre „alte" Familie als kleinlichdenkend. Großzügig war sie nur sich selbst gegenüber. Zwei Jahre später bekam sie ein zweites Kind, wieder einen Jungen. Sie hatte also eine neue Familie. Und warum bekam sie einfach neue Kinder? Und wieso wollte sie die, aber nicht uns? Warum hat sie mich nicht mitgenommen?

Und wieder schellte um fünf Uhr Morgens der Wecker. Ich nahm wieder einen Löffel von der grauen Medizin aus dem großen Glas zu mir. Als ich diesmal die Verbindung zur Vergangenheit herstellte, war es schwächer, als all die Tage vorher. Ein Bild tauchte auf. Dieses Bild zeigte, wie ich damals in einer alten Torbug, einem Denkmalgebäude, arbeitete. Ich war 30 Jahre alt und Mitarbeiterin in der Verwaltung, wir vermieteten Veranstaltungsräume und ich hetzte und mühte mich ab, um Geld zu verdienen. Ich hatte nur Geld und Sparen im Kopf, denn ich wollte mein Studiendarlehen von 5000 Euro zurückzahlen. Ich sparte und gönnte mir nichts, denn da war noch die Hochzeitsreise. Meine Hochzeit mit

Alexander stand bevor und ich wollte eine Hochzeitsreise machen und bat Alexander: *Lass uns dafür sparen.* Aber er wollte nicht sparen. Es war ihm zu profan. „Ich brauche keine Hochzeitsreise." „Ich möchte aber eine machen. Es ist doch ein besonderer Anlass. Das macht man nur einmal im Leben." „Dafür spare ich nicht." Er war nicht dazu zu bewegen. Wenn ich eine Hochzeitsreise machen wollte, musste ich das Geld dafür alleine aufbringen. Also musste ich doppelt sparen, denn ich wollte unbedingt diese Reise machen. „Was hältst du davon in New Orleans zu heiraten und dann könnten wir eine kleine Rundreise durch die Südstaaten machen?" Ich sah Alexander erwartungsvoll an. Er war einverstanden. Nur das Geld war ein Problem. Davon hatten wir immer zu wenig. Immerhin hatte ich diesen Job, bei dem ich sehr gut verdiente. Wenn ich extrem sparsam war, konnte ich die Schulden bezahlen und der Rest würde für die Hochzeitsreise reichen.

Die Arbeit war Stress. Ein ganz anderer Stress, als später die Arbeit bei der Zeitung. Ich verdiente zwar gutes Geld, aber ich konnte mir, trotz guter Bezahlung, gar nichts gönnen. Ich verdiente viel Geld, war aber arm dran. Das alles machte überhaupt keinen Sinn. Aber ich zog es durch.

Mir machte die Arbeit keinen Spaß, ich fühlte mich eingezwängt und sie hatte Null mit meinen Interessen und Talenten zu tun. In jener Zeit war ich unterwegs wie ein gehetztes Tier. Irgendetwas, eine diffuse Angst, saß mir im Nacken. Ich schien vor irgendetwas oder irgendwem davon zu rennen und wusste nie, was es war. Ich hätte genauso gut ganz entspannt meiner Arbeit nachgehen können. Ich verstand damals nicht, warum ich nicht entspannen konnte. Tagaus, tagein ging das so, über ein Jahr lang. Ich war immer nur auf das Morgen fixiert:

Wenn ich das Bafögdarlehen abbezahlt und das Geld für die Hochzeitsreise gespart habe, dann kann ich das Leben genießen, dachte ich. Aber so ist das Leben nicht. Die Zukunft beginnt heute. Ich zog das rote Band von der Vergangenheit in die Gegenwart und ließ den roten Faden los, er schnellte zurück in die Dunkelheit und die Bilder mit ihm. Ich sagte mein Sprüchlein.

Das Glas mit dem grauen Pulver war noch halb voll. Es würde noch mindestens drei Wochen dauern bis es leer war. Solange musste ich mitten in der Nacht aufstehen, aber ich hoffte, dass ich dann endlich vom seelischen Schmerz geheilt sein würde. Die Bilder der Vergangenheit, die jeden Morgen um fünf Uhr auftauchten und von denen ich mich durch dieses allmorgendliche Ritual lösen sollte, waren öde, traurig und niederschmetternd. Ich konnte mich durch dieses kleine Ritual mit dem roten Faden nicht von der Vergangenheit lösen. Frau Döbrink hatte sich dieses Ritual ausgedacht. Die Wirkungen dieser ganzen Unternehmungen, die ich gewissenhaft durchführte, waren für ihren Aufwand viel zu schwach und das sagte ich Alexander. „Was heißt das?" Er regte sich auf, bevor ich irgendetwas erklären konnte. „Willst du etwa alles hinschmeißen? Willst du wieder einen neuen Heiler oder Heilpraktiker suchen?" Ich war geschockt. Er wurde noch lauter: „Das mach ich nicht mehr mit. Entweder du ziehst das durch oder..." Ich unterbrach ihn: „Nein, ich will nicht aufhören. Das hab ich doch gar nicht gesagt." Damit war das Thema erledigt. „Na gut", Alexander kam zu mir und wir umarmten uns. Ich konnte verstehen, dass er das jahrelange Hilfe-Hopping nicht mehr ertragen konnte. Ich musste der Heilerin noch etwas mehr Zeit geben, ich war schließlich erst vier Wochen bei dieser Frau in Behandlung.

„Bei Ihnen hat sich die Krankheit lange aufgebaut. Die Heilung braucht da schon ihre Zeit." Es war klar, dass nicht sofort und augenblicklich ein Wunder geschehen konnte. Sie hatte direkt zu Anfang betont, dass es ein harter und steiniger Weg werden wird. Und ich hatte mich einverstanden erklärt. Frau Döbrink forderte mich auf, eine Erklärung zu schreiben, in der ich ausgiebig mit eigenen Worten formulieren sollte, dass ich den steinigen, harten Weg mit Gott gehen werde. Ich gab ihr das Versprechen schriftlich mit Datum und Unterschrift. Es war wie ein Vertrag, den ich mit ihr schloss. Ich glaubte an die Hilfe der Heilerin und merkte, dass diese Frau einen Platz in meinem Leben einnahm, den noch nie jemand ausgefüllt hatte. Sie war fürsorglich, ja fast mütterlich, aber mit der angemessenen Distanz. Und sie schien mein Bestes zu wollen. Sie gab mir das Gefühl, dass sie für mich da war, wann immer ich sie brauchte.

Meine Bekannten und Freunde sahen mich in dieser Zeit kaum. Ich war beschäftigt mit den täglichen Körperübungen, den Meditationen, meinen schriftlichen Einträgen, dem Studium von Schriften und Büchern, die die Heilerin mir empfohlen hatte. Ich kam zu nichts anderem mehr. Ich meldete mich mittlerweile fast täglich telefonisch bei ihr, um Bericht zu erstatten. Sie forderte das als Zeichen meines Engagements. Und ich hielt es für richtig. Einen persönlichen Termin bei ihr hatte ich jetzt einmal in der Woche. An einem Montag rief ich sie an: "Ich verstehe das nicht. Morgens habe ich kaum Schmerzen. Am Mittag geht's dann los und wird immer stärker bis Abends. Heute auch. Ich habe jetzt starke Schmerzen" „NICHT hinlegen! Denken Sie darüber nach, was war. Sie haben diese Schmerzen bekommen wegen gewisser Dinge." Als ich den Hörer

aufgelegt hatte, horchte ich in mich auf den Nachhall ihrer Worte: Wegen gewisser Dinge. Mit solchen Hinweisen legte sie Fährten, die neugierig machten. Als letzte Instanz aber lüftete sie immer selbst das Geheimnis, weswegen dieser oder jener Schmerz aufgetaucht war; wieso dieses oder jenes Vorhaben finanziell erfolglos blieb. Alles hatte immer tiefere Gründe, die meist in der Vergangenheit lagen. Aber woher wusste sie das?
Sie empfahl mir und Alexander ein Buch über Epigenetik zu lesen. Es handelte davon, wie Erfahrungen vererbt werden und wie sich der Einfluss epigenetischer Genomveränderungen auf nachfolgende Generationen auswirkt. Die Heilerin war davon überzeugt, dass die Erfahrungen, die mein Vater im Krieg gemacht hatte, in meinen Genen weitergegeben worden waren. Hierzu gab es mittlerweile mehrere wissenschaftliche Bücher. Frau Döbrink versuchte immer auf dem neuesten Erkenntnisstand der Wissenschaft, Psychologie, Philosophie und der Alternativmedizin zu sein. „Ich muss meinen Patienten immer ein paar Schritte voraus sein."
Zu diesem Zeitpunkt war für mich – ohne Schmerztabletten – vieles nicht mehr möglich. Ein Kilo Kartoffeln einkaufen und nach Hause tragen - ging nicht. Es war zu schwer. Meine Gelenke brannten. Der Schmerz war sehr stark. Jede Bewegung brannte wie Feuer. Nach meinem Versuch, einmal um den Block zu gehen, war ich so erschöpft, als hätte ich den ganzen Tag körperlich gearbeitet. Ich versuchte zwar dauernd den Schmerz zu ignorieren, aber es war unmöglich. Ich glaubte Frau Döbrink, wenn sie sagte: „Sie können den Schmerz durch Ignorieren überwinden. Sie sperren sich nur dagegen. Sie wollen den Schmerz behalten, weil er für Sie bereits nützliche Funktionen erfüllt. Die Leute müssen sich um Sie kümmern. Sie müssen dauernd Rücksicht

auf Sie nehmen. Sie sind eine Egoistin. Lassen Sie den Schmerz endlich los!" Ich gab der Heilerin lautlos Recht. Ganz leise und allmählich setzten Selbstvorwürfe ein und Schuldgefühle und das Gefühl der Ohnmacht. Was geschieht mit mir? Warum kann ich den Schmerz nicht loslassen? Es war mir noch nie vorher so klar gewesen: Ich bin schuld! Ich verursache den Schmerz selbst!
Ich schaffte es nicht, von den Schmerzen loszukommen. Das merkte ich jeden Tag! Ich brauchte die Hilfe der Heilerin und ich hoffte, dass sie mir auch helfen würde. Ich befürchtete, dass sie sich von mir abwenden könnte, wenn ich mich nicht noch mehr anstrengte und endlich richtige Erfolge zeigen würde. Ganz langsam kroch mir die Angst in die Knochen. Angst, dass ich es nicht schaffen würde. Die Heilerin behauptete, ich müsste mich schon längst viel besser bewegen können, aber ich konnte es einfach nicht. Ich hatte Schmerzen. Ich schaffte es nicht, mich schmerzfrei zu denken. Ich konnte mich nicht normal bewegen. Eine Spirale der inneren Vorwürfe begann. Ich könnte ohne Schmerzen sein, wenn ich die Schmerzen ignorieren würde und alles so machen würde, wie die Heilerin es anordnete. Ich will, aber ich kann nicht.
Allmählich wurde Frau Döbrink und ich immer vertrauter. Sie bot mir indirekt das „Du" an. „Mit meinen Patienten entwickelt sich immer eine Freundschaft." Ich schloss im Stillen diese Möglichkeit für mich aus. Ich hatte damit schlechte Erfahrungen gemacht und wollte, solange ich bei ihr Patientin war, beim „Sie" bleiben. Das schaffte eine gesunde Distanz und ließ mir einen gewissen Freiraum. Aber ich äußerte mich dazu nicht laut, sondern schwieg und lächelte. Sie meinte, als hätte sie meine Gedanken gelesen, dass sie natürlich den Wunsch ihrer Patienten respektiert. Wir siezten uns also

weiterhin. Ich lernte auch die Assistentin der Heilerin besser kennen. Clara und Frau Döbrink waren ein seltsames Gespann. Sie schienen sich gut zu verstehen und manchmal konnten sie sich in witziger Weise bei einem Thema hochschaukeln und wirkten dann wie zwei alberne Teenager. Ich besaß zwar einen ausgeprägten Sinn für Humor, der war aber anderer Art als ihrer. Deshalb schaute ich manchmal verständnislos ihren Albernheiten zu, aber ihr Spaß wirkte sympathisch auf mich. Frau Döbrink experimentierte mit Alternativmethoden und probierte einiges aus, auch an sich selbst. Eines Tages erzählte sie mir in einer Sitzung über sich und Clara: „Wir haben wieder unsere Periode!" Frau Döbrink war 64 Jahre und Clara steuerte auf die 50 zu. Sie hatten sich gegenseitig Spritzen mit einem bestimmten Mittel in die rechte und linke Bauchseite in die Eileiter gespritzt. Die Vorstellung gruselte mich. „Wir sind wieder jung," sagte Clara und Frau Döbrink nickte. Das wollte ich auch sein, aber eine Spritze in meine Bauchdecke rammen? Niemals. Eine sichtbare Verjüngung war an den beiden leider auch nicht festzustellen. Trotzdem glaubte ich ihnen. Sie hatten wirklich wieder ihre Periode. Unglaublich! Aber, was für einen Sinn machte das?
Meine frühmorgendlichen Rituale machte ich noch drei Wochen lang bis das Pulver aufgebraucht war. Es kamen eine ganze Menge Gefühle ins Rollen. Die Auseinandersetzung mit der Vergangenheit war so einnehmend, dass ich mich um nichts anderes mehr kümmern konnte. Seit meinem Krankenhausaufenthalt arbeitete ich nicht mehr. Dazu war ich körperlich und seelisch nicht in der Lage. Ich war selbstständig gewesen, also hatte ich auch keine Einnahmen mehr. Ich lebte immer noch von meinen Ersparnissen und bezahlte damit auch alle Sitzungen bei Dolores Döbrink. Wie es finanziell für mich weitergehen

sollte, wusste ich noch nicht.

Manchmal bekam ich bei Körperübungen starke Gefühlsausbrüche. Es tauchten vor meinen Augen Bilder auf, die mit meiner Vergangenheit, mit meiner Familie zu tun hatten.

An einem Abend hatte ich die Geschichte meiner Familie vor Augen. Das Leben der vorangegangenen Generationen. Ich sah die furchtbaren Dinge, die sie erlebt hatten; mein Vater, meine Tanten, meine Großeltern, meine Urgroßmutter. Das alles aber erfuhr keine Wertung. Es spielte keine Rolle, ob das Leid, das sie erlebten, berechtigt war oder nicht. Es galt einfach das Leid, das sie erfuhren und das sie empfanden. In dieser Dimension, im persönlichen Leid, gab es keine Schuldfrage, was das Schicksal, das Leben dieser Menschen betraf. In dieser Dimension gab es kein Aufrechnen. Nichts konnte verrechnet werden, weder die guten noch die bösen Taten und nicht die Taten anderer, die in ihrem Namen geschehen waren. Es waren nicht mehr bloße Geschichtsfakten; es war real, es waren Einzelschicksale und es war ein Teil meines Lebens.

Fünf Uhr Morgens. Wieder nahm ich das graue Pulver und wartete auf Bilder. Ich sah in der Vergangenheit: Krieg, Flucht, Kälte, Schnee, eingemummte Gestalten. Ich hörte das Pfeifen des Windes und spürte die eisige Kälte. Es war die Erinnerung an die Zeit, als die negativen Ereignisse in meiner Familie begannen unerträglich zu werden. Ich sah die Flucht; eingemummte Menschen auf dem Wagen, neben dem Karren laufend, erschöpft, alles, was Sicherheit bot, hinter sich lassend. Ins Ungewisse. Erschöpfung. Wochenlang durch Schnee und Eis. Erfrorene Babys, erfrorene Alte, rasch unter Schnee begraben. Den Weg säumten Tote.

Die Zeit mit Frau Döbrink war geprägt durch eine große Intensität. Sie peitschte nicht nur mich, sondern auch ihre anderen Patienten durch die Erfahrungen der Seelen- und Körperarbeit. Sie trieb ihre Patienten an: Es durfte kein Stehenbleiben und ruhiges Reflektieren geben. Nur wenn sie es anordnete, war eine Erholungs- und Ruhephase möglich, die aber nicht länger als einen Tag dauern durfte. Ich war nicht mehr Herr meines eigenen Lebens, aber weil es nur temporär sein sollte, ließ ich es zu. Mein Vertrauen ins Leben war zusammengefaltet, fast nicht mehr vorhanden. Meine Unsicherheit war sehr groß. Es ging darum, wieder ein „normales" Leben führen zu können. Ich wusste, dass ich es alleine nicht mehr schaffen konnte, wieder gesund zu werden. Das schien die einzige Gewissheit in jener Zeit gewesen zu sein. Ich war von den Fähigkeiten der Heilerin überzeugt.

"Schluss mit der Arbeit ohne anständige Bezahlung. Ihre Arbeit ist mehr wert, als acht Euro pro Stunde oder was immer Sie bekommen haben. Es war jedenfalls viel zu wenig. Auch wenn Sie freie Mitarbeiterin sind, dürfen Sie das nicht mit sich machen lassen. Egal, ob Sie für eine große oder kleine Zeitung schreiben. Man hat Ihnen nicht mal die geringste Anerkennung entgegen gebracht!" „Das ist in der Branche so üblich", sagte ich, „Es herrscht nun mal ein rauer Ton." „Ja, aber es macht Sie kaputt."

Es war wohltuend, dass sich jemand aufbäumte gegen das, woran ich mich längst gewöhnt hatte. Die Heilerin war zweifelsfrei auf meiner Seite. „Ich muss aber langsam wieder Arbeit finden, weil ich sonst kein Geld mehr habe."

Sie sah mich prüfend an und sagte dann sehr überzeugt:

„Ich würde Ihnen raten nicht wieder dorthin zurückzugehen. Sie müssen etwas Neues finden." Das empfand ich auch so. Sie hatte Recht. In diese beschissene, armselige Redaktion wollte ich nicht mehr.

„Als ich an dem Montag ins Krankenhaus musste und in der Redaktion anrief und sagte: Ihr müsst jemand anderen für die Termine finden. Ich muss ins Krankenhaus, kam nicht mal ein Anruf. Keine Karte. Nichts! Freundliche Worte kosten nicht mal etwas und diese Redaktion forderte von den Lesern bei jeder Gelegenheit Empathie und Anteilnahme für diese oder jene Menschen; hatte selber aber nichts dergleichen zu bieten. Sie sparten nicht nur an einer anständigen Bezahlung, sie sparten auch an freundlichen Worten und Gesten. Aber asozial waren immer die anderen. Diese Verlogenheit findet sich überall in dieser verschissenen Gesellschaft." Ich hatte mich in Rage geredet. Frau Döbrink nickte, kniff die Lippen aufeinander und machte große Augen.

„Sie haben absolut Recht.", sagte sie. „Am liebsten würde ich da anrufen und der Cheftante das sagen." Sie winkte ab. „Zuviel Kraftvergeudung. Sie würden nichts erreichen. Vergessen Sie die. Die leben gern in ihrem Sumpf." Nein, jetzt war ich mir ganz sicher. Zu dieser Truppe wollte ich wirklich nicht zurück, da hatte sie schon Recht. Frau Döbrink stand auf meiner Seite. Ich war also nicht alleine. Das war es, was für mich in dieser besonderen Zeit zählte.

Ich ahnte nicht, dass mein Alptraum noch gar nicht begonnen hatte.

Das Ende der Schonzeit

Die Rückführungen durch die Heilerin schienen irgendeine Schleuse in meinem Bewusstsein geöffnet zu haben; mich überfluteten, auch wenn ich allein war, viele Bilder und Gefühle aus der Vergangenheit. Alles, was mich jemals ungut beschäftigt hatte, strömte ans Tageslicht. Ich versuchte diese unangenehmen Erinnerungen zu verdrängen. Frau Döbrink, der ich erzählte, dass mir die Rückführung zu schaffen machte, meinte, ich sollte nichts blockieren. „Nun will alles ans Licht. Lassen Sie es zu. Ich stehe Ihnen bei. Sie können mich Tag und Nacht anrufen. Aber Sie müssen jetzt da durch. Legen Sie traurige Musik auf und schreiben Sie einen Brief an Ihre Mutter, in dem Sie ihr alles vor die Füße werfen oder an Ihren Vater. Und trennen Sie sich von falschen Freunden. Es gibt da zwei, drei Freunde, die sehr negativ sind und Sie als Mülleimer benutzen. Außerdem müssen Sie die Körperübungen mit viel mehr Freude machen. Bis jetzt bringen Sie sie einfach nur hinter sich. Sie müssen sie mit Sonne im Herzen machen! Nicht als Pflichtübungen wie bisher. Wenn Sie sie mit Freude machen, kommen Sie viel besser in die Bewegung und dadurch kommen Sie endlich auch mit Ihrem inneren Kind, Ihrem ursprünglichen ‚Ich' in Kontakt. Sie sollten mit Ihrem inneren Kind sprechen. Nach einer kleinen Pause sagte sie eindringlich: „Sie müssen gut zu sich sein." Dann fügte sie sehr ernst hinzu: „Wenn Sie jemand verletzt, dann äußern Sie sich in Zukunft sofort deutlich und weisen denjenigen in die Schranken. Dann gewinnen Sie auch an Kontur und die anderen wissen woran sie sind. Aber vor allem: Sie selbst gewinnen Bewusstsein über sich!" Ratschläge. Wie genau sie mein Leben erkannte. Meine Schwächen. Wie machbar mir endlich ein gutes Leben erschien. Ich schaffe es. Ich nickte. So wollte ich es machen. Ich wollte nicht mehr der Spielball für andere sein. Ich wollte nicht mehr die sein, die sich klein macht, damit sich kein anderer schlecht fühlt; so wie bisher. Am Ende der Stunde erzählte ich ihr, dass ich mir jetzt sicher war, dass dieser Mann, den sie erwähnt hatte, tatsächlich Hans Zano war. Er war es, der regelmäßig zu uns nach Hause kam und der eines Tages, als ich 16 Jahre alt war, sich an mich herangemacht hatte. Er kam, als mein Vater nicht da war. "Es muss Hans Zano gewesen sein. Er war es, der immer zu meinem Vater kam. Es kam sonst niemand." Sie sah mich an und atmete tief ein. Ihre Wangenknochen waren angespannt und sie biss sich auf die Zähne. Sie presste den Atem hörbar heraus. Ihre Nasenflügel bebten. „Ja, das ist er." "Es war keine Vergewaltigung." „Nein," sagte sie bestimmt. „Es war eine Verführung. Sie werden noch die genaueren Umstände erfahren. – Ihre Schmerzen im unteren Rücken haben mit Ihrem Vater zu tun." „Ich kann nicht glauben, dass ich diesen Mann anziehend gefunden habe. Er war so alt wie mein Vater! Er war verheiratet, Ich kannte seine Frau. Es waren Freunde meines Vaters!" „Ja, manchmal ist das so. Junge Mädchen fühlen sich manchmal geschmeichelt, wenn ein älterer Mann sich für sie interessiert, der ihnen gefällt. Dass Sie seine Frau nicht in Ihrem Bewusstsein hatten: Wir leben doch immer das, was uns vorgelebt wird."

Als ich Abends im Bett lag und den Tag Revue passieren ließ, erinnerte ich mich daran, dass ich früher immer mal wieder das Gefühl hatte, dass es eine Trennung zwischen meinem Ober- und Unterkörper gibt, aber ich konnte mir dieses Gefühl nie erklären. Ich erzählte es der Heilerin: „Als wäre da ein Schnitt zwischen meinem

Unter- und Oberkörper, da wo meine Taille ist. Ich habe das nie verstanden. Jetzt weiß ich, dass es irgendetwas mit dieser Sache zu tun hat. Ich bin mir ganz sicher." Sie nickte. Dann sagte sie zu mir, ich solle, wenn ich dieses Gefühl habe mit ihm in Verbindung treten und hinein fragen: Was willst du mir sagen?
Ich ging nach Hause und machte meine Körperübungen – diesmal mit Freude, aber kürzer als ich sie hätte machen müssen. Immer behielt ich mir etwas vor, nie gab ich alles.
In diesen Tagen beschäftigte ich mich ausschließlich mit mir selbst. Ich lenkte mich kaum ab. Freundinnen? Mein Draht zu allen anderen Menschen war abgeschnitten. In jeder Begegnung blieb ich eine Fremde. Ich steckte in meiner eigenen kleinen Welt. Die Heilerin half mir in meinem Leben aufzuräumen und den Weg frei zu machen in eine gesunde und erfolgreiche Zukunft. Schritt für Schritt ging sie mit mir mein Leben durch.
Als ich mich am nächsten Abend zum Schlafen hinlegte, hatte ich starke Schmerzen, die mit der Zeit noch stärker wurden. So stark, dass ich schließlich die Heilerin anrief. Sie sagte: „Das hat mit Ihrem Vater zu tun." Nach einer Pause fuhr sie fort: „Gehen Sie mit Ihrem Gefühl in die damalige Zeit, horchen Sie in sich hinein und schauen Sie, was für Bilder kommen. Legen Sie sich dabei hin."

Es dauerte, aber dann war ich plötzlich in einer anderen Zeit. Ich war sechzehn Jahre alt. Ich horchte in die Stille hinein. Ich saß zu Hause in der Küche und brütete über meinen Hausaufgaben.

Es ist 13 Uhr. Es klingelt. Soll ich aufmachen? Vater ist noch nicht von der Arbeit zurück. Wir machen nie auf, wenn es klingelt, auch mein Vater nicht. Diesmal drücke ich den Türöffner und öffne einen Spalt weit die Wohnungstür. Ich bin überrascht. Zano steht da. Seine Frau ist nicht, wie sonst, dabei. Er lächelt. Der Vater ist nicht da, sage ich. Er schiebt die Tür auf. Das macht nichts, ich warte, flötete er und lächelt. Er kommt rein. Er sitzt plötzlich im Wohnzimmer auf der Couch. Ich schäme mich, alles ist so schäbig und nicht aufgeräumt. Ich biete etwas zu trinken an. Er schüttelt den Kopf. Wann kommt denn der Bernhard? Gegen drei Uhr, sage ich. Er ist aufgedreht. *Ich habe ein neues Auto gekauft. Komm, wir machen eine kleine Spritztour und wenn wir zurück sind, zeig ich deinem Vater das Auto und dreh eine Runde mit ihm. Ich hab ein halbes Jahr auf den Wagen gewartet.* Ich bin unschlüssig. *Komm.* Er lächelt. Ich geb mir einen Ruck, obwohl ich eigentlich nicht will. Ich bin zu müde. Es ist ein schönes Auto. Wir fahren ins Bergische Land. Das Verdeck ist offen. Wir fahren kreuz und quer. Ich lache. Das Auto ist schön. Nichts verbindet mich mehr mit dem ärmlichen, traurigen Zuhause. Ich bin jetzt woanders. Wir fahren durch die kurvige Landschaft. *Lass uns da einkehren.* Es ist ein altes Gasthaus, das alleine in der hügeligen Gegend steht. Die Wiesen duften, die Bäume, die Sträucher. Wir betreten das Fachwerkhaus. Der dicke Wirt sieht uns seltsam an. Wir trinken etwas. Ich will nach Hause. Hans Zano strahlt mich an.

Ich liege im Bett, ein dicken Plümo über mir. Ein alter Holzschrank mit Schnitzereien steht in der Ecke. Die Sonne scheint durchs Fenster. Ich fühle mich ganz anders. Hans Zano mag mich. Alles ist plötzlich so schön. Ich bin wie im Rausch. Ja, ja, rufe ich. Ich bin ganz durcheinander.

Er fährt mich nach Hause. Auf den Vater wartet er nicht. Ein Beben ging durch meinen Körper. Was war damals geschehen? Ich konnte nicht glauben, dass ich mit diesem alten Mann- , aber ich empfand eine Fröhlichkeit, eine abenteuerliche Erregung, eine Absonderlichkeit. Ich spürte die Gefühle von damals, das Neue, das Andere mit einem älteren Mann, der mich mochte. Ein seltsames Begehren. Ich war geschmeichelt.

Dann war alles abrupt zu Ende. Bis zum nächsten Tag blieben die Schmerzen stark. Es half nichts. Ich musste die Heilerin anrufen. Ich erzählte ihr alles. "Gehen Sie in den Schmerz, lassen Sie die Bilder zu und lassen Sie Ihren Vater gleichsam in jener Zeit wieder auferstehen. Ihr Vater war vernichtend. Nach und nach werden Sie alle Zusammenhänge genau erkennen, alle Beteiligten: Ihren Vater, Ihre Schwester und Hans Zano. Damals wurde Ihnen das erste Mal das Rückrat gebrochen. So vernichtend war Ihr Vater. Dabei aber wurde vergessen, dass auch dieser Hans Zano, seinen Anteil am Geschehen hatte. Auch er hat große Schuld auf sich geladen." Ich legte auf, diesmal konzentrierte ich mich noch stärker und ließ aber gleichzeitig los. Eine Art Beben ging durch meinen Körper. Ich sah meinen Vater toben: „Was hast du dir dabei gedacht. Du bringst uns alle in Teufels Küche! Wenn das Jugendamt davon erfährt! Die nehmen mir die Kleine weg!" Ich heulte. Er schrie: „Wie kann man nur so blöd sein!"
Im Heulen löste sich der Schmerz. Noch verstand ich nicht genau, was vorgefallen war.
Um fünf Uhr Morgens klingelte wieder, wie üblich, der Wecker. Ich setzte mich auf die Bettkante und nahm die Medikamentenverreibung ein. Diesmal aber nahm ich noch zusätzlich einen Esslöffel Biomedizin von Frau Döbrink. Diese schmeckte im Gegensatz zu der Medikamentenverreibung spürbar angenehm. Ich ließ mir viel Zeit für die Bilder, die auftauchen sollten. Damals, bei uns zu Hause, in unserer Küche. Ich sah meinen

Vater. Es war offensichtlich etwas Schlimmes vorgefallen und er hatte sich über mich aufgeregt. Meine Schwester stand rechts im Raum. Ich sah in ihre vorwurfsvollen Gesichter. Sie warfen mir etwas vor und ich fühlte mich schuldig. Ich heulte. Alle Schuld hatten sie auf mich abgewälzt. Aber ich verstand nicht weswegen. Ich verstand nicht, was geschehen war. Dann kam nichts mehr. Ich atmete langsam aus. Ein zittriger, stockender Atem.

Von der Vergangenheit zog ich ein rotes Band in die Gegenwart, sagte mein Sprüchlein und ließ los. Das Band zischte in die Unendlichkeit zurück und alles verschwand in der schwarzen Nacht, als hätte jemand das Licht ausgeschaltet. Mir wurde schwarz vor Augen. Ich ließ mich auf mein Bett fallen, zog die Decke über den Kopf und schlief sofort ein. Ich war nicht nur körperlich erschöpft, sondern ganz und gar.

Ich war ein schüchternes, stilles Kind gewesen. Als Jugendliche wagte ich nicht den Mund aufzumachen und noch als junge Erwachsene war ich schüchtern und zurückhaltend. Mit zwanzig fühlte ich mich unfähig zu leben. Als ich 17 Jahre alt war, war ich hilflos, erschöpft und lebensuntüchtig. Ich sehnte mich einfach danach, in ein Heim zu kommen, in dem ich versorgt wurde. Die Anforderungen des Lebens konnte ich nicht erfüllen. Ich war zutiefst unglücklich. Mehrere Monate lang fühlte ich mich antriebslos und wusste im Grunde nicht mal, wieso. Ich konnte mich nicht konzentrieren und war beherrscht von negativen Gedanken. Ich wollte sterben, wusste aber nicht warum. Mit mir stimmte was nicht. Ich schämte mich sehr, ohne zu wissen weswegen. Ich fühlte mich schuldig und wusste nicht warum. Ich vertraute niemandem. Auf die Idee, Hilfe zu suchen, kam ich nicht. An wen hätte ich mich wenden sollen? In dieser Zeit, gab es kaum Psychologen und ich wusste nicht, was man tun musste, um psychologische Hilfe in Anspruch nehmen zu können. Ungeduldig hatte ich auf meine Volljährigkeit gewartet. An meinem 18. Geburtstag zog ich von zu Hause aus. In meiner kleinen Wohnung fühlte ich mich einigermaßen zu Hause. Aber ich hatte Erlebnisse von Fremdheit. Ich war mir selber fremd und meine Wohnung erschien mir manchmal die einer Fremden zu sein. Ich saß oft einfach da und starrte vor mich hin und musste an den Käfer in Kafkas Geschichte denken. Über mir wohnte ein Pärchen mittleren Alters. Schwere Alkoholiker, die, wenn sie getrunken hatte, sich prügelten. Das Geschrei war unerträglich. Und immer kippte ihre Stimmung in eine Wut gegen mich. Wir hatten nie miteinander gesprochen, nur immer einen Gruß ausgetauscht. Spätnachmittags hörte ich den betrunkenen Mann vor meiner Wohnungstür toben. Er klopfte. Ich öffnete vorsichtig die Tür. Da stand er, schwankend mit einem langen Küchenmesser in der Hand. Ich warf die Tür zu und blieb still vor der Türe hocken und horchte. Ich hatte kein Telefon. So tappte ich von einer Hölle in die andere. Ich war mit Wahnsinnigen aufgewachsen und ich wurde sie nie los. So sah die Welt halt aus. Nach zwei Jahren zog ich dort aus in eine neue Wohnung.

Meinen Vater verehrte ich und ich übertrieb es damit. Wieso wusste ich nicht. Er war etwas Besonderes. Eine gute Beziehung zu ihm hatte ich nicht, aber er war ein guter und feiner Mensch. Mit mir stand es nicht so. Ich war kein guter Mensch, ich war meiner Mutter zu ähnlich.

Es gab ein paar Eigentümlichkeiten, die mich wunderten, aber ich fragte mich nie nach dem Warum. Seit ich sechzehn Jahre alt war, lebte ich wie unter einer Glocke. Manchmal konnte ich nicht hören, was die anderen

sagten, so als hätte jemand meine Ohren abgestellt.
Manchmal, ohne Vorwarnung verstand ich plötzlich nicht, was der andere zu mir sagte. Was sagst du? Was sagst du, ich kann dich nicht verstehen, dachte ich dann, sagte aber nichts.
Und niemand durfte mich berühren. Wer mich freundlich am Arm oder Rücken berühren wollte, vor dem wich ich zurück. Ich lief wie eine Getriebene durchs Leben; hetzte mich ab, obwohl es keinen Grund dazu gab. Ich hatte Zeit genug. Irgendetwas saß mir im Nacken. Das fühlte ich damals ganz deutlich, wusste aber nicht was es war.
Mein Tagesablauf war wie all die anderen Tage. Immer das Gleiche. Es fiel mir schwer, aber ich versuchte die Körperübungen und alle anderen Aufgaben, die mir Frau Döbrink aufgegeben hatte, jeden Tag zu machen. Ich las Texte, die sie mir mitgab und schrieb meine Gefühle und Gedanken auf. Zwischendurch ging ich an die frische Luft und versuchte spazieren zu gehen. Aber das war meistens, wegen der Schmerzen, nicht gut möglich und kostete viel Kraft. Ich machte diese ganzen Dinge, die die Heilerin mir auftrug, eher aus Pflicht. Es war nur zu diesem Zeitpunkt im Grunde alles zu viel und zu schwierig für mich. Am 6. Dezember ging ich gegen 16 Uhr zu einem Termin bei Frau Döbrink. Die folgenden drei Stunden sollte ich mein Leben lang nie wieder vergessen. Die Heilerin bat mich von den letzten vier Tagen, die wir uns nicht gesehen hatten, zu berichten. Ich erzählte ihr von den Bildern, die während der Körperübungen aufgetaucht waren. Die Heilerin lächelte wissend und hob dann den Kopf. "Schließen Sie die Augen und gehen sie in die Schlüsselszene, dem Beginn Ihrer Schmerzen." Ich versuchte, mich nicht unter Druck zu setzen, denn sonst würde ich keine Bilder

empfangen. Die Heilerin saß mir dicht gegenüber. Ihre Füße – auch sie hatte die Schuhe ausgezogen - berührten meine Füße. Schließlich stellte sie ihre Füße auf meine. Sie tat das für ein Mehr an Kraft, damit ich die kommenden Bilder klarer sehen konnte, sagte sie. „Gehen Sie zum Anfang der Ereignisse, die Sie krank gemacht haben." Ich wusste nicht genau, was sie meinte, aber ich wollte mich darauf einlassen und ließ einfach alles zu. Es sollte kommen, was kommen wollte. Ich atmete langsam tief ein und aus.

Da war die kleine Zweizimmer-Wohnung, in der ich, bis ich 18 Jahre alt war, mit meinem Vater und meiner Schwester gelebt hatte. Ich sah unsere große Küche. Meine Mutter lebte schon nicht mehr bei uns. Ich sah meinen Vater und meine Schwester. „Ich stand neben dem Küchentisch mit hängendem Kopf. Mein Vater tobte. Er schimpfte: Hast du vollkommen den Verstand verloren?! Du bringst uns alle in Teufels Küche! Was ist in dich gefahren? Seine Nasenflügel bebten, wie immer, wenn er einen Wutausbruch hatte. Er war zornig. So zornig hatte ich ihn noch nie gesehen." Ich atmete schwer. „Was sagt er noch?" fragte mich Frau Döbrink leise und in einem Ton der Selbstverständlichkeit. Ich schwieg. Ich sah dieses Bild wie ein Standbild: Keiner von uns rührte sich.

„Das ist nicht alles, was er gesagt hat", meinte sie sanft, aber bestimmt. Ich sagte: „Ja." Und ein leiser Schauer packte mich von einer Ahnung, dass es um etwas Schreckliches ging. Der Zorn meines Vaters war anders als sonst: Gewaltiger, ungehemmter, wie ein Sturm. In seiner Stimme schwang eine feindselige Wut mit, wie ich sie noch nie zuvor bei ihm erlebt hatte. Seine Stimme wurde härter, lauter und war nah daran, umzuschlagen in einen nie gekannten Hass.

"Wer ist noch da?", fragte Frau Döbrink. Ich schaute langsam zur Türe. Da war außer meiner Schwester niemand. Ich ging mit meinen Blicken wieder zu meinem Vater. Er war immer noch außer sich vor Wut. Eine Weile geschah nichts.
Frau Döbrink fragte: „Was sagt Ihr Vater zu Ihnen?" Meine Gedanken beschäftigten mich. Ich konnte mich im Augenblick auf keine Bilder konzentrieren. Plötzlich sagte die Heilerin: „Wir machen jetzt eine kleine Pause. Nehmen Sie einen Schluck Wasser. Ich lüfte kurz den Raum." Ich wunderte mich, denn nun war ich neugierig geworden und wollte eigentlich keine Pause machen, aber es war vielleicht besser so. Nach wenigen Minuten schloss sie das Fenster und kehrte zu mir zurück. Sie setzte sich wieder direkt vor mich und stellte ihre Füße auf meine, bewegte sie ein wenig und hielt dann still. Sie nahm meine Handgelenke in ihre Hände, zog und drückte an manchen Punkten und fragte mich dann sanft: "Was haben die mit Ihnen gemacht?"
Bei diesem Satz rührte sich mein Herz. Was haben die mit Ihnen gemacht? – Nie hatte mich das jemand gefragt. Nicht mal ich selbst.
Haben sie mich an den Handgelenken festgehalten? Ich ließ die Vorstellung sofort wieder los und gab den Raum frei für Bilder und Antworten, die kommen wollten. Ich war sofort wieder im Geschehen. Plötzlich wusste ich es: "Sie haben mich getreten."
"Ja. Wohin? Wo waren Sie?"
"Ich stand in der Küche vor ihm. Sie haben mich in die Seite getreten."
"Wer hat Sie in die Seite getreten?"
Ich heulte.
"Mein Vater. – Meine Schwester ist auch da."
"Wohin hat er sie dann getreten?"

"Unten. In den Rücken. Da unten, wo es mir immer weh tut."

"Ja. Da wo Sie immer die Schmerzen haben. Aber Ihr Vater hat noch etwas Wesentliches zu Ihnen gesagt. Gehen Sie noch mal in das Bild."

Ich schloss wieder die Augen und versenkte mich in die damalige Zeit und den Ort: Die Küche, die Szene. Irgendwann nach einer Zeit hörte ich seine Stimme lauter und lauter werden, wie ein Radio, das man immer lauter stellte. Mein Vater schrie mich an. Es hörte sich an, wie ein Satz, den man beiläufig sagt und der nichts Außergewöhnliches bedeutete, aber es traf mich mitten ins Herz. In diesem Moment brach ich zusammen. Keine Umdeutung half: „Er hat es nicht so gemeint. Er wusste nicht, was er sagte. Er meinte es nicht so." - Das alles half nicht mehr. Es war wie beim Bergsteigen, wenn kein Sicherungshaken mehr in der Felswand hängen blieb. Es half nichts.

Ich falle.

Ich konnte Hass, Wut und Verachtung nicht mehr umdeuten wie bisher. „Dich sollte man vergasen!" schrie mein Vater wutentbrannt. Ich sah den Blick meiner Schwester, schillernd zwischen Verachtung und Triumph. Sie trat mir vors Schienbein, so heftig, dass es wahnsinnig schmerzte. Meine kleine Schwester begleitete die folgende Eskalation mit ihrem plötzlich einsetzenden Geschrei. Mein Schienbein tat höllisch weh. Ich sackte zusammen und hielt mir vor Schmerzen das Bein. Mein Vater holte aus und trat wieder zu.

Ich jammerte, erstaunt: "Nein, Vater!" Ich bekam einen weiteren Tritt und noch einen. Ich ging ganz zu Boden und landete auf dem Bauch, meine Stirn knallte gegen das Linoleum. Mein Vater trat mich in den Rücken. Er holte aus und trat mich immer wieder und wieder in den

Rücken. Meine Schwester holte aus und trat mich in den Nacken, gegen den Hals. Mein Körper gab den Tritten nach, wie eine Puppe aus Stoff. Mein Atem stockte. Ihr Zorn entlud sich, wie ein Vulkan der Feuer spuckt. Hass. In einem Augenblick. Immer wieder trat mich mein Vater ins Kreuz. Ich lag auf dem Küchenboden und rührte mich nicht mehr. Irgendwann würde es vorbei sein. Irgendwann würde es aufhören. Mein Kopf drohte zu platzen. Alle Kraft sackte in die Füße. Ich verlor das Bewusstsein. Sie verließen den Raum. Ich aber lag da und rührte mich nicht mehr.

Mein Vater war bereits seit 17 Jahren tot. Er war früh gestorben. Mit 62 Jahren. Er hatte einen Herzinfarkt, der Notarztwagen kam sofort. Er wurde ins Krankenhaus auf die Intensivstation gebracht. Es gab noch Reanimationsversuche. Er starb. Ich war damals keine 30 Jahre alt. Sein plötzlicher Tod war ein Schock für mich. Noch kurz vorher hatte ihn ein Arzt untersucht und gemeint, er hätte ein Herz wie ein junger Mann. Und dann der Infarkt.
Nach einer Weile der Stille, fragte mich Frau Döbrink, bei welcher Gelegenheit mein Vater gesagt hätte, dass meine Schmerzen im Rücken etwas mit ihm zu tun hatten? Sie stellte immer so seltsame Fragen, auf die ich keine Antworten wusste. Ich sagte ihr: „Ich weiß es nicht." Frau Döbrink atmete schwer durch die Nase, wie immer, wenn sie erregt war oder wütend. „Ihr Vater ist da," sagte sie. Sofort stellte sich bei mir ein Schmerz am unteren Rücken ein. Auch links, an der Brust hatte ich jetzt Schmerzen. „Schließen Sie die Augen und reden Sie mit ihm. Er kann jetzt wieder etwas gutmachen. Er kann Ihnen die Arbeit an Ihrer Gesundung erleichtern.

Er kann Ihnen etwas abnehmen, damit Sie wieder gesund werden. Öffnen Sie das Kronenchakra."
„Was ist das?"
„Über dem Kopf. Lassen Sie eine Blüte aufgehen. Am schönsten ist eine Lotusblume." Ich wusste nicht, ob es mir gelingen würde, aber ich versuchte es. Ich stellte mir eine Blüte vor, die sich am Scheitelpunkt meines Kopfes öffnete. „Ihr Vater wird zu Ihnen sprechen. Er sagt Ihnen, was er getan hat." Dann fügte sie noch hinzu: "Geben Sie ihm nicht die Chance zu entweichen. Lassen Sie ihn nicht entweichen!" Ich schloss die Augen. In der Dunkelheit sah ich, weit weg, eine kleine Gestalt. Ich sah meinen Vater näher kommen. Plötzlich wurde er sehr groß und ich sagte: Sprich mit mir! – Die Gestalt sagte nichts. Es dauerte eine Weile, plötzlich wich er nach hinten aus, flüchtete in eine Ecke und wurde immer kleiner. Ich folgte ihm, ich wollte ihn nicht entweichen lassen. Sprich mit mir! forderte ich ihn in Gedanken auf. Mein Vater schlug die Hände vor sein Gesicht, ging in die Knie und machte sich ganz klein. Eine ganze Weile bedrängte ich ihn in Gedanken. Schließlich, nach einer Weile, gab ich auf. Die Gestalt wurde immer kleiner und verschwand dann gänzlich in der Dunkelheit. Jetzt war alles dunkel und leer. Ich öffnete wieder die Augen. „Er ist feige. Ich habe Ihnen gesagt, lassen Sie ihn nicht entwischen", zischte Frau Döbrink. „Dieser Mensch war ganz und gar nicht bereit, irgend etwas wieder gut zu machen", sagte ich. Die Sitzung war zu Ende. Ich stand auf, verabschiedete mich und ging erschüttert und nachdenklich zur Bahn.
Es war schon dunkel. Die Straßenlaternen leuchteten. Manche Häuser waren mit Weihnachtsschmuck verziert; ein Rentier aus Holz, Lichterketten vor hell erleuchteten Wohnzimmern. Es sah idyllisch aus, aber mir war klar,

dass hinter solch schönen Fassaden auch das Finstere sitzen konnte. „Wer sich in die Familie begibt, kommt darin um," hatte eine Freundin zu mir gesagt. Von Heimito von Doderer stammt dieser Satz, den sie manches Mal zitierte, und er passte besonders auf die Nachkriegsgeborenen, die sich nicht mehr der Familie fügen wollten. Wir waren uns einig über die Hölle, die Familie sein konnte. Viele waren in schwierigen Familien aufgewachsen und wenn es einen gab, der sagte, was für liebe Eltern er habe so, erschien es uns wie eine billige Lüge. Ich konnte nur kleine Schritte machen. Ich hatte Schmerzen. Die Heilerin hatte gesagt: „Denken Sie daran, bevor Sie Ihrem Vater voreilig verzeihen, dass er Ihnen diese Schmerzen verursacht hat. Dass Sie ihm verzeihen, muss er sich erst verdienen. Er hat Ihnen Ihr Leben versaut." Von der Emsendingerstraße bog ich, auf meinem Weg zur Straßenbahn in eine weitere idyllische Wohnstraße ein. Auch hier standen wieder Häuschen mit hübschen Vorgärten, weihnachtlich schön geschmückt: Beleuchtete Rentiere mit Schlitten, Bäume aus gebogenen Lichtschläuchen. Vor den Häusern standen große Familienautos. Uns geht es gut, stand in unsichtbaren Lettern groß über den Türen. Aber auch an diesem Abend, oder besonders an diesem Abend bereitete mir die harmonische Familienidylle in ihrer ausgestellten Harmlosigkeit, ein Unbehagen. Ich kannte keine Familie, die herzlich und liebevoll war. Nach außen hin ließ sich vieles kaschieren. Nur manchmal, nebenbei, einen Augenblick lang, hörte oder sah man etwas, einen Blick, eine Geste, eine Bemerkung, die eine Wunde oder Narbe offenbarte. Aber meist wurde alles hinter einer geschäftigen, hellen Fassade versteckt.

Ich humpelte über den Fußweg, überquerte die Schienen zur Haltestelle und dachte: Eigentlich müsste ich

verrückt werden, nachdem, was ich jetzt weiß. Ich musste das damals alles vergessen, sonst hätte ich mich sofort umgebracht. Das wusste ich, denn mit einem Vater und mit einer Schwester, die mich in ihrer Einigkeit vernichten wollten, hätte ich nicht, ohne verrückt zu werden, unter einem Dach weiterleben können. Ich musste damals alles vergessen.
"Ich lebte in allerhöchster Verunsicherung, die ins Unbewusste abgedrängt war. Ich habe mich selbst abgelehnt und mich minderwertig gefühlt. Ich hatte oft Selbstmordgedanken. Es gibt Millionen Eltern, die ihre Kinder bedrohen, verprügeln, missbrauchen oder zum Missbrauch freigeben. Die Kinder sind ungeschützt, wem können sie sich denn auch anvertrauen? Diese Qualen bleiben lebenslänglich." Ich sprach laut vor mich hin, als würde ich ein Plädoyer vor Gericht halten. Ich sah mich um und war froh, dass kein Mensch in meiner Nähe war. Kein Wunder, dass ich sofort, auf den Tag genau, an meinem 18. Geburtstag von Zuhause ausgezogen bin. Und dann verstand ich auch endlich, warum ich in meiner ersten Wohnung und in allen anderen Wohnungen, die ich bezogen habe, nie die Küche benutzen konnte. Meine Küchen blieben immer unbenutzt. Ich konnte mich nie an den Tisch in meiner Küche setzen. Ich ertrug es nicht. Ich konnte mich nie länger als fünf Minuten in der Küche aufhalten, ohne dass mir mulmig wurde. Ich verstand nie wieso das so war und irgendwann fragte ich mich das auch gar nicht mehr. In allen Wohnungen, in die ich im Laufe der Jahre umgezogen war, blieb die Küche verwaist. Brachland. Meine Freunde wunderten sich darüber: „Komisch, wieso benutzt Du Deine Küche eigentlich nicht? Ist doch ein ganz schöner Raum." Ich zuckte mit den Schultern. Ja, es stimmt, dachte ich dann, ich weiß nicht

wieso. Ich konnte mich an nichts erinnern. Ich kochte und aß nicht in der Küche. Mein Frühstück trug ich in den Wohnraum und frühstückte da. Ich verschwendete keinen Augenblick mehr an den Gedanken warum das so war. Es war vergessen und begraben.

Aber heute, drei Jahrzehnte später, weiß ich endlich warum. Seit heute weiß ich endlich warum! Tränen stiegen mir in die Augen. Ich wusste, dass ich mich wieder selbst bemitleidete. Ich darf das, dachte ich dieses Mal.

Am folgenden Tag rief ich meine Mutter an, um zu fragen, ob sie sich an jenen Vorfall, als mich mein Vater verprügelt hatte, erinnern konnte. Als ich sie an der Strippe hatte, wurde ich jedoch sehr vorsichtig. Ich fragte sie nach Hans Zano, wann sie ihn zuletzt gesehen hatte und ob sie sich erinnern konnte, dass ich einmal etwas besonders Schlimmes mit meinem Vater erlebt hatte, als ich ungefähr 16 Jahre alt war. „Du warst sehr ärgerlich auf ihn." Weswegen wusste sie nicht. Ich erwähnte die Abtreibung, zu der ich gezwungen worden war. Sie schien erschüttert. Ich versuchte das Ganze schnell wieder abzuwiegeln. Ich konnte nicht erzwingen, dass sie sich erinnerte. Sie war ja auch nicht dabei gewesen. Ich hatte gehofft, dass sie damals vielleicht irgendetwas mitbekommen hatte. Aber sie und mein Vater hatten nach der Scheidung nie mehr ein Wort miteinander gewechselt. Andererseits log meine Mutter gerne und gut. Wenn sie sich in Bedrängnis fühlte oder glaubte sich mit der Wahrheit in ein schlechtes Licht zu setzen, schauspielerte sie und sagte die Unwahrheit. Ich nahm an, dass sie mehr wusste, als sie sagte.

Meine Mutter wollte wissen, weshalb ich so konkret nach Hans Zano fragte. Ich sagte: "Ach, nur so." Ich meinte jedoch zu spüren, dass sie etwas verschwieg. Sie erwähnte noch unvermittelt, dass die Frau von Hans

Zano nach dem 1. Kind so etwas wie eine Schwangerschaftspsychose entwickelt hatte. „Da kam wohl alles wieder hoch von der Flucht. Sie hat mir einmal gesagt, was sie da Furchtbares gesehen und erlebt hatte. Ihre Mutter ist vor ihren Augen von den Russen umgebracht worden. Erst haben sie sie vergewaltigt, mehrere Soldaten, und dann erschossen und ihren Vater." „Ja, ich weiß", sagte ich müde. „Wie alt war sie da?" fragte sich meine Mutter und schien intensivst nachzudenken. „Sie muss ungefähr 16 Jahre alt gewesen sein. Was weiß ich, wir haben alle so etwas erlebt. Es war schlimm genug. Ich selbst habe damals als kleines Mädchen zusehen müssen, wie sie meine Tante vergewaltigt haben, die Amerikaner. Ich hatte Todesangst. Es waren drei. Oben bei uns im Haus, in der Stube. Ich war neun Jahre alt. Ausgerechnet die Tante. Der ihr Mann hat so gejubelt und die weiße Fahne rausgehängt, als die Amerikaner einrückten und dann wird die von denen vergewaltigt. Von den Amis hätte man das doch nie gedacht. Die hat später nie mehr darüber gesprochen." Nach einer Pause fügte sie hinzu: „Nein, Hans Zano, ich mochte ihn nicht. Der kam sich immer als was Besseres vor, bloß weil er ein Haus gebaut hatte."

Nach dem Gespräch wurden meine Rückenschmerzen plötzlich stärker. Gegen 21 Uhr wurden die Schmerzen sehr stark und ich begann zu frieren. Ich rief die Heilerin an. „Versuchen Sie zu erkennen, wann der Schmerz während des Telefonats mit meiner Mutter eingesetzt hat. Denken Sie daran: Trotz allem: Sonne im Herzen. Und Geduld! Es löst sich nicht alles sofort auf. Stück für Stück geht das. Machen Sie dann die Körperübungen, die ich Ihnen gezeigt habe." Ich legte auf.

Plötzlich kamen mir die Tränen. Ich hielt mich für einen Augenblick am Schrank neben mir fest. Auf mich stürzte etwas ein. Eine Kraft, wie ein Sturm. Unruhe erfasste mich. Ich wollte raus, raus aus der Wohnung, die Straße hoch laufen, einfach nur weg. Aber ich konnte nicht. Ich traute mich nicht. Ich fühlte mich wie eine Gefangene. Wenn ich mich umsah, sah ich eine leere Steppe, auf der der Wind den Sand vor sich herfegte. Menschenleer. Es war kalt und einsam hier.

"Meine Mutter war immer unaufrichtig zu mir. Sie hat mich immer belogen", sagte ich laut zu einem imaginären Zuhörer. Eine andere Stimme tauchte auf: „Wann hörst du endlich auf in der Vergangenheit herumzuwühlen?" Als ich neun Jahre alt war, kam mein Vater mittags von seinem Scheidungstermin bei Gericht nach Hause. Ich hörte den Erzählungen meines Vaters zu, der sichtlich erschüttert und verletzt war von dem, was er vor Gericht erlebt hatte. „Deine Mutter war eiskalt. Selbst der Richter sagte: Er habe nie eine Frau im Gericht erlebt, die so kalt von ihren Kindern spricht." Damals wurde vor Gericht noch die Schuldfrage geklärt. Der Richter hatte meine Mutter gefragt, warum sie die Scheidung wollte. „Sie sagte: Ich will meine Freiheit. Ich will das Leben genießen. Ich will mich ausleben. Mit 38 Jahren bringe ich mich um." Mein Vater hielt mir einen Zettel hin. „Hier, ich hab ihr gesagt: Schreib das auf. Ich will es den Kindern zeigen, damit sie Bescheid wissen. – Hier sieh dir das an, damit du weißt, dass ich die Wahrheit sage. Sie hat es aufgeschrieben und unterschrieben." Ich erkannte die Schrift meiner Mutter.

Immer mal wieder erzählte mein Vater mir, wie schäbig, eiskalt und verlogen meine Mutter gewesen war. Ich verstand meinen Vater. Er hatte Furcht, wir würden später meiner Mutter glauben, wenn sie – womit er fest rechnete, denn er kannte sie gut – uns Kindern eine vollkommen andere Geschichte über ihren Weggang auftischen würde. Eine Geschichte, in der sie viel besser dastünde, als es in Wirklichkeit war. Und ausgerechnet ich sah nicht nur meiner Mutter wie aus dem Gesicht geschnitten aus, sondern ich hatte auch sonst Ähnlichkeit mit ihr. Immer, wenn ich etwas tat oder sagte, das meinem Vater nicht gefiel, rief er kopfschüttelnd: „Du bist wie deine Mutter!" Noch Jahre später und auch als ich schon alt war, konnte ich, wenn ich in den Spiegel schaute, es oft nicht ertragen, die Gesichtszüge meiner Mutter zu sehen.

Die nächsten Tage kamen mir die Tränen bei den Körperübungen. Erschöpft bewegte ich die Arme, Beine, Po und Oberkörper in stetigen Runden hin und her, während ein Gedanke nach dem anderen auftauchte und wieder verschwand. Plötzlich kam mir eine Idee. Es gab doch nicht nur Tragik und Depressionen abzuschütteln; es gab doch auch schöne Erlebnisse; es musste sie gegeben haben. In jedem Leben gab es sie. Immer gab es auch Schönheit und wenn es nur wenige Momente lang war. Die Erinnerung machte sie größer. Ich wollte meine Aufmerksamkeit auch auf diese schönen Erlebnisse lenken.

Die nächste Stunde bei der Heilerin war unspektakulär. Ich sollte die Körperübungen machen, so wie ich sie zu Hause machte. Sie setzte sich hin und sah mir dabei zu. Als ich fertig war, gab sie mir noch eine Spritze. Dann ging ich zur Bahn. Es war dunkel. Die Haltestelle lag wie vergessen da. Kein Mensch war auf der Straße. Ich sah auf die Uhr. Die Bahn würde erst in zehn Minuten kommen. Ich setzte mich auf eine Bank an der Haltestelle. Es war ungemütlich kalt, aber ich fror nicht. Ich spürte nichts. Plötzlich war ich wieder in der Wohnküche an jenem Nachmittag. Ich atmete langsam tief ein und aus und spürte eine Kälte, die mir plötzlich den Nacken hinauf kroch. Ich hörte ein Ausatmen und spürte einen Luftzug neben meinem Ohr. Der erste Schlag, der mich nicht traf. Auch der zweite Schlag traf mich nicht. Ich sah die Hand, die flach gehalten, auf mich zukam. Ich zog den Kopf zur Seite. Die Hand zielte hart an mir vorbei. Ich sah die Hand meines Vaters und ein Stück Arm im ordentlichen, umgekrempelten Pulloverärmel. Ich schluckte Luft. Vor Aufregung. Kein Loch da, in das ich mich verkriechen konnte. Mein Körper offen, ohne Schutz. Im nächsten Bruchteil einer Sekunde Tritte in den Rücken. Getroffen. Ich hörte es krachen, aber spürte nichts.

Mein Kopf platzt. Ich falle, stütze mich mit den Händen ab, knicke mit der Hand zur Seite, höre nichts als Klang. Die Schreie begleiten die Wut, die auf mich einstürzt. Mein Herzschlag stockt, in meinem Kopf schreit einer: *Jetzt wird es ein Unglück geben*. Ich falle innerlich weiter in die Tiefe, obwohl ich längst am Boden liege. Sie bringen mich um, denke ich. Wie automatisch lege ich meine Hände hinter meinen Kopf, die Stirn am Boden. Eine Schuhspitze trifft meine Hand, die Haut platzt, es blutet, aber ich fühle keinen Schmerz; ich spüre nur einen warmen Rinnsal, der meine Haut wärmt. Es wird eiskalt in mir. Mein Herz holpert. Ein Schlag trifft meine Wirbelsäule und noch einer und noch einer. Mein unterer Rücken ist wie betäubt. Ich bin getroffen. Und noch ein Hieb, ein Tritt. Jetzt auch am Hals. „Dich sollte man vergasen," schreit einer. Mir geht ein eisiger Schnitt durchs Herz. Hilflos gelähmt liege ich in der warmen Wohnküche. Jeder Hieb und jeder Schlag ist lautlos. Nur begleitet von einem merkwürdigen Ächzen des Vaters. Meine Hand fällt zur Seite. Schwerfällig liegt mein Körper, bewegungslos, auf dem Boden. Von oben sehe ich das Gemetzel. Ich empfinde nichts. Ich sehe ihre

Wut. Ihr Hass vermischt sich mit Bewegung. Sie zischen Laute. Ein Begräbnis im Geiste. Dann ziehen sie sich zurück und verschwinden. Ohne Atem liegt die Gestalt am Boden.

Die Küche ist verlassen bis auf mich. Lange rühre ich mich nicht – bis ich zu mir komme. Ich verstehe nicht. Etwas hält mich am Boden. Schwerfällig. Ich krieche auf dem Linoleum entlang in mein Zimmer. Es grenzt an die Küche. Die Tür ist offen. Ich ziehe mich hoch aufs Bett, lasse mich ins Kissen fallen. Gedankenlos. Und ziehe die Decke über meinen Kopf. Ich schlafe. Ohne daran zu denken, will ich alles vergessen. Ein Gewühl von Gefühlen. Ich spüre gar nichts. Ich schlafe bis zum nächsten Tag und wache auf, irritiert. Mein Rücken tut weh. Blaue Flecken überall. Ich weiß nicht warum. Alles tut mir weh. Ich wundere mich. Mein Hals ist wie zugeschnürt. Ich verstehe es nicht. Ich habe alles vergessen. Ich erinnere mich nicht. Ich frage nicht. Ich nehme es hin. Mir ist elend. Keiner spricht ein Wort mit mir. Zu Hause nicht. In der Schule schweige ich. Der Unterricht ist Stille. Nichts dringt an meine Ohren. Das Schweigen hilft.

So bitter die Bilder waren, so klar war ihre Botschaft. Sie waren damit durchgekommen. Mein Vater war damit durchgekommen. Meine Schwester. Meine Mutter mit ihrer Sonderrolle, mit ihrem Desinteresse. Hans Zano. Jetzt in der Sicht dieses Vorfalls, nach dem >Öffnen der Augen< fragte ich mich: was hielt mich eigentlich noch aufrecht? Ich hätte doch taumeln müssen und schreiend durch die Straßen laufen, laut heulend und fluchend. Was sollte denn das alberne Schweigen?

Und dann dachte ich an die Kinder und Jugendlichen; wie die Seele, sie zu retten weiß, mittels Phantasie, Geschichten, mittels anderer Welten. Mittels imaginärer

Freunde. Auch ich hatte all die Jahre eine Phantasie, eine Überzeugung, obwohl alles, alles dagegen sprach. Ich hatte diese unbedingte Überzeugung, dass ich die Lieblingstochter meines Vaters sei. Das glaubte ich all die Jahre, in denen es für mich darauf ankam. Ich glaubte es noch, als ich 30 Jahre alt war. Es war ein lang anhaltender Rettungsversuch; ein Rettungsversuch vor der Wahrheit, die ich anscheinend nicht vertrug. Erst dann, als ich 31 Jahre alt war, machte mir jemand klar, dass das nicht wahr sein konnte. Und ich begriff, dass in Wahrheit meine Schwester die Lieblingstochter meines Vaters war. Immer. Nicht ich.

Mein Blick fiel auf die Straßenbahnschienen vor mir. Es war ungemütlich kalt. Ich seufzte. Ich war plötzlich sehr traurig, aber ich wollte jetzt nicht weinen. Wie kann ich jetzt weiterleben? fragte ich mich. Die Bahn hielt. Sie war leer. Die Türen gingen auf. Lautlos stieg ich ein und setzte mich auf einen Platz neben der Tür. Mir schnürte es die Kehle zu und ich wusste nicht, ob ich in Panik ausbrechen würde, wenn die Türen sich schlossen. Die grelle Beleuchtung brannte in den Augen. Ich schloss die Lider und sah tausend kleine Punkte, die wie die Sterne im Weltall die Dunkelheit durchstoßen und auf mich zuschossen. Als ich die Augen wieder öffnete, war ich fast zu Hause. Die Bahn war plötzlich voller Menschen. Ich fühlte mich unwohl und war froh, als ich aussteigen konnte. Die Luft war kalt. Das Unglück war wieder da. Es kam jetzt drauf an, ob ich die nächsten Runden im Ring auf den Füßen blieb. Immer wieder hörte ich ein Grollen, wie die Vorboten eines Sturmgewitters, das alles kurz und klein schlägt, wie ein Orkan. Ich machte, dass ich nach Hause kam.

Alexander war nicht da. Ich las seine Notiz: Bin im Konzert mit Andreas. Gut so, dachte ich, denn reden hätte ich jetzt nicht gekonnt. Ich ließ das Licht aus und setzte mich in den großen Raum und starrte in die Dunkelheit.

Der Tag nach diesem Ereignis war seltsam. Ein neues Erleben. Eine neue Zeit. Wie nach einer Unwetternacht waren die Straßen durch den nächtlich prasselnden Regen vom Abschaum und Unrat befreit, die Pisse, Kotze und Spucke vom Bürgersteig gespült. Es war still. Und anders. Natürlich konnte nichts mehr so sein wie früher. Ich spürte wie nah ich am Absturz war. Nicht durchdrehen, versuchte ich mich zu beruhigen. Nicht durchdrehen!

Wie an entzündete Nerven, reihten sich die Gedanken in meinem Kopf. Öfters hielt ich mir vor Entsetzen die Hand vor den Mund, wenn ein grauenhaftes Bild aus der Erinnerung zu mir fand. Was ein Mensch alles aushalten kann.

Dann ging ich in Gedanken vom Einzelnen zum Ganzen. Die Kriege. Die Kriege. Wir Menschen sind gescheitert an uns selbst. Die Welt wird nicht besser, sie wird nur anders.

"Ich wundere mich über mich selbst, dass ich das alles aushalte." sagte ich zu Frau Döbrink beim nächsten Treffen, zwei Tage später.

„Ja", sagte sie nur.

„Aber darin habe ich Übung. Ich habe immer schon alles ausgehalten", meinte ich und sah sie an. „Ihr Vater hat große Schuld auf sich geladen. – Sehen Sie, was das alles in Ihrem Leben bewirkt hat? Ihre Mutter war dort nicht anwesend, aber sie hat ihren Teil dazu beigetragen."

„Ich habe meine Mutter angerufen und nach Hans gefragt. Aber sie wusste nichts. Als das Telefonat zu Ende war, begannen meine Rückenschmerzen unerträglich zu

werden. Als ich den Hörer auflegte, war ich mir ziemlich sicher, dass sie mehr wusste." "Ja", sagte Frau Döbring nur und nickte gedankenvoll. "Nach ihrem Tod wird sie in Fäden verstrickt sein, wie ein gefangenes Insekt im Spinnennetz, nahezu bewegungslos. Genauso, wie sie schon heute in ihre Lügen verstrickt ist."
Frau Döbrink schwieg.
„Was Ihren Vater betrifft..:" Sie machte eine kunstvolle Pause, bevor sie den Satz beendete: "Er ist nicht mehr Ihr Vater."
Wir schwiegen eine Weile und ich sagte: „Ich möchte nicht, dass es meinem Vater schlecht geht."
„Jeder in der Schlangengrube bekommt seine Chance."
Sie faltete die Hände und sah zu Boden. Dann fuhr sie fort: „Schlangengrube oder Hölle. Ihr Vater hat etwas Furchtbares getan. Nichts bleibt ungesühnt. Gott sagt im Neuen, wie im Alten Testament: Mein ist die Rache. Ich habe lange nicht verstanden, was es bedeutet", und dann erklärte sie es mir. Ich protestierte nicht, obwohl ich sicher war, dass es nicht stimmte, was sie sagte. Als ich Alexander von ihrer Behauptung erzählte, meinte er nur: „Im Alten Testament geht es um Gerechtigkeit und im Neuen Testament geht es um bedingungslose Liebe. Das Neue Testament kennt keinen rächenden Gott." Und so war es. Im neuen Testament gab es keinen Gott der Rache. Doch Frau Döbrink sah es anders. Ich fragte sie: "Hat mein Vater mich geliebt?" Sie verneinte.
„Sie müssen erst mal schmerzfrei und gesund werden und später können Sie Ihrem Vater verzeihen – zu gegebener Zeit."

Dann ging es, wie immer, zur zweiten Etappe der Behandlung, der Knochenbrecherstunde. Ich legte mich auf die Behandlungsliege, die an der Wand neben der Eingangstür stand. Sie hielt ihre Hände über meinen

Bauch, die Brust, die Schultern, dann begann sie an meinen Beinen herumzuziehen, ging mit ihren Händen hinauf zu meinem Rücken, knetete und walkte; es tat höllisch weh. „Ich ordne Ihre Strukturen", ächzte sie, während ihre Griffe noch kräftiger und fester wurden. Ich durfte mich die ganze Zeit nicht bewegen. Dann hielt sie nochmals die Hände über mich. Sie erklärte mir, warum und wieso durch ihre Hände besondere Energie fließt, die sie auf mich übertragen konnte. „Jesus, der Heiler, wirkt durch mich, durch meine Hände. Diese göttliche Energie wird durch meine Hände geleitet und bewirkt Heilung." Ich bemerkte des öfteren, dass die Heilerin in ihrem Reden oft gerade so die Balance hielt, obwohl immer eine gewisse Eitelkeit in ihrer Stimme mitschwang, nah an der Grenze zur Großmannssucht. Aber ich schob es beiseite. Zum Abschluss der Behandlung, ging sie ans Fußende der Liege, hob meine Beine in einem 60 Grad-Winkel in die Höhe und ließ sie plötzlich fallen. Bewegungslos sollte ich, so wie die Beine fallen, für weitere fünf Minuten liegen bleiben. "Wenn Sie jetzt, so bewegungslos wie Sie liegen, den einen oder anderen Schmerz spüren, gehen Sie mit Ihrem Bewusstsein in den Schmerz hinein und sagen sich: *Ich lasse nie mehr zu, dass mich jemand verletzt*, und *Ich lasse nicht mehr zu, dass ich mich selber verletze* – Uns selbst verletzen, das können wir Menschen nämlich sehr gut." Dann befahl sie mir aufzustehen. Meine Schmerzen waren sehr groß, größer als vorher. „Ist das normal, dass ich jetzt noch mehr Schmerzen habe?" Sie nickte: „Es wird aufhören, Sie werden sehen." Am frühen Morgen stand ich wieder kurz vor fünf Uhr auf. Als ich die Verbindung mit der Vergangenheit herstellte, kam das Bild von damals in der Küche, aber wie eingefroren, wie ein Standfoto. Dann aber wurde die Szene plötzlich lebendig. Alles war

schon vorgefallen: Die Beschimpfungen, das Treten. Mein Vater hielt plötzlich inne, blieb eine Weile bewegungslos stehen, drehte sich dann langsam herum, öffnete die Küchentür und ging hinaus. Meine Schwester folgte ihm.
Ich lag auf dem Boden. Mein Gesicht war tränenverschmiert. Ich spürte kaum noch einen Schmerz, so tief saß der Schock.
Ich sah noch einmal, wie ich mich in mein Zimmer schleppte, in mein Bett kroch und erschöpft die Decke über den Kopf zog. Ich schlief ein. Niemand sonst war da. Auch als sie zurück waren, ließen sie mich schlafen. Ich machte mein Zeremoniell mit dem roten Faden. Dann legte ich mich hin und schlief. In der restlichen Nacht wachte ich noch öfter auf.
Als ich am Morgen um acht Uhr aufstand, war mein erster Gedanke: Vater. Ich war mir sicher, dass mein Vater niemals etwas bereut hat. Er glaubte sich im Recht. Ich wusste es. Er hat sein Unrecht nie eingesehen. Ich nickte, wie um mir selber zuzustimmen.
Als er noch lebte, hat er mir gegenüber nie ein Zeichen seiner Zuneigung gezeigt. Ich glaubte immer, er sei so geworden, weil er als Junge im Krieg war. Nach seinem Tod, fand ich ein Foto in seinem alten Koffer, in dem er seine ganzen Papiere und Erinnerungen aufbewahrte. Es war ein Fotoausschnitt aus einem Film. Ein Foto, vergrößert, ausgeschnitten, etwas größer als eine Briefmarke. Darauf ein kleiner Soldatenjunge in Uniform im Marschschritt, die Arme schwingend. Die Soldaten um ihn herum waren weggeschnitten. Es sah aus wie ein Kind in Uniform. Ich schaute mit einer Lupe auf das Gesicht des Soldatenjungen. Es war mein Vater. Er war vierzehn Jahre alt.

Ich sprach mit meinem Vater, als würde er vor mir stehen: Es nützt dir nichts, wenn ich dir jetzt verzeihe. Das würde dich nicht retten. Aber wenn du einsehen könntest, dass es Unrecht war; was du getan hast, damit würdest du dich selbst befreien---." Aber im Grunde wollte oder konnte ich ihm nicht verzeihen und gab ihm nur den Ball zurück. Verzeihen ist bedingungslos und obwohl ich es mir von Herzen wünschte, mich zu befreien; ich konnte es nicht. Ich nahm mir wenigstens vor, das Seine nicht mehr zu meiner Sache zu machen. Ich musste meinen Vater aus meinem Leben entlassen.
Als mein Vater mich verprügelte, war meine Schwester zehn Jahre alt. Sie hatte auf Seiten des Vaters gestanden. „Sie wusste nicht, was sie tat", erklärte ich Frau Döbrink. Sie schüttelte den Kopf. „Mit zehn Jahren weiß man, was Recht und Unrecht ist. Sie wusste, was sie tat." Da war er wieder, dieser Satz, den ich immer wieder aus dem Hut zog, wenn mich jemand verletzte oder beleidigte: Sie wissen nicht, was sie tun.

Meine Schwester war damals, nachdem unsere Mutter weggegangen war, mir gegenüber oft feindselig und missgünstig. Mir war es immer ein Rätsel, wieso sie sich so verhielt. Als würde ich sie stören, als gehörte ich nicht zu unserer kleinen Restfamilie dazu. Ich hätte ihr ihren Platz nie streitig machen können. Da konnte sie sicher sein. Warum also verhielt sie sich so? Manchmal brachte sie ganz unverhohlen ihren Hass und ihre Verachtung zum Ausdruck. Sie bekam hierfür sämtliche Freifahrtscheine von meinem Vater. Ich sehe heute die Allianz der beiden als einen Pakt, der beiden Verderben brachte. Ihr gemeinsames Lieblingsbuch war ein ausgemusterter Roman aus der Bücherei, das mein Vater aus seiner Lagerzeit in Gladbach behalten hatte. Es hieß: Unheimliche Gesellen und war von Bill Jenkins. Es war das einzige Buch, das dieser Autor je veröffentlicht hat. Es stand immer bei uns zu Hause im Regal. Ich habe es nie gelesen. Meine Schwester sagte, es wäre ihr Lieblingsbuch und das Lieblingsbuch des Vaters gewesen.

In der Zeit, nach dem >Öffnen der Augen<, der Rückerinnerung an die Gewalttätigkeit in der Küche, erlebte ich ständig Momente, in denen sich die Geschehnisse von damals, wie Filmausschnitte, vor meinen Augen abspulten. Oft ausgelöst von kleinen Begebenheiten. Ich hörte zum Beispiel im Radio einen Kommentar zu einem Überfall von Jugendlichen: „...Man lernte früher schon auf dem Schulhof, dass man auf jemanden, der auf dem Boden liegt, nicht noch tritt...."
Immer wieder tauchten dieselben Fragen auf. Wieso stand mein Vater auf Seiten von Hans Zano und nicht auf meiner Seite? Und wie konnte das Leben danach weitergehen? Ich hatte bei dieser Rückführung alles selbst gesehen und wiedererlebt. Das alles musste tief in mir geschlummert haben und jetzt brach es vielfach wieder aus in allen möglichen Facetten. Und dann erinnerte ich mich an meine Abschlussstunde in der Gesprächstherapie vor vier Jahren. "Ich hab das Gefühl, da ist noch etwas", sagte ich der Therapeutin. „Was meinen Sie?" „Es gibt da noch etwas Wesentliches, das noch nicht zur Sprache kam." Sie stellte mir ein paar Fragen, dann meinte sie: „Ich kann im Moment nichts feststellen, aber vielleicht ist es auch Ihr Schutzmechanismus, der verhindert, dass wir genauer hinsehen können. Es kann sein, dass Sie noch nicht so weit sind, es sich anzusehen. Manchmal schützt uns die Seele davor, uns zu erinnern, wenn wir es noch nicht verkraften können. Wir werden sehen." - In der folgenden Nacht hatte ich einen furchtbaren Traum und ich wusste damals schon, dass dieser Traum eine wichtige Bedeutung hatte. Ich erzählte

der Heilerin davon. Mir wurde damals in Traumsymbolen diese Gewalttat bedeutet, aber verschlüsselt, denn ich hätte damals die Wahrheit nicht ertragen können.
„Ich träumte damals, dass irgendetwas mit meiner Hand nicht stimmte. Es war meine rechte Hand. Da war irgendetwas Schreckliches an meiner Handfläche. Ich sah meine rechte Hand an. So, sehen Sie", ich streckte den Arm nach unten und sah auf meinen Handrücken. „Aber ich wagte nicht, meine Hand umzudrehen, denn ich wusste, da ist etwas Fürchterliches an meiner Handinnenfläche. Ich wusste auch, was es war. Eine dicke, schwarze, behaarte Spinne saß auf meiner Handinnenfläche. Ich glotzte auf meine Hand und wusste, ich darf sie nicht umdrehen, denn dann würde ich dieses schwarze Monstrum sehen, schreien und den Verstand verlieren. Ich sah woanders hin und versuchte meine Hand zu ignorieren. Aber ich wusste, dass da etwas Grauenhaftes war."
Frau Döbrink nickte anerkennend. „Ihr Traum ist eine ganz klare Offenbarung. Was bedeutet er?" Sie stellte mir die Frage wie eine Lehrerin, die die Lösung schon kennt.
„Der Traum damals zeigte, dass es etwas Schreckliches gab, das ich noch nicht bereit war anzusehen."
"Ja, erstaunlich, nicht wahr" sagte die Heilerin. "Wann träumten Sie das nochmal?"
"Vor fünf Jahren."
"Sehen Sie. Jetzt wissen Sie, was in Ihrem Traum gemeint war."
Am Abend machte ich meine Körperübungen, die mir wegen der Schmerzen jedes Mal schwer fielen. Durch die ständigen, starken Schmerzen hatte sich meine Körperwahrnehmung verändert und ich nahm gedankenlos Fehlhaltungen ein, mit denen ich die Schmerzen auszugleichen

versuchte. Ständig zog ich die Schultern hoch, weil mein Körper wegen der Schmerzen in permanenter Anspannung war.

Draußen war es ungemütlich und düster. Den ganzen Tag wurde es nicht hell. Der Nachmittag ging in den Abend über. Es wurde jetzt dunkel und ich machte nur eine schwach leuchtende Stehlampe an. Während ich mich auf meine Körperbewegungen konzentrierte, glaubte ich zu spüren, wie sich die Dunkelheit verdichtete. Von draußen hörte ich ein Geräusch. Dann klingelte es. Jemand stand vor der Tür und wollte rein. Es klingelte immer wieder. Ich wurde ärgerlich. Nach dem dritten Mal müsste doch klar sein, dass niemand da ist. Jemand wollte unbedingt rein oder prüfen, ob wirklich niemand zu Hause war. Ich wohnte mitten in der Stadt und in dieser Gegend wurde oft eingebrochen. Im Viertel, in dem ich wohnte gab es alle möglichen Leute: Bettler, Partyleute, Betrunkene, Drogenabhängige und anderes Volk. Alle standen oder latschten hier herum, landeten in den Kneipen oder auf der Straße, standen zusammen, betranken sich, lamentierten laut, pöbelten oder glotzten einfach nur stumm in die Gegend. Jederzeit konnte einer auf die Idee kommen hier einzubrechen. - Jeden Augenblick konnte etwas passieren. Zunächst sah ich nichts außer Dunkelheit und ein Flattern von dunklen Schatten. Ich bekam Angst und meinte, dass dunkle Mächte und Dämonen mich umgaben und flatternde Wesen wie Fledermäuse auf mich zuflogen. Ich bewegte mich weiter wie in Trance und versuchte mit meinen Armbewegungen diese bösen Geister zu vertreiben. Aber sie blieben und flogen in der Dunkelheit auf mich zu. Ich wich nicht aus. Ich machte weiter meine Bewegungen und versuchte mich gegen diese dunklen Mächte zu stemmen. Die Schmerzen wurden schlimmer. Ich

musste die Heilerin anrufen. „Ich muss Sie jetzt doch anrufen", begann ich entschuldigend. Als ich ihr von den Dämonen erzählte, schien sie aufgeregt zu sein: „Wenn Sie während der Körperübung so etwas spüren, wie Dämonen oder Dunkelheit, dann brechen Sie sofort ab und beginnen eine viertel Stunde später wieder. Ihnen kann nichts passieren! Sie sind beschützt. – Wie fühlen Sie sich sonst?"
"Ich fühle mich – ja – angegriffen."
"Ja, es ist viel ans Licht gekommen. Ihnen kann nichts passieren", wiederholte sie. „Sie werden den Schmerz los. Malen Sie über die Schmerzen in Gedanken eine liegende Acht, die immer größer wird." Irgendwann später an diesem Abend heulte ich wie ein Schlosshund. Ich hatte Angst durchzudrehen. Im Bett liegend, starrte ich an die Decke und gab den sterbenden Schwan: Ich sah mir selbst in meinem Drama zu. Am nächsten Tag hatte ich solche Schmerzen, dass ich mich kaum bewegen konnte. Von der Küche zur Toilette brauchte ich zehn Minuten. Immer wieder musste ich stehen bleiben und bewegungslos verharren, bis der Schmerz nachließ und ich weitergehen konnte. Mir kam noch einmal der Gedanke an den Griff zur Schmerztablette, aber ich verwarf ihn gleich wieder. Ich hatte der Heilerin versprochen mich an die Abmachungen zu halten. Und Versprechen hielt ich ein. An jenem Abend und an den folgenden Tagen war ich das heulende Elend. Ich weiß gar nicht, wie Alexander es mit mir ausgehalten hat. Es war für uns beide eine Ausnahmezeit und auch er sollte bald in den Bann der Heilerin geraten und erschütternde Entdeckungen machen, was seine Herkunftsfamilie betraf. Immer wieder tauchten während des Tages Bilder auf, Erinnerungsfetzen. Ich war oft sehr schnell immer wieder für Augenblicke im damaligen Drama.

Wenn ich in der U-Bahn umsteigen musste, gingen vor mir und hinter mir Menschen; fast alle waren in Eile. Plötzlich dachte ich daran, dass in jedem Moment jemand von hinten zuschlagen könnte. Bloß nicht umdrehen, nicht hinsehen. Mir wurde heiß und ich ging schneller. Und plötzlich war ich wieder in der Küche und mein Vater schrie mich an und schlug mich zu Boden. Ich stolperte und war wieder in der U-Bahn-Station, in der Gegenwart, im Heute. Ich fuhr mit der Linie 9 weiter und stieg an meiner Haltestelle aus. Mein Leben war nicht mehr wie vorher. Alles war verändert. Ich konnte nicht begreifen, wieso das damals geschehen war und wie ich weiterleben konnte, ohne verrückt zu werden. Auch jetzt war es so. Ich spürte deutlich neben mir den Abgrund. Aber mein unbedingter Wille die Kontrolle zu behalten, rettete mich. Die Kontrolle über mein Leben zu behalten, war in dem Moment das Wichtigste für mich, denn sonst hätte die Vernichtung eingesetzt.

Ich steigerte mich in diesen Tagen, in denen ich bei der Heilerin in Behandlung war, in meinen Schmerz hinein und in die Erinnerung an mein Trauma. Als wollte ich auskosten, dass ich endlich die Erklärung hatte für die vielen Bruchstücke meines beschädigten Lebens, über die ich mir all die Jahre den Kopf zerbrochen hatte. Meine Eltern sah ich nun, wie sie wirklich waren, ohne ihre Fassade. Aber wenn wir uns alle enttarnen, vielleicht wäre es unerträglich. Mein Vater galt in unserem Stadtteil als anständiger, feiner Mensch. Und als er mit 62 Jahren plötzlich an einem Herzinfarkt starb, war der Trauerzug 800 Meter lang. Er hatte viele Jahre daraufhin gearbeitet. Er brauchte nichts anderes zu tun, als immer nett, freundlich und hilfsbereit zu sein und den anderen mehr zu geben, als sich selbst. Seit seiner Frühpensionierung ging er bei Beerdigungen, die er manchmal besuchte, zur Messe in die Kirche und anschließend mit auf den Friedhof. „Da waren nur drei Leute bei Frau Maurers Beerdigung", erzählte er hinterher. „Traurig ist das, aber die konnte auch keiner leiden!" Er hatte eher ein pragmatisches Verhältnis zum Tod. Als wir noch Kinder waren beendeten wir mit unserem Vater manchmal die sonntäglichen Waldspaziergänge mit einem Gang über den Friedhof und sahen uns die Kreuze und Steine auf den Gräbern des kleinen Stadtteilfriedhofs an. Manchmal sagte mein Vater: „Sieh mal an, der ist auch schon unter der Erde und schau mal, das frische Grab hier. Die alte Sticker kann jetzt auch die Radieschen von unten betrachten. Eines Tages werd ich auch hier liegen." Dann protestierten wir Kinder regelmäßig. Er zuckte nur mit den Schultern und sagte: "Kinder, wollt Ihr ewig leben?" Ja, klar, das wollten wir und lachten.

Keinen Schmerz zeigen, war die Devise nach dem Krieg und sie hielt sich bis weit in die Achtziger Jahre. Viele seiner Generation hatten den Krieg als Jugendliche miterlebt. An das Leid dieser Kriegskinder reichte in ihren Augen kein anderes Trauma heran und schon keins, das im Frieden entstanden war. Meine Schwester und ich machten öfter mal lange Gesichter, nachdem unsere Mutter verschwunden war. „Was hab ich für traurige Kinder!", reklamierte mein Vater des Öfteren. Eine davon gelaufene Mutter berechtigte nicht zum Traurigsein. Dies hier war kein Krieg. Es handelte sich bloß um eine Mutter, die abgehauen war. Aber da es den ersten Weltkrieg gegeben hatte, in dem die Väter unserer Eltern gewesen waren, mag es ihnen als Kinder, ähnlich ergangen

sein. Im Grunde war die Scheidung meiner Eltern auch eine Erleichterung, denn vor dieser Katastrophe war unsere Wohnung ein kleines Kriegsgebiet. Jahrelange Gefechte, Schreiereien, Gewalt. Die Streitereien der Eltern. Meine Mutter holte ihre Mutter aus dem Irrenhaus und die verrückte Großmutter zog in unsere Zweizimmerwohnung ein. Meine Mutter hatte ihre Mutter aus dem Irrenhaus geholt. Eine schizophrene, manisch-depressiv Frau. Die Gewalttätigkeiten zwischen meiner Mutter und ihr begannen sofort nach ihrem Einzug. Wenn meine Großmutter nachts auf den Kleiderhaufen in der Ecke des Schlafzimmers pinkelte, weil ihr der Weg zur Toilette zu weit war, fing meine Mutter morgens an zu toben. Sie hob ihren Kostümrock vom Boden auf, sah das Desaster und konnte sich nicht mehr beherrschen. Sie ging schreiend auf die alte Frau los und hämmerte mit ihren Fäusten auf sie ein. Die wehrte sich nicht, sondern ließ sich nach hinten aufs Bett fallen und jammerte: „Oh, Jesses nei." Sie klappte ihre Augenlider auf und zu, warf einen hilfesuchenden Blick gen Himmel, schloss mit ihrer rechten Hand ihre Augen, wie einer Toten, griff in die Tasche ihres Kleides und holte den Rosenkranz heraus, klappte die Augen wieder auf und fing zu beten an. Meine Mutter verließ wütend den Raum. Manchmal schlug meine Großmutter zurück und es begann ein lautes Gekreische und Gezeter. Stumm sah ich dem Theater zu, denn ich und meine Schwester schliefen im selben Zimmer wie die Großmutter.
Nach einiger Zeit ging meine Großmutter, immer am Wochenende, wenn mein Vater zu Hause war, ohne Anlass auf meinen Vater los. „Du hast mir meine Tochter gestohlen, du verdammter Pollacke!", schrie sie und hämmerte mit den Fäusten auf ihn ein. Die alte Frau hatte Kraft. Mein Vater verschränkte die Arme vor der

Brust, um sich zu schützen. Dann packte er sie an den Handgelenken und hielt sie fest, damit sie nicht mehr auf ihn einschlagen konnte. Aber er schlug sie nicht. Jahre später, ich war fast erwachsen, beschwerte ich mich bei ihm: „Warum hast du die beiden nicht einfach rausgeschmissen!" „Das konnte ich nicht", erklärte er mir mit hilflosem Blick und zuckte die Schultern, „Deine Mutter war der Vormund von der alten Frau. Als ich das erfahren habe, wusste ich, dass ich nichts machen konnte. Gegen den Willen deiner Mutter konnte ich sie nicht rauswerfen." „Du hättest beide rausschmeißen sollen!" Mein Vater zuckte wieder nur hilflos die Schultern.
Meine Mutter war hochgradig unzufrieden mit ihrem Leben. Manchmal überkam sie die Wut. „Mich kotzt alles an", schrie sie dann, „Ich will nur noch weg." Niemand konnte etwas tun, damit sie sich besser fühlte. Wenige Male schlug sie zu, wenn sie wütend wurde, weil ich nicht aufhörte, sie zu ärgern. Meine Mutter war seltsam. Sie stolzierte einher wie eine Diva. Sie toupierte ihre Haare zu einem Turm, malte sich die Lippen knallrot und rannte in ihrem Minikleid auf hohen Hacken zum Bäcker. Das passte nicht in unsere biedere, langweilige Gegend. Sie fiel auf und das gefiel mir nicht besonders. Ich wünschte mir eine Mutter, die wie die anderen Mütter einen Dutt trugen und im Hauskittel ihren Kindern die Tür öffneten, wenn sie aus der Schule kamen und ihnen in der Küche einen dampfenden Teller mit selbstgekochtem, leckeren Essen hinstellten.

    Ich spielte einen ganzen Nachmittag lang mit Freundinnen an der nächsten Straßenecke. Wir waren hinter Bäumen und Hecken verborgen und dachten, uns würde keiner beobachten. Am frühen Abend dann sah ich, wie meine Mutter aus einem fremden Auto stieg.

Ein Mann saß am Steuer und sie beugte sich zum Abschied zu ihm hin. Dann stieg sie aus und ging in Richtung nach Hause. Als sie mich entdeckte, stolperte sie in ihrem bunten Kleid aufgeregt auf mich zu. Sie kniete sich nieder, schüttelte mich, bettelte und flehte mich an, sie nicht zu verraten. Ich wunderte mich, dass sie mich beachtete und ich verstand nicht, warum sie sich so aufregte. Ich hatte mir nichts bei meiner Beobachtung gedacht. Und ich versprach ihr, dass ich meinem Vater nichts sagen würde.

Unser alkoholkranker Nachbar Kluss, der auf dem Flur gegenüber wohnte, sorgte manchmal für Abwechslung. Nachts klopfte er betrunken an unsere Wohnungstür. Er jammerte, heulte und schrie mit weit aufgerissenem, großem Mund, drum herum ein stoppeliger Bart und großen, gläsernen Augen: *Mäuse, weiße Mäuse in meinem Wohnzimmer!* Er war vor ihnen in den Hausflur geflüchtet. Mein Vater setzte sich mit ihm auf die Treppe, hörte ihm stundenlang zu und redete dann beruhigend auf ihn ein. Es dauerte lange bis jeder wieder in sein Bett gehen konnte. Manchmal lag Kluss morgens besoffen vor unserem Haus. Wenn ich zur Schule ging, sah ich ihn im Gras liegen. Seine Hose war nass und er röchelte. Manchmal stand der Krankenwagen schon vor der Tür und die Sanitäter griffen ihn am Arm, um ihn hochzuziehen und nahmen ihn mit. Aber nicht immer. Manchmal ließen sie ihn liegen und fuhren wieder ab. Wenn ich von der Schule zurückkam, war er meist vom Rasen verschwunden.

Nachdem meine Mutter von einem Tag auf den anderen ausgezogen war, hörten wir eine Weile nichts von ihr. Ich weiß nicht mehr genau, wie lange es gedauert hat bis sie sich eines Tages wieder meldete. Ich muss zwölf Jahre alt gewesen sein, als sie eines Tages anrief. Mein Vater ging ans Telefon. Dann kam er zurück in die Küche und sagte zu mir: „Deine Mutter ist am Telefon. Sie will dich sprechen." Ich sah meinen Vater an. Ich wollte mit meiner Mutter nichts mehr zu tun haben. „Ich will nicht mit ihr sprechen", sagte ich meinem Vater und war stolz, ihm zeigen zu können, dass ich auf seiner Seite stand. „Geh schon, sonst sagt sie noch, ich hätte dich daran gehindert." Murrend ging ich ans Telefon. Sie sagte irgendetwas über meinen bevorstehenden Geburtstag und dass sie mich treffen wollte. Ich druckste herum. Dann meinte sie, sie ruft noch mal an und legte auf.

Ich sagte meinem Vater, dass sie mich sehen wollte und dass ich keine Lust dazu hatte. „Triff dich mit deiner Mutter, sonst heißt es noch, ich hätte es dir verboten." Sie rief ein paar Tage später wieder an und verabredete sich mit mir in der Stadt. Sie ging mit mir einkaufen. Ich bekam eine Jacke, eine Hose, einen Pulli, einen Plattenspieler und zwei Singles. Eine von Alfie Khan „Sie kommt noch heut' und bleibt hier alle Zeit", und eine Single von George Harrison „My sweet Lord". Die Singles hörte ich in der Küche auf meinem neuen tragbaren Schallplattenspieler an, wenn mein Vater arbeiten war. Er hasste diese Art von Musik, deswegen hörte ich sie lieber, wenn er nicht zu Hause war.

Damals saß ich wie ein Kaninchen in der Falle. Ich ging immer hin, wenn meine Mutter mich sehen wollte und sie kaufte mir Sachen; alles was mir gefiel und was mir nicht gefiel. Was mir nicht gefiel, bekam ich auch, weil ich kaum etwas sagte. Ich wagte einfach nicht, ‚Nein' zu sagen. Ähnlich absurd war es mit meinem Vater. Wenn ich eine Frage meines Vaters beantwortete, konnte ich schon im Voraus sagen, dass er mit der Antwort nicht einverstanden war. Und wenn ich beim nächsten Mal bei derselben Frage die gegenteilige Antwort gab, war es auch nicht richtig. Egal, was ich sagte, es war immer verkehrt. Warum sollte ich da überhaupt noch den Mund aufmachen?

Als ich ihn einmal anrief, - ich war 29 Jahre alt –, fragte er mich, was ich so mache. Und ich sagte: „Oh, ich bin zu Hause und arbeite an meinem Artikel." „Ach, du bist also ein richtiger Stubenhocker." Das war ja wieder mal klar. Es war nie richtig, was ich tat oder sagte. Aber zum ersten Mal wagte ich ihm Rückmeldung zu geben: „Weißt du, wenn ich gesagt hätte: Ich bin viel unterwegs, hättest du gesagt: Ach, du treibst dich herum!" Plötzlich eine lange Stille am anderen Ende der Leitung. Da wusste ich, ich hatte ins „Schwarze" getroffen.

Und meine Mutter? Noch zehn Jahre nachdem sie abgehauen war, hatte ich immer noch mit ihr eine Rechnung offen. Ich zog oft ein langes Gesicht, wenn ich sie traf. Das nervte sie. Das machte sie aggressiv. Sie wusste, dass sie Mist gebaut hatte, wollte aber nicht daran erinnert werden. Darüber sprechen wollte sie schon gar nicht. Meine Schwester und ich sollten so tun, als wäre alles gut und als wäre nie etwas Besonderes geschehen. Frühzeitig begann meine Mutter sich als Opfer hinzustellen.

Ich war dreizehn Jahre alt, da erzählte sie mir empört, dass sie dem mittlerweile erwachsenen Sohn der Zanos im Bus begegnet war. Als sie sich ihm gegenüber setzte, weil sie ihn ja kannte, stand er auf und setzte sich woanders hin. „Das hat mich so verletzt!" Sie schaute mich ernst und mit hilfesuchenden Augen an. Ich sah sie an, als hätte ich nichts verstanden. In meinen Augen hatte er das einzig Richtige getan. Er hatte sich mit uns solidarisiert und ich wunderte mich, über die Phantasie meiner

Mutter und ihren Glauben, sie dürfe beleidigt sein. Ein vollkommen sinnloses Unterfangen, mich zu ihrem Komplizen machen zu wollen. Aber ich sagte nichts. Scheidungen und Scheidungskinder waren in den siebziger Jahren plötzlich das große Thema in den Medien. Noch war es selten, dass Eltern sich scheiden ließen. Aber immer mehr Paare wollten sich nicht mehr bemühen, für immer zusammen zu bleiben. In den folgenden Jahrzehnten gingen immer mehr Familien kaputt.
Meine Mutter ödete es an, wenn in Fernsehberichten erwähnt wurde, dass Scheidungskinder unter ihrer Situation litten. „Wie traurig!", meinte sie dann in einem hämischen Ton und verdrehte die Augen. „Ich kann es nicht mehr hören", zischte sie und schaltete den Kasten ab. Sie hatte schließlich eine neue Familie gegründet, da störten die alten Geschichten nur. Ihr neuer Mann verdiente sehr viel mehr Geld als mein Vater. Jetzt konnte sie die Diva spielen und kaufen, kaufen, kaufen.
Meine Mutter hatte zwei Söhne geboren und die hielt sie aus irgendeinem Grund für besser und klüger als mich und meine Schwester. Sie bevorzugte sie, weiß die Hölle warum. Ich konnte ihr nie beweisen, dass ich über eine gesunde Intelligenz verfügte. Ich hörte als Kind immer die gleichen Sätze von ihr bis ich sie selber glaubte: „Dumm geboren und nichts dazu gelernt. — Du hast nicht für fünf Pfennig Verstand. — Dumm bleibt dumm, da helfen keine Pillen."
Was meine Mutter gar nicht leiden konnte, waren dicke Menschen. Als ich 17 Jahre alt war, begann ich mir einen dicken Speckgürtel zuzulegen; es war wie eine dicke Schutzschicht, die ich mir angefressen hatte. Die geringschätzigen Blicke, die meine Mutter sonst dicken Frauen auf der Straße zuwarf, bekam ich jetzt zu spüren, wenn ich sie in ihrem schönen, neuen Zuhause besuchte.

„Matschkuh, Lumpenlalla, Missgeburt." Sie warf mir angewiderte Blicke zu. Ich tat so, als würde ich das alles nicht hören. Das brachte sie noch mehr in Rage. Wieso ließ ich mir das eigentlich alles von ihr gefallen? Wieso rannte ich immer wieder zu ihr? Ich wollte bei ihr sein, weil sie meine Mutter war. Ich blendete alle Hässlichkeiten einfach aus. Ich hörte sie nicht.

An einem Nachmittag erzählte ich, beim Kaffee, der Heilerin ein bisschen mehr von meiner alten Geschichte: "Als ich vierzehn Jahre alt war, wünschte ich mir die Nähe meiner Mutter. Sie war eine Frau und deswegen ein Rollenvorbild für mich. Ich entwickelte mich zur Frau und ich hatte nichts dagegen mich zu schminken und mich hübsch zu kleiden; eben einem klassischen Frauenbild nachzueifern. Außerdem musste und wollte ich von einer Frau, von meiner Mutter erfahren, wie das mit der Menstruation ist und wo ich einen BH herbekam. Ich lernte gleichzeitig durch meinen Vater mein Fahrrad zu reparieren, zu tapezieren, die Wände anzustreichen, unseren Küchenschrank zu lackieren, Dübel in die Wände zu machen und Regale aufzuhängen, aber ich hatte nicht den Drang auch noch wie ein Junge aussehen zu wollen.

Zu Hause hatte ich nur den Vater. Meine Mutter fehlte mir sehr. Ich besuchte sie damals öfter. Sie, ihr Mann und ihre Söhne wohnten jetzt in einem großen Bungalow und mir gefiel es bei meiner Mutter gut. Sie und ihr neue Mann waren modern. Meine Mutter war zehn Jahre jünger als mein Vater und ihr Mann war 18 Jahre jünger als er. Mein Vater war altmodisch; er fand den neumodischen Kram uninteressant. Ich ging öfter zu meiner Mutter und verbrachte dort Zeit. Einmal flippte ihr Mann aus, weil ich dauernd bei ihnen herumhang. Ihn nervte das und vielleicht nervte es auch meine Mutter. Er tobte und regte sich auf: „Was suchst du hier überhaupt? Ich bezahle hier alles. Das ist alles mein Geld. Ich hab es langsam satt." Ich hatte den letzten Apfel gegessen und jetzt war keiner mehr für ihn da. Aber ich hatte meine Mutter vorher gefragt, ob ich ihn nehmen dürfte. Sie hatte Ja gesagt. Und jetzt stand sie neben ihm und sagte kein Wort. Er schimpfte weiter. Ich verstand gar nicht, was los war, was er plötzlich hatte. Er gab mir eine Ohrfeige, packte mich am Arm, schleifte mich zur Tür und gab mir einen Stoß nach draußen. Ich drehte mich um und sah noch wie die schwere Haustür ins Schloss fiel. Ein paar Tage lang ließ ich mich nicht blicken, dann ging ich wieder zu ihr nach Hause. Ich suchte ständig ihre Nähe." "Was wollten Sie da?" fragte die Heilerin. Sie schien es zu wissen, denn sie sagte, als würde sie einen Film von damals sehen: „Sie waren gut genug die Dienstmagd zu sein. Bring mir dies, bring mir das! Sie waren nur geduldet. Das war alles." Es stimmte. Das hatte ich nicht gewusst.

Es war meiner Mutter eine Genugtuung, als ihr Sohn mir 35 Jahre später in einer bitterbösen Email vorwarf: „Du und deine Schwester, Ihr habt mich und meine Familie 43 Jahre lang terrorisiert!" Er war 43 Jahre alt und wohnte seit fünfzehn Jahren wieder bei seiner Mutter. Er studierte seit über 20 Jahren und war wahrscheinlich im 65. Semester. Aber ein Ende seines Studiums war noch nicht in Sicht. Wahrscheinlich studiert er bis zur Rente. Er bezahlte keine Miete und ließ sich auch seinen Strom- und Heizungsverbrauch von seiner Mutter bezahlen, obwohl seine Mutter mit ihrer Rente nicht zurechtkam.

Er schrieb mir: "Ich warte auf den Tag, wenn unsere Wege sich endlich für immer trennen." Auf den Tag wartete ich auch. Immerhin hatte ich für ihn und seinen

Bruder ein paar Dinge erledigt. Als ich 21 Jahre alt war, schickte meine Mutter mich zur Kindergeldbehörde. Ich sollte einen neuen Kindergeldantrag für ihre beiden Söhne abgeben. Ihre Kinder waren damals fünf und acht Jahre alt. Ich sollte mich und meine Schwester als Zählkinder eintragen lassen. „Dann zählen meine beiden Söhne nicht als erstes und zweites Kind, sondern als drittes und viertes Kind und ich würde sehr viel mehr Kindergeld für sie bekommen. Es soll nicht zu deinem Schaden sein", sagte sie. Ihr Mann fand immer irgendwelche Finanztricks, um noch mehr Geld herauszuschlagen; vom Staat, von Banken, Versicherungen oder von der Kindergeldbehörde. Ich nickte, um meinen guten Willen zu zeigen, aber es fühlte sich schlecht an. Warum konnte sie das eigentlich nicht selber machen? Sie gab mir die notwendigen Papiere und ich ging zur Kindergeldbehörde. Ich betrat das sehr alte Gebäude. An den zwei Schreibtischen, die am Fenster standen, saßen sich zwei ältere Beamte gegenüber. Ich war damals sehr schüchtern und allein schon das Vorsprechen kostete mich Überwindung. Ich legte dem einen Beamten die Unterlagen hin. „Können Sie bitte mich und meine Schwester als Zählkinder eintragen?" Der Beamte sah mich an, nahm die Unterlagen und las sie aufmerksam durch und stutzte. „Sie wollen, dass ich Sie und Ihre Schwester als Zählkinder eintrage?" wiederholte er mein Anliegen. Ich nickte und kam mir ziemlich blöd dabei vor. „Und leben Sie in dem Haushalt von Frau –", er schaute auf die Karte: Luik?" „Nein. Ich und meine Schwester sind aus der ersten Ehe. Wir leben bei unserem Vater." „Ihre Mutter schickt Sie, damit Sie sich selbst als Zählkinder deklarieren?" „Ja." Er sah seinen Kollegen über den Schreibtisch hinweg an. Dann schüttelte er ungläubig den Kopf, sagte nichts, sondern

begann langsam ein Formular auszufüllen und zu stempeln. „Wir schicken es zu." Ich verabschiedete mich. Einen Monat später bekam sie für ihre beiden Söhne ein höheres Kindergeld.
Daran kann ich mich nicht erinnern, sagte sie später, als ich das ansprach. Meine Mutter hatte nach der Scheidung tausend Chancen gehabt, etwas wieder gut zu machen. Und darauf hatte ich die ganze Zeit gehofft. Wenn sie nur ihren guten Willen hierfür gezeigt hätte, hätte mir das schon gereicht. Mehr wollte ich nicht. Ich glaube, die Söhne wussten lange nicht, wer ich und meine Schwester wirklich waren. Ihnen wurde nie gesagt, dass wir aus erster Ehe stammten und ihre Mutter auch unsere Mutter war.
"Ich habe trotzdem mein Abi gemacht und studiert. Ich habe geheiratet. Dann ging es nicht weiter mit der Realisierung meiner Träume. Ich sah der Heilerin fest in die Augen. „Sie haben bisher nicht gewusst, wie Sie es anstellen sollen, ein erfülltes, glückliches Leben zu führen. Ich zeige Ihnen, wie man seine eigenen Interessen vertritt, wie man aufhört sich selbst zu erniedrigen und wie man die stoppt, die versuchen Ihre Unsicherheit auszunutzen. Sie haben Talente, ich werde Ihnen zeigen, wie Sie sie auch entfalten und nutzen können."

Die Heilerin nahm 50 Euro für jede Sitzung, egal wie lange sie dauerte. Noch bekam ich Arbeitslosengeld, aber nur noch ein halbes Jahr lang. Danach wollte ich erst mal von dem Rest meines Ersparten leben. Und ich wollte jetzt gesund werden und endlich auf ein gutes Leben zusteuern. Ein Leben, wie ich es mir immer ausgemalt hatte. Anstatt mich und mein Leben einfach anzunehmen, wie es war, jagte ich einem Ideal hinterher.

Die Ruhe vor dem Sturm

Drei Wochen nach dem >Öffnen der Augen< hat sich der Schock ein wenig gelegt. Aber ich war immer noch schwer angeschlagen. Ich musste aufpassen, dass ich dieses Erlebnis nicht wie eine Monstranz vor mich her trug. Ich mühte mich ab, mein Bewusstsein, meine Kraft, meinen Überblick zu behalten. Ich wollte mich nicht selbst verlieren. Bei einem Spaziergang an der frischen Luft, blieb ich an der nächsten großen Kreuzung stehen. Ich halte stand, sagte ich mir immer wieder in Gedanken, während ich die vorbeigehenden Menschen auf der Straße beobachtete. Als die Fußgängerampel grün wurde, ging ich ein wenig zur Seite, stellte mich neben die Reklametafel und beobachtete wie die Menschen über die Straße hasteten. Ich weiß nicht, wie lange ich dort an der Ampel stand. Ich war in einem wohltuenden Vakuum aus Zeitlosigkeit, wie in einer Luftblase. Stundenlang konnte ich so dastehen und an nichts mehr denken.

Ich weiß jetzt, was mit den Menschen ist, die ich manchmal auf der Straße in der Stadt sehe. Ich meine die, die mit sich selber reden oder laut mit anderen unsichtbaren Menschen lamentieren, die vor sich hin schreien, schimpfen oder aufheulen; die in eine verkrümmte Welt gestürzt sind und nicht mehr raus finden. Dort hätte auch ich landen können.

Als ich 30 Jahre alt war, starb mein Vater. Er erlitt einen Herzinfarkt. In seiner Brieftasche fand ich die Sterbeurkunde seines Sohnes, meines Bruders. Er hatte sie immer mit sich herumgetragen. Ich hatte mir als Kind immer einen Bruder gewünscht. Als ich das kleine Schriftstück wieder zusammenfaltete, war ich mir sicher, dass damals der Tod dieses Kindes furchtbar für ihn gewesen war.

Ich fragte meine Mutter nach meinem toten Bruder. „Das war schlimm. Ich war im achten Monat schwanger, als ich plötzlich merkte, dass etwas mit dem Kind nicht stimmte. Ich bin sofort in die Klinik gekommen. Das Kind lebte nicht mehr. Es hatte sich im Bauch gedreht und sich mit der Nabelschnur erdrosselt. Die Schwestern gaben mir Tabletten. Nichts geschah. Erst einen Tag später haben sie die Wehen eingeleitet. Die hatten mich in ein Zimmer gesteckt mit Frauen, die ganz normal auf ihre Wehen warteten. Die bekamen ihre Kinder. Lebend. Weißt du wie lange ich mit dem toten Kind im Bauch warten musste? 24 Stunden lang! Dann habe ich das Kind geboren. Die eine hielt ihr Baby im Arm und ich liege daneben." Ihre Stimme war seltsam beherrscht und sachlich, als sie darüber berichtete.

Meine Eltern haben nie über das tote Kind gesprochen. Ich erinnere mich, wie mein Vater mit mir in das Krankenhaus fuhr, um die Mutter abzuholen, die einige Tage vorher mit ihrem dicken Bauch in die Klinik gekommen war. Mein Vater nahm den kleinen Koffer meiner Mutter und wir drei gingen nebeneinander schweigend die langen, dunklen Gänge des Krankenhauses entlang zum Ausgang. Keiner sagte ein Wort. Ich schwieg, denn ich spürte, dass ich das Schweigen der Eltern nicht stören durfte.

Nach diesem Sohn wurde ein Jahr später meine Schwester geboren. Nach der Geburt des Mädchens, fing er an um das Baby herumzutanzen und zu singen, so sehr freute er sich. Vor dem >Öffnen der Augen<, war ich überzeugt davon, dass mein Vater ein feiner, guter, anständiger Mensch war, der weder lügen noch hässliche Dinge tun konnte. Ich verehrte ihn. In der Pubertät war ich natürlich weniger begeistert von ihm. Meinem Vater war sehr wichtig, was die Nachbarn, die Verwandten, die Bekannten, die Freunde und selbst Fremde über ihn dachten und sagten. – Vielleicht aber war er nur ein hilfloser Mann, der irgendwann selbst aus der Bahn geworfen worden war und der die Anerkennung, als besonders guter Mensch zu gelten, brauchte, um aufrecht stehen bleiben zu können.

Als unsere Mutter weg war, wollte ich die Mutter in unserer Restfamilie sein, schließlich war ich die Erstgeborene. Meine Schwester war sechs Jahre jünger als ich. Aber sie wollte nicht und mein Vater stellte sich auf ihre Seite. Sie hielt sich fest an meinem Vater und mein Vater hielt sich fest an ihr. Anfangs wehrte ich mich noch gegen den Ausschluss aus ihrer kleinen Gemeinschaft. Manchmal beschwerte ich mich darüber „Ich bin wie das fünfte Rad am Wagen", meckerte ich immer mal wieder. Mein Vater brummte etwas Unverständliches, ließ sich aber auf keine Diskussionen ein. Ich war die Ältere, sollte mich aber stets nach dem Willen meiner kleinen Schwester richten. Mit der Zeit hatte sie sich, wegen aller Rücksichtnahme auf ihre kleine verletzte Person, zu einer kleinen Despotin, zur Regentin unserer Restfamilie, entwickelt. Wenn ich protestierte, hörte ich von meinem Vater immer dieselben Worte: "Der Klügere gibt nach." Ich hasste das. „Ich will nicht nach ihrer Pfeife tanzen!" Mein Vater schüttelte nur den Kopf.
Meine Mutter rief an. „Deine Schwester hat mir gesagt, wie es um dich steht."
"Wie?"
„Ja, ich wusste nicht, dass es so schlimm ist. Das letzte Mal hattest du gesagt, dass es dir wieder gut geht."
"Ja, was soll ich sonst sagen. Außerdem fragst du ja auch nie, wie es mir geht."

"Ja."
"Ja. - Ich habe jetzt eine neue Ärztin. Sie hilft mir sehr." Ich verschwieg, dass es eine Heilerin war. Da ich sie an der Strippe hatte und sie mir zuhörte, wollte ich den Augenblick nutzen: "Ich denke, der Vater war gar nicht ein so guter Mensch wie er immer tat. Ich habe ihn so auf ein Podest gehoben." Sie sagte ungewöhnlich sanft: "Er wollte gut dastehen vor den anderen. Er trug immer für alle die Mülleimer aus dem Keller hoch, auch wenn er krank war!" --- "Ja. Bei seinem Begräbnis kam der ganze Stadtteil. Ich habe noch nie einen so langen Beerdigungszug gesehen. Nur hat er davon nicht mehr allzu viel gehabt. – Sag mal, wie war das, bevor meine Schwester geboren wurde, konnte er da auch schon nichts mit mir anfangen?"
"Oh nein, er ist mit dir jeden Sonntag spazieren gegangen, während ich zu Hause blieb und das Essen kochte." Das Gespräch blieb angenehm sachlich.

Nach dem Krieg ging mein Vater, nachdem er aus der englischen Kriegsgefangenschaft entlassen worden war, nach Radebeul. Dort lebte er eine Zeitlang bei seinen Eltern und seinen Schwestern, die nach der Flucht aus Schlesien, in Radebeul bei Dresden gelandet waren. Vor dem Mauerbau haute er ab nach Westdeutschland. Ich fragte ihn nie, warum er seine Eltern und Schwestern nicht mit in den Westen genommen hatte.

Ich lag auf der Couch und döste vor mich hin, als plötzlich eine Erinnerung auftauchte, die ich lange vergessen hatte. Wenige Tage nach dem Ereignis in der Küche verlangte mein Vater von mir, dass ich zu Waltraut gehen und mich entschuldigen sollte. „Ohne das brauchst du gar nicht nach Hause kommen." Ich sagte: „Wieso? Wofür? Was soll ich da!" „Du gehst da hin", mein Vater wurde sehr laut. „Du weißt warum." Ich sagte nichts. Mir war das total unverständlich. Wofür sollte ich mich entschuldigen? Ich hatte keine Ahnung. Ich wusste es wirklich nicht. Ich ging los.

Ich war in jener Zeit wie in Trance, oft gar nicht anwesend, gedankenverloren, grübelnd, ohne Sinn. Ich ging die Palrather Straße entlang, dann den Berg hoch, endlich kam ich an der Ecke an, von der die Straße abbog, in der Waltraud und Hans Zano wohnte. Ein Haus nach dem anderen stand aufgereiht in einer ruhigen Wohnstrasse. Ihr Haus hatte einen kleinen Jägerzaun. Das große, breite Fenster war mit einer weißen Gardine mit aufwendig drapierten Volants geschmückt. In der Mitte eine Freifläche, ein Sims für die Blumenvase. Alles wirkte, auch von außen, sehr sauber, ordentlich und leblos steril. Ich klingelte und wurde eingelassen. Waltraut war alleine. Es war nachmittags. Sie führte mich ins große Wohnzimmer. Ich stand bewegungslos im Raum. Sie stand mir, mit Abstand, gegenüber. Ich sehe die ganze Zeit zu Boden. Ich soll mich setzen. Meine Schritte versinken in einem weichen, milchfarbenem Veloursteppich. Vor dem Esstisch bleibe ich stehen. Ich weiß nicht, was ich sagen soll. Ich weiß ehrlich nicht, wofür ich mich entschuldigen soll. Ich habe es vergessen. Ich weiß nur, dass ich mich entschuldigen muss. Muss, muss, muss! Ganz wichtig. Ohne das kann ich nicht nach Hause kommen. Ich muss mich entschuldigen. Ich entschuldige mich. Alles ist trotzdem unklar. Ich stehe da mit gesenktem Kopf. „Es tut mir leid", sage ich. „Es tut mir sehr leid." Sage ich das wirklich? Mir tut nichts leid, weil ich nicht weiß, was mir leid tun soll. Sie zeigt mit einer Hand zum Tisch. Ich soll mich an den runden Esstisch setzen. Ein weißes Tischtuch liegt auf. Sauber gebügelt, ordentlich. Wir haben keine Ordnung zu Hause, denke ich. Der Stuhl, auf dem ich sitze, ist hart gepolstert. Sie setzt sich mir gegenüber, sagt irgendetwas. Ich verstehe kein Wort. Aber sie schreit mich nicht an. Sie ist ruhig, während sie etwas sagt. Aber doch bemerke ich einen ungewöhnlichen Ton in ihrer Stimme, der leicht umschlagen kann in eine schrille Schreierei. Eine nervöse Aufgeregtheit vibriert in ihrer Stimme mit. „Was hast du dir bloß dabei gedacht?" fragt sie kopfschüttelnd.

Mir kommen die Tränen bei dem Satz, ich wische sie mit einer Hand weg, schmiere mir die Tränen in die Stirn, ins Haar. Ich komme mir alleine vor. Ich weiß nicht, was sie noch sagt. Ich verstehe einfach kein Wort. Ich versuche auch etwas zu sagen. Ich sage es nochmal, falls ich es vorher nicht richtig gesagt habe: Leise beginne ich: "Ich...ich, ich wollte mich entschuldigen." Wie absurd, denke ich und ich verstehe mich selber nicht. Was mache ich hier eigentlich? Sie schweigt. Nach einer Weile wiederholt sie in einem Ton, der wie ein selbstverständlicher Singsang klingt, noch einmal: "Was hast du dir dabei gedacht?!" Ich weiß nicht, was sie meint. Muss ich antworten? Ich wage nicht, den Kopf zu heben und starre weiter auf das Tischtuch. Plötzlich kommt jemand herein. Ihr Mann. Er kommt von der Arbeit. Er bleibt im Raum stehen und starrt mich an, dann sieht er auf seine Frau. Sie sagt zu ihm: „Sie kommt sich entschuldigen." Er sagt nichts. Ich glaube, ich müsse mich auch bei ihm entschuldigen und sage leise: „Ich möchte mich entschuldigen." Ich hebe ein wenig den Kopf, und werfe einen Blick in seine Richtung, schaue aber wieder schnell nach unten. Er setzt sich hin und ich meine hinter all dem Nebel, der mich umgibt, eine Art Fassungslosigkeit, oder vielleicht doch nur Überraschung auf seinem Gesicht gesehen zu haben. Er sieht seine Frau an. Dann blickte er auf mich.

Er sagt nichts. Mein Kopf ist immer noch gesenkt. Ich schaue noch einmal auf und sehe beide für eine Sekunde lang an. Er sitzt mir gegenüber, rechts von seiner Frau, Ganz dicht neben ihr. Ich schaue sofort wieder auf die Tischdecke. Er ist ruhig. Er sagt nichts.
Mehr erinnere ich nicht.

Immer noch hatte ich das graue Medikamentenpulver. Das Glas war noch ein Viertel gefüllt. Es war fünf Uhr Morgens. Das kleine Licht am Bett, das ich angeknipst hatte, leuchtete nur schwach. Ich setzte mich auf die Bettkante und nahm einen Esslöffel von dem Pulver und ließ es im Mund zergehen. Ich saß da und starrte dabei vor mich hin. Das Bild in der Küche. Das Geschehene vor meinen Augen. Vater, Schwester und ich. Das Bild, wie eingefroren. Wie ein Standbild eines Filmes. Ich wartete. Aber es kam nicht mehr viel. Ich zog den roten Faden und machte meine Zeremonie.
Der darauf folgende Sonntag verlief irgendwie trödelig. Mir fiel auf, dass meine Schmerzen immer gegen 15 Uhr stärker wurden. Das war die Zeit, als mein Vater immer von der Arbeit nach Hause kam. Um 6 Uhr Morgens verließ er das Haus und ging zur Arbeit zum Hauptpostamt. Er war dort Hausmeister. Um 14.30 Uhr hatte er frei. Er war meistens gegen 15 Uhr zu Hause. Wenn ich von der Schule kam, holte ich meine Schwester vom Kindergarten ab. Wir aßen erst, wenn mein Vater kam. Ansonsten machte ich das vorgekochte Essen warm.
Es durfte jetzt nicht noch mehr ans Tageslicht kommen, denn ich konnte im Augenblick nichts mehr verkraften. Ich wollte nicht verrückt werden, wie meine Großmutter oder die anderen Irren, die in der Stadt herumliefen und an irgendetwas zerbrochen waren.

Ich telefonierte mit Frau Döbrink: „Ich bin wütend. Wütend auf diesen Hans. Ich weiß nicht, was ich tun soll." „Schreiben Sie ihm eine Karte. Er soll wenigstens wissen, was er in Ihrem Leben angerichtet hat." Ich war mir nicht sicher, ob ich das tun sollte. Die Wut köchelte in meinem Bauch. Ich musste ihm schreiben!

Ich hatte wieder einen Termin bei der Heilerin und musste, wie immer, die Schuhe ausziehen, bevor ich ihre Wohnung betrat. Die Halskrause hatte ich wieder abgenommen und ihrer Assistentin gegeben. Ich saß auf dem Korbsessel in der schönen, hellen, aufgeräumten Wohnung von Frau Döbrink.
Ohne großes Vorgespräch ging die Heilerin an die Arbeit. „Schließen Sie die Augen," sagte sie zu mir. Sie saß vor mir und nahm meine Hände. Sie stellte ihre Füße auf meine, dann arbeitete sie wieder mit der „Blaupause", wie sie es nannte. Die Blaupause war ein Abbild der realen Welt, erklärte sie mir einmal. Ich konnte mir darunter nichts vorstellen, nickte aber, als wüsste ich Bescheid. Nun saß ich also wieder vor ihr und war aufgeregt. Sie fuchtelte mit ihren Händen vor meinen Augen herum, als würde sie einen Vorhang wegziehen. Unmittelbar darauf begann das Kino für mich. Ein weißer Wagen, die Hauptstraße unserer kleinen Stadt. Der Wagen hielt. Ich wurde aus dem Auto gezerrt. Ich ließ mich führen wie ein Schaf. Ich verstand gar nicht, was vor sich ging. Ich war verwirrt und ließ mich mitziehen. Ich war wie betäubt. Waltraut und mein Vater packten mich fester an den Armen. Sie schoben mich zum Eingang eines Hauses. Eine Arztpraxis im ersten Stock. Ich wollte nicht, aber sie waren stärker. Ich stand im Untersuchungszimmer. Ein Untersuchungsstuhl stand neben dem Fenster. Der Arzt, dessen Gesicht ich nicht erkennen

konnte stand an der Seite. Plötzlich lag ich auf dem Stuhl. Er presste seine Hand auf meinen Bauch. Plötzlich hatte ich entsetzliche Schmerzen. Ich begann zu zittern. Es tut fürchterlich weh. Ich schreie. Immer wieder. Ich kann gar nicht aufhören zu schreien. Ich schreie die ganze Zeit, aber leise. Als es draußen war, beruhige ich mich. Es war vorbei. Halb ohnmächtig liege ich da. Es dauert lange, die Schmerzen sind schlimm. Draußen scheint die Sonne. Es ist warm. Es ist Sommer. Mein Bauch ist leer. Ich liege, ich weiß nicht wie lange. Ich stehe umständlich auf. Ich spüre nichts. Mir ist schwindelig. Mir geht es nicht gut. Der weiße Vorhang weht. Es ist still.

Ich gehe aus der Tür. Vater und Waltraut nehmen mich und führen mich weg. Ich steige ins Auto. Hans Zano fährt.

Zu Hause lege ich mich ins Bett und schlafe. Ich wache auf und habe furchtbare Schmerzen. Bin ich alleine zu Hause? Ich schreie und rufe nach Jesus. Er soll mir helfen. Ich heule vor Schmerz. Mein Unterleib brennt. Solche Schmerzen hatte ich noch nie. Ich schreie: *Gott, hilf mir!* Meine Schwester steht plötzlich in der offenen Tür, an den Türrahmen gelehnt und isst einen Apfel. Sie beobachtet mich, wie ich mich vor Schmerzen winde und nach Gott rufe. „Du glaubst doch sonst nicht an Gott, aber jetzt soll er dir helfen." Ihre Stimme klingt vorwurfsvoll. Ich habe immer an Gott geglaubt, denke ich. "Ich habe große Schmerzen. Ich sterbe", jammere ich. „Das ist die Strafe dafür", ruft meine Schwester verächtlich und sieht mir zu, wie ich mich winde. „Lass mich", presse ich heraus. „Hau ab." Aber was sie damit. Für was soll das die Strafe sein? Ich versteh es nicht.

Als ich wieder zu mir kam, sagte ich nicht viel. Die Heilerin bat mich mit gedämpfter Stimme: „Lassen Sie jetzt

die Halskrause zu Hause aus. Legen Sie sie ab. Es ist jetzt Zeit dafür."
Dolores Döbrink verabschiedete mich. Ich wollte nur noch schnell nach Hause. Ich zog die Halskrause an. Clara flüsterte mir vor der Wohnungstür beim Abschied zu: "Sie haben sehr laut geschrieen. Ich dachte schon die Nachbarn rufen die Polizei." Ich war erstaunt, denn für mein Empfinden hatte ich nur leise Rufe von mir gegeben. „Nein", sagte sie, "Sie waren unglaublich laut."
Die erste Rückführung ging wie ein Riss durch mein Leben. Ich brauchte Zeit, um das alles zu verkraften. Als ich die Augen schloss und die Stimme von Frau Döbrink hörte, begann kurz nach ihrem Schweigen, plötzlich ein Film vor meinen Augen abzulaufen. Ich verlor nicht das Bewusstsein. Ich blieb in einer Art Wachzustand, pendelte mich aber auf einer anderen Bewusstseinsebene ein. Ich sah, was in der Vergangenheit geschehen war, wie in einem Film. Die Bilder liefen in einem inneren Kino ab, als wäre die Leinwand in meinem Körper. Ich sah nicht nur die Bilder, sondern ich spürte auch die alten Gefühle von damals, die lange verschüttet gewesen waren, die ich aber als meine Gefühle aus jener Zeit wieder erkannte und wieder erlebte. Aber bei dieser letzten Rückführung war es anders. Zuerst war das Wissen um das, was ich sehen sollte: Die Abtreibung. Ich dachte an einen Film, den ich als Kind abends spät, mit meinem Vater zusammen, gesehen hatte. Einen Erwachsenenfilm. Darin eine Szene, in der ein Mann erkannte, dass seine Nachbarin schwanger war, weil sie sich morgens übergeben musste. Das war ein Schock. Die Frau war schwanger! Sie war nicht verheiratet und es war damals ein Skandal. Ich war zwar erst elf Jahre alt, aber ich verstand die Andeutungen. Würde diese Frau das Kind behalten oder würde sie zu einem

Engelmacher gehen? Ich weiß nicht, wie es im Film weiterging. Das einzige, das mir bei meiner Rückerinnerung klar war, war, dass ich tatsächlich im Bett gelegen hatte, damals, und diese Schmerzen hatte und dass meine Schwester diese Worte zu mir gesagt hatte. Daran konnte ich mich gut erinnern, wenn auch die Szene mit einem Schleier bedeckt zu sein schien. Dies hatte ich erlebt und dies erinnerte ich, aber nicht die Abtreibung. Ganz und gar nicht. Aber ich musste sie erlebt haben, denn ich hatte sie in der Rückführung gesehen.
Zu Hause legte ich die Halskrause ab und ging ohne sie umher. Ich setzte ich mich auf das Sofa, faltete die Hände und saß eine ganze Weile so da, ohne mich zu rühren. --- "Wieso erinnern wir uns manchmal nicht mehr an Geschehnisse aus Kindheit oder Jugend?" fragte ich die Heilerin bei der nächsten Gelegenheit. „Die sind so sehr tief vergraben, weil wir es nicht ertragen können sie zu sehen." - Ich konnte mich all die Jahre nicht an den Gewaltexzess erinnern. Ich musste es vergessen, sonst hätte ich nicht mit meinem Vater und meiner Schwester weiter zusammenleben können. Nach diesen Ereignissen war ich damals manches Mal mit Fragen und mit Gefühlen konfrontiert, die ich nicht einordnen konnte und die für mich keinen Sinn ergaben. Es war sonderbar. Zwei Tage später, in meiner nächsten Stunde sagte Dolores Döbrink: „Da ist noch etwas passiert, das Sie sich ansehen müssen." Sie versetzte mich nochmals in Trance. Nachdem ich ruhiger atmete und die schützende Präsenz der Heilerin spürte, fragte sie: „Was spüren Sie?" Ich konzentrierte mich, ließ innerlich alles von mir abfallen und spürte, dass mir irgendetwas die Kehle zudrückte." Als ich es der Heilerin mitteilte, meinte sie. „Ja. Wer oder was schnürt Ihnen die Kehle zu?" Ich spürte ihren Worten nach und fühlte sehr deutlich

an meinem Hals, den beklemmenden Druck. „Es ist, als ob mir jemand die Hände um den Hals legt und zudrückt." „Richtig!" bestätigte sie meine Empfindung. Dann eröffnete sie mir: „Es ist Ihr Vater. Sie waren damals noch ein Baby. Er drückte Ihnen die Kehle zu, weil sie schreien und sich nicht beruhigen konnten. Sie waren die Erstgeborene. Er hatte keine Erfahrung mit Babys. Er hat die Nerven verloren, weil sie nicht zu beruhigen waren." Nach einer kurzen Pause, warnte sie mich: „Vorsicht, lassen Sie sich jetzt nicht in die Dramatik fallen. Sie haben momentan viel zu verkraften. Ich helfe Ihnen dabei. Bleiben Sie ganz ruhig."
Ich war erschüttert. Mein eigener Vater? Ich konnte mich zwar nicht erinnern, aber ich hatte deutlich an meinem Hals gespürt, wie mir etwas oder jemand die Kehle zuschnürte. Mein Vater hatte die Nerven verloren? Hatte er mich gehasst? Was sollte noch alles ans Licht kommen?
Die Heilerin schlug vor, dass ich meinem Vater einen Brief schreiben sollte: „Werfen Sie ihm alles vor die Füße. Sie müssen das Erlebte loswerden." Das leuchtete mir ein. „Aber er ist tot." „Das macht nichts. Sie müssen alles, was geschehen ist, zu Papier bringen und Ihrem Vater unterbreiten. Auch wenn er nicht mehr unter uns weilt, wird es ihn erreichen. Vertrauen Sie mir."
An den geduldigen, guten Vater, der für mich sorgte, nachdem die Mutter abgehauen war? Der alles dafür tat, damit wir Kinder nicht ins Heim kamen. Der sich krumm legte, um alles zu bezahlen; der sich keinen Urlaub gönnte und der glaubte, dass keine Frau sich für ihn interessierte, weil er alleinerziehend war und weder ein Haus noch Geld besaß. Er hatte uns Kindern immer wieder erzählt: "Ich will später keinen Dank von Euch." Ich will auch nicht, dass eine von Euch mich später mal

aufnimmt, wenn ich alt bin." "Warum nicht?", fragte ich. "Ich will niemandem zur Last fallen. Ich will nicht bei einem von Euch wohnen." Er sagte es so, aber wahrscheinlich wünschte er sich genau das Gegenteil.

Ich griff den Vorschlag der Heilerin auf und schrieb meinem Vater einen Brief, in dem ich vorsichtig, sehr vorsichtig, aber auch deutlich auf das erinnerte Geschehen einging. "Vater, etwas ist zerbrochen an jenem Nachmittag. Etwas Entscheidendes. Ich weiß nicht genau, was es war, aber es war schlimmer, als das, was ich getan hatte. Ich habe mich vom Küchenboden in mein Bett geschleppt. Ich schlief bis zum nächsten Tag. Als ich aufwachte, erinnerte ich mich an nichts und gleichzeitig an manches, aber so undeutlich wie an einen bösen Traum. Das war nicht mir passiert! Das konnte nicht geschehen sein! Wir haben nie darüber gesprochen. Nicht Hans, dieser erwachsene Mann, war das Opfer, sondern, wenn – dann ich. Ich war sechszehn! Er hat sich an mich herangemacht! Warum hast du nicht zu mir gehalten?"
Zwei Tage später hatte ich wieder einen Termin bei Frau Döbrink. So viel gab es, über das ich sprechen, das ich verstehen wollte. Ich las ihr den Brief vor, den ich an meinen Vater geschrieben hatte. Es war nicht mal eine halbe Seite. Sie hörte aufmerksam zu. Als ich fertig war, meinte sie: "Zwei wichtige Dinge fehlen." Ich sah sie fragend an, für mich war dieser Brief vollständig. "Sie schreiben: Irgendetwas ist zerbrochen. Ich weiß nicht was. - Ihr Leben ist zerbrochen! Ihr Vater hat sie halbtot geprügelt. Sie wären beinahe gestorben. Sie hatten damals mit der jenseitigen Welt Berührung." Sie sah mich ernst an. Ihre Wangenknochen spannten sich. Ich war selbst erstaunt, als ich plötzlich von meinem

Leben zu sprechen begann, als wäre nichts Besonderes geschehen; nichts vorgefallen. Es klang fast trotzig: "Wieso ist mein Leben zerbrochen? Ich habe mein Leben gemeistert und ich habe es nicht schlecht gemacht."
"Ja. Aber schauen Sie sich an, wie es Ihnen jetzt geht. Sie haben diese Schmerzen, seit vielen Jahren!" Nach einer Pause fügte sie hinzu:" Bitte fügen Sie noch zwei Punkte in dem Brief an Ihren Vater hinzu: Er hat Ihr Leben zerbrochen und Sie verzeihen ihm nicht, denn das ist nicht zu verzeihen."
„Ich will aber verzeihen. Allein schon um mich selbst zu befreien und mich von ihm zu lösen. Ich will nicht hassen." „Sie brauchen ihn nicht zu hassen. Das verlangt keiner von Ihnen. Wenn jemand aufrichtig bereut, kann man ihm verzeihen. Aber nur dann." Ich war intuitiv nicht einverstanden damit, denn Verzeihen ist bedingungslos. Außerdem war ich mir sicher, dass das Verzeihen auch für den Verzeihenden selbst eine Erlösung ist, wenn er es aufrichtig empfindet. Aber ich selbst konnte noch nicht verzeihen – weder meinem Vater noch meiner Mutter.

„Ihr Vater hat das alles zu seinen Lebzeiten nicht wieder gut zu machen versucht. Davon abgesehen, dass man so etwas nicht wiedergutmachen kann, hat er es noch nicht mal versucht."

"Auch wenn er nie davon sprach, kann es doch sein, dass es ihm leid tat." "Schauen Sie sich an, wie sich Ihr Vater danach verhielt. Sind Sie sicher, dass es ihm leid tat? Er glaubte doch immer noch, dass er richtig gehandelt hat und Sie es verdient hatten."

Ich überlegte. „Ich weiß es nicht. - Ja, vielleicht. Es sieht so aus." Ich ließ den Kopf hängen. Als er noch lebte, hatte ich nie bemerkt, dass ihm irgendetwas leid tat. "Verzeihen und Vertrauen sind die höchsten

Geschenke, die ein Mensch machen kann. Verzeihen muss man sich verdienen." Sie machte eine lange Pause, dann fuhr sie ernst fort: „Die Menschen werden nach dem Tod zur Rechenschaft gezogen. Wenn Sie ihm jetzt verzeihen, braucht er nicht mehr den Weg der Sühne zu gehen. Ihr Vater hat Sie halbtot geprügelt. Erinnern Sie sich an die Rückführung: Er ist Ihnen ausgewichen. Er flüchtete regelrecht vor Ihnen. Ihr Vater ist feige. Er müsste jedoch, um sich eine Verzeihung zu verdienen, eingestehen, was er getan hat. Ihnen gegenüber eingestehen: Das und das habe ich getan. Kannst du mir verzeihen? – Aber was tat er? Er versteckt sich, da wo er hätte sich zeigen und offenbaren müssen." „Sie haben gesagt, er sei nicht mehr mein Vater. Aber er wird doch immer mein Vater bleiben."

Mit ihrer Definition, wann Verzeihen angemessen sei und wann nicht, konnte und wollte ich mich nicht anfreunden. Zu sehr widersprach es meinen eigenen Instinkt. Ich konnte zwar noch nicht verzeihen, hoffte aber, es eines Tages zu können, unabhängig davon, wie mein Vater oder meine Mutter sich verhielten. Aber so weit war ich noch lange nicht. Manchmal glaubte ich, dass die Heilerin in alttestamentarischen Zeiten lebte. Und manchmal glaubte ich sogar, dunkle Kräfte wären im Spiel.

Bei meinen Körperübungen zu Hause, war ich teilweise so desillusioniert, dass ich fluchte und heulte, weil sich nichts wirklich veränderte. Ich hatte immer noch furchtbare Schmerzen. In den folgenden Tagen und Wochen, redete Frau Döbrink auf mich ein: „Verbannen Sie die Schmerzen aus Ihrem Denken!" Aber je mehr ich mir das wünschte, desto mehr gerieten die Schmerzen in den Mittelpunkt meiner Wahrnehmung. "Dauernd geben Sie die Drama-Queen! Ach, es tut ja so weh. Oh, wie geht es mir furchtbar schlecht!", äffte sie mich nach, „So geben Sie täglich den sterbenden Schwan!" „Aber ich habe Schmerzen. Das ist ja nicht eingebildet." Mich empörte, dass sie mich so mitleidheischend hinstellte, wie jemand, der das Opfer spielt. Ich *war* das Opfer! Aber - auch wenn ich es zunächst bestritt-, fragte ich mich doch, ob sie irgendwie Recht hatte. Ich war das Opfer und wollte das Opfer sein. Ich hielt daran fest. Aber genau das wollte ich ja ändern und dabei sollte mir Frau Döbrink helfen. Die Heilerin begann nun regelmäßig mein Selbstmitleid und meine Opferrolle anzuprangern. Ich fühlte mich jedes Mal ungerecht gemaßregelt für etwas, wofür ich nichts konnte. Sie hackte auf mir herum, während sie Alexander für seine Fortschritte lobte.

Das kam mir wie ein alt bekanntes Spiel vor; ein altes Muster, auf das ich reagierte, wie vor 30 Jahren auf meine Schwester, die immer die Bessere war. Jetzt war Alexander der Bessere und ich reagierte wie der Pawlowsche Hund. Aber da sie dies tat unter der Firmierung, mir helfen zu wollen, dachte ich, es müsste so sein. Sie war resolut und hart, aber auch verlässlich. Sie verlangte viel von einem und sie spielte mit offenen Karten. Sie bezeichnete sich selbst als gnadenlos und das war sie.

Immer noch hatte ich während der Körperübungen regelmäßige Gefühlsausbrüche und seltsame Visionen. Oft wurde mir zwischendurch eiskalt und ich fing an zu zittern. Jedes Mal fragte ich mich, woher diese Kälte kam. Wie ein eisiger Wind von außen und innen. Ich machte meine Übungen stur weiter in einem Vakuum von Zeit und Raum. Manchmal wurde die Stille unterbrochen von einem lauten Aufstöhnen.

Der Schmerz im Rücken.

Der Tritt.
Die kalten Worte. Es war wieder und wieder die Szene in der Küche, die vor mir auftauchte.
Am folgenden Morgen, klingelte der Wecker wieder um kurz vor fünf Uhr Morgens. Langsam wurde mir diese morgendliche Zeremonie zu viel. Ich sehnte mich danach, wieder ganz normal durchschlafen zu können. Aber noch war das Glas mit Pulver nicht vollständig leer. Ich hatte vieles während dieser kurzen Rituale am Morgen erlebt, aber es hatte nicht - so wie ich erwartet hatte – meinen Alptraum, meine Schmerzen, mein Leben zum Besseren gewendet. Ich hatte ein Wunder erwartet, aber es wurde ein quälender, unendlich langatmiger Prozess. An jenem Morgen also war ich richtig kaputt. Ich quälte mich aus der warmen Decke und setzte mich auf den Bettrand.
Ich war müde.
Ich atmete schnell.
Ein. Aus. Ein. Aus.
Eine ganze Weile ging das so.
Dann irgendwann hörte es auf (diese Atemhetze) und es war nur noch still.
Sonst nichts.
Ich erzählte Frau Döbrink davon und auch davon, dass keine Bilder mehr kamen.
"Ja. Die werden jetzt tagsüber kommen. Ganz langsam wird das Ereignis der Abtreibung in Bildern kommen. Schonend." Baff erstaunt sah ich sie an. Dass sie das alles wusste! Sie wusste immer eine Antwort. Und sie wusste, wie die Menschen tatsächlich waren, mit denen man zu tun hatte und sie wusste, wie man sich richtig verhielt, damit man nicht unterging in den Schlammschlachten, die Menschen untereinander veranstalteten.

Kurz, sie war Psychologin, Coach, Wahrsagerin, Heilerin; eine Art Übermutter und sie stand auf meiner Seite. Sie wollte mir helfen und das über das normale Maß hinaus.
Am Abend dann, machte ich noch einmal gegen 21 Uhr meine Körperübungen. Die Übungen sollten meinen Rücken beweglicher machen, aber ich habe nicht *eine* Verbesserung feststellen können. Keine Übung half, meine extremen Verspannungen aufzulösen. Ich hatte an diesem Abend nur eine kleine Lichterkette angemacht, die eine Ecke des Raumes ein wenig beleuchtete, der Rest lag im Halbdunkel. Ich war allein und störte niemanden. Langsam kam ich in eine Art Trancezustand. Eine ganze Weile kreiste ich mit meinem Körper die Bahnen einer liegenden Acht, ohne von einem Gedanken abgelenkt zu werden.
Ein langer, langer Schrei; ein sehr langer Schrei zeriss die Ruhe.
Ich heulte.
Ich schluchzte unter Tränen. Ich konnte gar nicht mehr aufhören zu heulen.
Wieder ein lang anhaltendes Schreien.
Dann nichts.
Ich hörte eine Stimme: Das war keine Kleinigkeit. - Das war keine Kleinigkeit.
Die Körperübung konnte ich nicht mehr weitermachen. Ich ließ mich auf den Boden fallen und heulte hemmungslos. Ich schleppte mich heulend ins Bett.
Alexander kam nach Hause, aber ich bemerkte es nicht. Ich schlief durch bis zum nächsten Morgen um fünf Uhr früh.
Die Heilerin führte ein neues Mittel ein: Salzbäder. „Für bestimmte Organe sind Salzbäder am Nachmittag besonders gut", sagte sie. Ich hatte mir zu diesem Zweck

im Supermarkt zwölf Kilo Salz geholt. Zehnmal bin ich hin und her gegangen, weil ich die Pakete Salz nicht alle auf einmal tragen konnte. Das Regal des Supermarktes, mit den 500g Salzpäckchen war nach meinem Einkauf fast leer.

Ich schwebte in der Badewanne im Wasser. Das Salz trug mich wie auf Wolken. Nach 35 Minuten sollte ich raus aus der Wanne, den Bademantel überwerfen, ein Glas Wasser trinken und mich ins Bett legen. Als ich im Halbdunkel in der Badewanne lag, - nur eine Kerze brannte - kam mir das eindringliche Bild des Ehepaars Zano. Sie standen dicht zusammen. Der Duschvorhang, am Wannenende war wie eine unebene, kleine Kinoleinwand. Die Bilder waren blass, aber deutlich genug, um etwas zu erkennen. Ich staunte. Ich sah noch einmal wie im Film, was an dem Tag der Abtreibung geschah. Sie brachten mich in einem Auto zu einem Arzt. Mir ging es sehr schlecht. Sie griffen mich an den Armen und hielten mich fest. Waltraut und Vater lieferten mich bei dem Arzt ab. Hans blieb am Steuer sitzen. Es war Sommer. Ich heulte. Die beiden warteten draußen vor dem Untersuchungsraum. Ich schrie vor Schmerzen. Die Werkzeuge des Arztes waren aus kaltem Stahl. Alle Kraft entwich aus meinem Bauch, wie ein Sog der nach außen dringt. Als alles vorbei war, nahmen die beiden mich wieder in Empfang. Hans hatte in seinem weißen Auto vor der Praxis gewartet. Ich hatte keine Arzthelferin gesehen. Der Doktor hatte kein Wort mit mir gesprochen. Zu Hause legte ich mich ins Bett. Ich würgte, konnte mich aber nicht übergeben. Dann schlief ich ein. Am nächsten Tag lag ich immer noch im Bett. Ich blutete und hatte furchtbare Unterleibsschmerzen. Die Schmerzen wurden immer stärker und ich konnte es kaum noch aushalten. Ich schrie nach Gottes Hilfe. Es war Mittag. Mein Vater war noch auf der Arbeit. Meine Schwester lehnte im Türrahmen und beobachtete mich. Die vielfache Ansicht des Geschehens, verstand ich nicht. Es zeigten sich ja keine wesentlichen, neuen Erkenntnisse. Warum musste ich mir die Ereignisse immer wieder ansehen? Auch Tage später geriet ich in eine Bilderflut, die die Situation in der Küche und die Abtreibung immer wieder zeigten. Ich fragte die Heilerin. „Die Bilder müssen raus aus Ihrem Körper. Es war eine gewaltige und gewalttätige Tat, die sie erlebt und durchgemacht haben. Diese Bilder sind in Ihrem Körper und sie müssen raus, damit Sie sie loslassen können. Sie wollen doch gesund werden!" An einem der letzten Tage, in denen ich um fünf Uhr morgens mein tägliches Ritual machte, sah ich alles von ganz weit oben. Das war das eindrücklichste Bild, das ich je an einem jener Morgen gesehen hatte. Frau Döbrink schien sich zu freuen, als ich ihr davon erzählte: „Das ist der Perspektivwechsel - alles in größerem Rahmen zu betrachten!" Aus diesem Anlass hielt sie es für angebracht, mir eine neue Körperübung zu zeigen, die ich machen sollte. Die Übung sollte jetzt 50 Minuten dauern und ich sollte sie dreimal am Tag machen.

Seit ich die Heilerin kennen gelernt hatte, beschäftigte ich mich ausschließlich mit mir selbst, so intensiv wie nie. Körper, Seele und Geist. Für alles hatte die Heilerin Aufgaben, Übungen, Aufträge. Ich sollte weiterhin darauf achten, was für Gedanken, Bilder und Geschichten mir während der Körperübungen in den Sinn oder vor Augen kamen. Sie legte mir diese Übungen ans Herz wie heilige Handlungen, die ich für meine Gesundheit mit tiefem Ernst durchführen sollte. Tatsächlich hatte ich in jener Zeit so einige ungewöhnliche Wahrnehmungen. Es war, als wäre ich mit neuen Antennen ausgestattet, an eine andere Dimension angeschlossen. Raum und Zeit hatten keine Grenzen mehr. Als wäre ich plötzlich fähig in vergangene Zeiten zu schauen. Ich konnte die Ereignisse sehen, die meine Familie in Kriegszeiten erlebt hatte. Ich hatte meinen Vater gesehen, wie er als junger Soldat mit anderen einen Bauernhof sicherte. Es sprudelten Wörter in einer fremden Sprache aus mir heraus. Ich sprach plötzlich in fremden Zungen. Ich sah eine alte Frau mit einer umgedrehten Mistgabel in der Hand vor die Scheune laufen; in der war ein junges Mädchen versteckt. Ein Soldat ging in die Scheune. Ein jüngerer Soldat blieb am Eingang stehen. Er starrte auf die Scheune. Es war mein Vater. Plötzlich rannte der Ältere aus der Scheune, schoss in die Luft und rannte an meinem Vater vorbei. Mein Vater starrte immer noch auf die Scheune, dann rannte er rückwärts, drehte sich plötzlich herum und folgte dem anderen. Ich wusste nicht, was das bedeuten sollte. Mein Vater als 14-Jähriger im Krieg.

"Unsere Väter, die im Krieg waren – wir wissen nicht, was sie getan haben und was sie erlebt haben. Wir wissen nicht, was unsere Mütter erlebt haben und unsere Großeltern. Die meisten haben nie darüber gesprochen. Aber das alles ist noch lebendig. Die nachfolgenden Generationen haben es auch genetisch ererbt. Es steckt in unseren Zellen und deswegen können jene, die empfindsam sind, wie Sie, Zugang zu diesen Bildern haben."

Zu jenem Zeitpunkt war ich zwar dem Alltag entrückt, aber trotzdem vollkommen klar darüber, was passierte. Ich hatte bis jetzt keinen Augenblick lang die Kontrolle verloren. Ich wollte nicht den Verstand verlieren. Aber ich war immer mal wieder nah dran und dessen war ich mir auch sehr bewusst.

Ich quälte mich mit den Körperübungen herum. Immer noch hatte ich bei jeder Bewegung Schmerzen. Frau Döbrink trieb mich ständig an, mich zu bewegen. Sie verlangte, dass ich die Schmerzen, die ich hatte, ignorieren sollte. Bewegen, bewegen, bewegen! – Aber ich konnte meine Schmerzen nicht ignorieren. Sie waren zu stark. „Sie halten an den Schmerzen fest!", schrie die Heilerin. „Alles soll sich um Sie drehen! Sie boykottieren meine Heilung!" Ich verkrampfte mich. Meine ganzen Bemühungen hatten keinen Zweck. Ich kam einfach nicht vorwärts. Das machte mich fertig. Vielleicht war diese Heilerin nicht die Richtige. Es hatte keinen Zweck. Ich überlegte aufzuhören und mir einen anderen Heiler zu suchen. Abends beim Abendessen, sagte ich zu Alexander: „Ich will aufhören." Er führte gerade die Brotschnitte zum Mund und hielt inne. „Was? Du willst aufhören? Nicht schon wieder!" Wieso regte er sich so auf? Es war doch nicht seine Sache. "Diese Heilerin ist nichts für mich. Sie hat Null Verständnis für meine Situation. Immer öfter fängt sie zu schimpfen an." „Ja, ich kann dir auch sagen weshalb! Du willst doch gar nicht gesund werden, sonst würdest du mal durchhalten! Ich habe deine ständige Ausprobiererei satt. Du warst doch bis jetzt schon bei hundert Therapeuten, Ärzten und was weiß ich nicht alles, die dich heilen sollten und immer hast du aufgehört. Halte doch wenigstens einmal durch. EINMAL! Und bring das zu Ende. Wenn du jetzt wieder aufhörst, dann... - Ich mache das nicht mehr länger mit!" Ich war über seinen Ausbruch überrascht. Wieso regte er sich auf? Er hatte doch nicht die Schmerzen, sondern ich! Und was meinte er damit: Ich mach das nicht länger mit?

Aber vielleicht hatte er auch Recht. Ich sollte doch besser weiter machen. Vielleicht schaffte ich es. „Na gut.

Ich mache weiter. Vielleicht hast du Recht. Ich möchte es ja wirklich endlich schaffen. Ich will endlich wieder gesund werden." "Gut.", sagte er. „Ich steh hinter dir, das weißt du. Du kannst dich drauf verlassen." Er schien erleichtert zu sein. Ich nahm mir also vor, auf keinen Fall noch einmal einen Wechsel zu machen. Die Heilerin musste mir helfen. Vielleicht war es gut, dass sie so streng war. Vielleicht brauchte ich das. Meine Bequemlichkeit, meine Unentschlossenheit und meinen Hang zur Selbstzerstörung musste ich ein für alle Male überwinden.

Frau Döbrink blieb weiterhin streng. Sie redete immer wieder auf mich ein, ich solle meine Schmerzen endlich ignorieren, und hatte schließlich Erfolg, aber anders als gedacht: Ich fügte mich, resigniert. Ich glaubte schließlich selber, dass ich meine eigene Gesundung boykottierte. Ich konnte einfach nicht von meiner Opferhaltung lassen. Aber ich hatte vor, das zu ändern. Nur wie? Das wusste ich nicht. Die ausweglos erscheinende Situation ging mir allmählich an die Nieren.

Das Glas mit dem grauen Pulver war fast aufgebraucht. Bald hatte ich es geschafft. An einem Morgen wachte ich um zehn vor sieben auf. Ich hatte verschlafen. Schnurz!, dachte ich, nahm wie üblich einen Esslöffel Pulver, diesmal im Liegen, vergaß das Glas Wasser zu trinken und drehte mich stattdessen herum und schlief weiter. Um acht Uhr morgens wachte ich auf. Es ging mir schlecht: Ich war total schlapp und furchtbare Schmerzen quälten mich. Gegen 12 Uhr rief ich Frau Döbrink an und erwartete eine Schimpftirade, als ich ihr sagte, dass ich diesmal zu spät aufgewacht sei und dann einfach weiter geschlafen hatte. Überaschenderweise lachte sie und gab mir den Ratschlag zwei bis drei Gläser heißes Wasser zu trinken und dann meine

Körperübungen zu machen. „Sie werden sehen, dann geht es Ihnen besser." Ich machte es, aber viel besser ging es mir danach nicht. Stattdessen preschten Wellen von verschiedenen Eindrücken auf mich ein. Sätze, mit denen ich nichts anzufangen wusste. Ich versumpfte in einem Jammertal und ließ mich in meinen Tränenpalast fallen. Aber ich hatte die Heulerei gleichzeitig so satt. Ich hatte diese ganze Geschichte satt. Diese Tragödie, mein Selbstmitleid und dieses ganze blöde Theater.

Am Abend hatte ich um 19 Uhr einen Termin bei Frau Döbrink. Ich war sehr deprimiert. „Wichtig ist, dass Sie sich selber nicht verurteilen und schlecht machen. Sie neigen dazu, auch weil Sie eine Perfektionistin sind. Es gibt Perfektionisten, die nie etwas zustande bringen. Warum? Weil sie zu hohe Ansprüche haben und deshalb nie etwas zu Ende bringen. Man muss großzügig mit sich selbst sein. Selbstironie! Humor!", rief sie, als wäre sie eine Marktschreierin, die ihre Ware anpreist.

Es gab Sätze der Heilerin, die mir seltsam und sogar unwahr vorkamen, aber ich wischte meine Zweifel weg und hinterfragte nicht weiter. Sie sollte meine Navigationshilfe sein, mit deren Hilfe ich aus dem Ozean des Unglücks herausschippern konnte. Dagegen betrafen ihre Wahrheiten oft Kleinigkeiten, die aber mein Leben erleichterten. "In düsterer Stimmung kann man nichts Heiteres hören; da hört man schwere Musik. Lassen Sie die Düsterkeit des anderen auf sich wirken, damit Sie wissen, was die Düsterkeit in Ihnen ausmacht. Es ist wie mit der Homöopathie, Gleiches mit Gleichem heilen." - Für mich war das ein neuer Schritt, mich nicht mehr allein an der Skala der guten Laune zu orientieren, sondern meinen Gefühlen mal endlich Raum zu geben. Ich nahm alle drei Tage ein Salzbad. Durch das Salz getragen, schwebte ich in der Wanne. Als ich im Bett lag und das Licht ausmachte, herrschte vollkommene Dunkelheit. Ich bekam plötzlich eine diffuse Angst vor dem Tod. Ich knipste das Licht an, um mich zu beruhigen. Als ich das Licht wieder ausknipste, ging es mir etwas besser. In der totalen Dunkelheit sah ich ein Licht, das weit weg war. Jesus von Nazareth tauchte in der Dunkelheit auf, so wie ich ihn von zahllosen Abbildungen kannte. Er sagte etwas ohne zu sprechen.

Es gab Aussagen der Heilerin, an denen ich immer wieder zweifelte, aber ich versuchte meine Zweifel beiseite zu schieben. Sie hatte mir schließlich geholfen, verschüttete Wahrheiten wieder ans Licht zu bringen. Dinge, die mich unterschwellig immer belastet haben.
Sie meinte, dass ich einen Brief an Hans Zano schreiben sollte. Sie gab mir Tipps und Hinweise, wie ich ihn formulieren sollte. Ich schrieb auf eine doppelseitige Karte:
Hatten Sie bislang ein schönes Leben?
Zwei Ereignisse haben mein ganzes Leben bis heute überschattet. Sie haben damals, als 30 Jahre älterer Mann, alles auf mich, ein minderjähriges Mädchen abgewälzt. Aber die Initiative ging von Ihnen aus. Durch den Eingriff bei diesem Kurpfuscher, zu dem ich hingeschleppt wurde, konnte ich keine Kinder mehr bekommen. Ich habe keine eigene Familie gründen können. Das habe ich vor allem Ihnen, ferner Ihrer Frau und meinem Vater zu verdanken. Ich will nun diese Last endlich abwerfen und muss sie daher hiermit an Sie zurückgeben. Trotz Ihres schuldhaften Verhaltens wünsche ich Ihnen und Ihrer Frau Frieden. Anna Breslau
Ich zeigte ihr die Zeilen, es gab kleine Verbesserungen hier und da, aber im Wesentlichen hatte ich selbst die richtigen Worte gefunden. „Schicken Sie es ab."
„Das möchte ich nicht."

"Ihr Peiniger sollte daran erinnert werden, was er getan hat. Sie geben ihm damit Gelegenheit, es wieder gutzumachen. Er wird vermutlich alles leugnen. Aber die Gelegenheit zur Rehabilitation, wie immer die aussehen mag, sollten Sie einem solchen Menschen geben. Zumindest konfrontieren Sie ihn mit seiner Tat. Es liegt letztendlich an ihm, was er daraus macht." Was sie sagte, leuchtete mir ein. Alles entsprach der Wahrheit. Und ich wollte kein Opfer mehr sein.
Raus aus der Opferrolle. Wie oft hatte Frau Döbrink das schon gepredigt. Ich suchte die Adresse raus.
Einige Fragen stellte ich Frau Döbrink noch, bevor ich den Brief abschickte:
"Woher weiß ich, dass der Brief ankommt?"
"Sie werden es erfahren."
"Was soll ich tun, wenn die sich melden?"
"Lassen Sie sich auf keine Diskussionen ein. -*Es ist alles gesagt. Ich möchte darüber nicht mehr sprechen.*- Das können Sie sagen. Ich werde Ihnen beistehen." Sie war sehr ernst, dann nickte sie wohlwollend. "Dass Sie Ihre Opferrolle auflösen, ist ein großer Schritt in die richtige Richtung."
Nachdem ich den Brief an Hans Zano abgeschickt hatte, war ich sehr aufgeregt. Ich wusste nicht, ob sie überhaupt noch lebten. Sie müssten mittlerweile beide über 70 Jahre alt sein. Als ich den Brief in den Kasten warf, fiel eine Last von meinen Schultern.

Draußen war es trüb und kalt. Die ganzen nächsten Tage wurde es nicht richtig hell. Mittlerweile sprach ich kaum noch mit jemandem und traf auch keine Bekannten oder Freunde mehr. Die Auseinandersetzung mit meiner Krankheit nahm alle Zeit in Anspruch. Aber nicht nur das. Ich glaubte auch, dass keiner meiner

Freunde meine Verbindung zu dieser Heilerin verstehen und nachvollziehen konnte. Ich war in einem komplett anderen Universum gelandet. Ich hatte generell kein Interesse und keine Kraft für Diskussionen und Auseinandersetzungen mit anderen Menschen. Das einzige, das ich momentan brauchen konnte, war vorbehaltlose Unterstützung und die fand ich bei der Heilerin; auch wenn sie mich oft kritisierte. Sie tat es schließlich, um mir zu helfen.

Aber meine Schmerzen verbesserten sich einfach nicht. Jede Bewegung tat weh. Bei den von Frau Döbrink verordneten Spaziergängen, die ich ausschließlich in meinem Wohnviertel machte und während denen ich zügig gehen sollte, schlurfte ich langsam durch die Straßen. Ich habe noch nie so viel mit alten Frauen gesprochen, wie in jener Zeit. Alte Frauen, die in meinem Viertel wohnten und die ich bislang immer übersehen hatte. Jetzt waren sie nicht mehr unsichtbar für mich. Frau Schmitz lief mir fast jedes Mal mit ihrem alten Pudel über den Weg. Sie fragte mich, was ich hätte und erzählte mir, dass ihr Mann an die Dialyse muss und sie jetzt auch mal die Nase voll davon hat, immer nur zu Hause bei ihm zu sitzen und da gab es die Frau Heinwein, die schlimme Rückenschmerzen hatte und mit ihren dicken Wasserbeinen zum Einkaufen humpelte, mühsam Schritt für Schritt. Sie hatte noch keinen Arzt gefunden, der ihr helfen konnte. Mit der einen oder anderen alten Dame wechselte ich immer mal wieder auf der Straße ein paar Worte. Sie lebten wie ich auf einem komplett anderen Planeten. Während um uns das Leben tobte, die Leute zur Arbeit gingen, Besorgungen machten und keine Zeit hatten, zockelten wir langsam durch die Gegend und waren mit unseren Krankheiten und Beschwerden beschäftigt. Wir waren vom Alltagsleben der

anderen abgeschnitten und für alle, die im Leben standen, unsichtbar. Nur – diese Frauen waren alle über 70 Jahre alt und ich war 21 Jahre jünger als sie.
Ich war total schlapp. Es kostete mich Kraft durch den Tag zu kommen. Wenn meine Schmerzen unerträglich wurden, rief ich die Heilerin an. Sie gab immer wieder den gleichen Ratschlag, nur anders verpackt: „Sie müssen die Schmerzen durch Ihr Bewusstseins reduzieren. Lassen Sie sich nicht in die Schlappheit fallen! - Lassen Sie sich nicht in den Schmerz fallen! – Ignorieren Sie den Schmerz! – Legen Sie Ihre Aufmerksamkeit auf etwas anderes! – Sagen Sie „PUNKT!" in den Schmerz, um ihn zu stoppen. – Formulieren Sie es positiv: Ich bin auf dem Weg der Veränderung. – Ich lasse mich nicht da hineinfallen. - Positive Stimulans ist wichtig." – und so weiter und so weiter. Ich schrieb einen Brief an meine Mutter. Warum hatte ich nicht damals schon meine Gefühle ihr gegenüber in Worte gefasst? Ich hatte mich nie bei ihr beschwert. Ich hatte sie nie gefragt, warum sie einfach abgehauen war. Ich hätte ihr damals einfach mal meine Wut entgegen schleudern sollen, statt immer nur den Dreck herunterzuschlucken und es nicht zu wagen, sie mit meinen Gefühlen zu behelligen. Warum habe ich sie geschont?
Mutter, Du warst nie aufrichtig zu mir. Du hast mir oft wehgetan. Und du hast NIE zu mir gestanden. Du verhältst dich gefühlskalt und...
Ich hörte auf zu schreiben. Es war lächerlich. Das hatte überhaupt keinen Sinn. Warum sollte ich ihr schreiben? Es würde sie nicht interessieren. Ich zeriss das Blatt.
Irgendwann musste auch mal Schluss sein mit dem Gejammer. Aber auf der anderen Seite, verdammt noch mal, gab es die offene Rechnung zwischen ihr und mir. Was also sollte ich tun?

Ich konnte es nicht auf sich beruhen lassen.
Es war der 23. Dezember. Ich hatte mich gerade nach einer Körperübung im großen Zimmer in den Sessel fallen lassen, als das Telefon klingelte. Nichtsahnend nahm ich ab. Es war 16.30 Uhr, draußen war es dunkel. „Wir haben hier einen Brief liegen." Ich fragte: „Wer ist denn da?" Der Mann hatte sich nicht mit Namen gemeldet, sondern einfach losgeredet. „Hier Ulat. Hans und Waltraud sitzen hier." Ich begann zu zittern. „Alles, was ich zu sagen habe, habe ich aufgeschrieben." „Aber das stimmt doch alles gar nicht!" rief er entrüstet. „Ich habe alles wahrheitsgetreu aufgeschrieben." Ich klammerte mich an die Sätze der Heilerin: „Mehr habe ich nicht zu sagen." Ich legte auf und wählte sofort die Telefonnummer von Frau Döbrink. Niemand ging dran. Ich legte auf und wollte gerade ihre Mobilnummer wählen, da klingelte mein Telefon wieder. Ich konnte es nicht wegdrücken. Ich ging dran. Waltraud war dran. Ich erkannte sofort ihre helle Stimme: "Anna!"
"Ich habe nichts mehr dazu zu sagen. Alles, was ich aufgeschrieben habe, entspricht der Wahrheit." Sie sprach beinahe in meinen Satz hinein: „Dann werden wir einen Rechtsanwalt---" Mitten in ihrem Satz legte ich auf. Jetzt aber musste ich sofort Frau Döbrink sprechen. Ich war aufgeregt. Ich zitterte. Ich hatte Angst.
„Döbrink."
„Ich bin es. Sie haben angerufen. Ich habe keine Angst. Sie haben angerufen", wiederholte ich aufgeregt.
"Zweimal. Das zweite Mal haben sie mit dem Rechtsanwalt gedroht."
Die Stimme der Heilerin klang entspannt und sanft: "Sie brauchen keine Angst zu haben. Die glauben, da käme noch etwas hinterher, deswegen drohen sie mit dem Rechtsanwalt. Beruhigen Sie sich. Es war alles so, wie

Sie geschrieben haben. Sie haben es selbst gesehen und erinnert. Wenn die noch mal anrufen, sagen Sie: Es ist vorbei. Machen Sie Ihren Frieden mit sich. Sie gehen jetzt in die Körperübung und bitten Sie Jesus um Hilfe." Ich versuchte bei meiner körperlichen Übung die unangenehmen Gedanken an diese Anrufe abzuschütteln. Nach einer dreiviertel Stunde setzte ich mich hin, außer Puste. Von mir fiel eine gewaltige Last ab.

Als ich nach so vielen Jahren die Stimme von Waltraud am Telefon hörte, war mein erster Gedanke: Was für eine schöne Stimme sie hat. Für eine Sekunde geriet alles ins Wanken. Eine Sekunde lang blitzte eine Unsicherheit auf. Ich hatte so lange die Wahrheit verdrängt, dass ich mich für wenige Sekunden nicht mehr auskannte. Es war alles so lange her und Waltraud's Stimme war die eines Engels. So warm, hell und herzlich. Selbst wenn sie einem böse war, hörte man das ihrer Stimme nicht an. Ich schüttelte die Gedanken an das Telefonat ab. Ich bin sicher: Jetzt wird alles gut, wiederholte ich einige Male in Gedanken, als wollte ich mich selbst davon überzeugen.

Die Heilerin kam immer wieder mit neuen Ideen und Heilmethoden. Sie befestigte Tachydsteine mit Klebestreifen an verschiedene Stellen meines Rückens. Morgens vor dem Duschen sollte ich sie abmachen und danach wieder auf die Stellen kleben. „Die Schwingungen der Steine werden Ihr Energiefeldes harmonisieren." Ich glaubte nicht an die Heilkraft der Steine. Aber ich machte trotzdem mit.

Seit meiner Fehlgeburt war mein Bauch dick, als wäre ich im 6. Monat schwanger. Die Ärzte konnten nur feststellen, dass der Bauch voll Luft war. Kein Arzt fand damals die Ursache. Die Heilerin sagte: „Der Bauch, der

geht bald weg. Das hängt mit der Wirbelsäule zusammen. Das wird auf jeden Fall weggehen, aber nicht sofort." Ich fragte nicht nach, um Genaueres zu erfahren. Ich dachte, sie könnte alles heilen: Meine Rückenschmerzen, mein Rheuma, die leichte Schuppenflechte, meine Schilddrüse, meinen Bauch, mein Herz, meine Seele, meinen Geist, mein Leben. "Durch die Körperübungen werden die Strukturen Ihres Körpers gestärkt", erklärte Frau Döbrink immer wieder. "Sie müssen nur einfach Geduld haben bis sich die ersten Verbesserungen zeigen. Es hat ja auch ein paar Jahre gedauert, bis Sie so lädiert waren. Aber das heißt nicht, dass der Rückwärtsprozess auch Jahre dauern muss; der geht schneller. Aber die Schnelligkeit hängt von Ihrer Mitarbeit ab!"
Endlich war die Zeit der Heilsteine vorbei und ich konnte die drei Klebstreifen, unter denen die Steine auf meinem Rücken befestigt waren, abmachen. Es gab nichts, was ich ohne Rücksprache mit Frau Döbrink zu mir nahm oder durchführte. Über jede Kleinigkeit hielt ich mit ihr Rücksprache; so wollte sie es.
Alexander hatte im Großmarkt eingekauft. 30 Kilo Salz schüttete er in die Badewanne. Ich schwebte im Wasser. Fast eine Stunde lang lag ich in der Badewanne. Dann ging es ins Bett. So intensiv wie in den vergangenen Monaten hatte ich mich noch nie um meine Gesundheit gekümmert, dennoch hatten sich meine Schmerzen nicht verändert.
Zu Beginn des nächsten Treffens bei Frau Döbrink las sie mir ein Gedicht von Hermann Hesse vor, das er im Januar 1934 geschrieben hatte: "Klage. Uns ist kein Sein vergönnt. Wir sind nur Strom................So füllen Form um Form wir ohne Rast, Und keine wird zur Heimat uns, zum Glück, zur Not..." Sie nahm die Brille ab und sah mich an. „Hesse hatte – ähnlich wie Sie und wie

viele von uns --, seinen Vater idealisiert. Als Kind hatte er Gefühle von Hass, Wut und Ohnmacht. Als der Vater starb, brach alles auf. Er musste sich mit der Realität auseinandersetzen. Er konnte das, was ihn bewegte so wunderbar in Worte fassen." Ich hätte nicht erwartet, dass sie Hesse las. „Hermann Hesse wird nicht von allen geschätzt. Viele im Literaturbetrieb lehnen ihn ab", sagte ich knapp. Ich hatte Steppenwolf, Siddharta, Das Glasperlenspiel, Narziss und Goldmund gelesen, als ich 17 Jahre alt war. Damals lasen wir alle Hesse. Aber ich wollte mich nicht über Bücher mit ihr unterhalten und sagte nichts mehr. Die Wand links von uns in ihrem Behandlungszimmer war voll mit Büchern, die in einem Regal bis unter die Decke standen. Neben esoterischen Schriften, gab es Dokumentationen über die christliche Kirche, Psychologiebücher, Geschichtsbücher und Literatur, Gedichtbände, einfach alles. Sie sammelte Bücher. Ab und zu gab sie mir ein Buch mit. Ich sollte bestimmte Seiten lesen und wir sprachen bei meinem darauffolgenden Termin über den Inhalt und das, was bestimmte Textabschnitte beim Lesen bei mir ausgelöst hatten. „Ja, ich arbeite im wahrsten Sinne des Wortes ganzheitlich", sagte sie zwischendurch stolz.

Die Spritzen, die sie gab, lösten panische Angst bei mir aus. "Sie brauchen keine Angst zu haben", versuchte sie mich zu beruhigen, „Es ist ein harmloses Mittel." Aber das beruhigte mich nicht. Auch dieses Mal erlaubte ich mir nicht zu fragen, um was für ein Mittel es sich handelte. Die Behandlung auf der Liege war für mich immer besonders schmerzhaft. Ich hatte vor jeder körperlichen Behandlung Angst, weil sie weh tat und mit dem stets gleichen Abschluss endete, vor dem ich, schon allein in Gedanken daran, zitterte. Nach jeder Knochenbrecherstunde machte sie zum Schluss

immer das gleiche Ritual: Sie hob meine beiden Beine hoch, hielt sie in einem hohen Winkel einige Sekunden oben und ließ sie plötzlich fallen. So wie die Beine aufprallten, mussten sie liegen bleiben. Ich durfte mich keinen Millimeter bewegen und sollte einige Minuten so verharren, bis die Heilerin mir sagte: „Jetzt können Sie aufstehen."
Als meine Fersen hart auf die Liege knallten, jagte mir der Schmerz des Aufpralls durch den ganzen Körper. Als ich das reklamierte, wetterte sie: „Die Beschwerden entstehen nur durch Ihre Angst", und ihre Stimme war sehr resolut und streng. Nie duldete sie Widerspruch. Als ich einmal nach dieser Abschlusstortur mit den Beinen zuckte, schrie sie: „Ich hab Ihnen gesagt, Sie sollen die Beine nicht bewegen, wenn ich sie fallen gelassen habe! Jetzt müssen wir das Ganze noch mal machen!" Sie schien wütend zu sein: „Ich habe anderes zu tun, als das hier zu wiederholen, weil Sie nicht das machen, was ich sage! Gleich kommt der nächste Patient. Sie kosten mich mehr Zeit, als ich habe!"
Während sie wieder begann an mir herumzuwerkeln, betete und hoffte ich, dass meine Angst vor dem Abschlussaugenblick verfliegen würde. Nach erneuten fünfzehn Minuten Kneten und Klopfen, beendete sie die Behandlung wieder mit dem Fallenlassen meiner Beine. Ich versuchte mich abzulenken und mich an einen anderen Ort zu denken. Wieder kamen meine Fersen hart auf der Unterlage auf. Diesmal tat es nicht weh. „Sie wollen wieder gesund werden!" zischte sie, „Dann müssen Sie das hier mitmachen!" Ich sagte nichts. Ich fragte mich nur, was für einen Nutzen das Fallenlassen der Beine haben sollte.
Die Heilerin zeigte ab und an Verständnis für meine Furcht, wenn sie mich mit Spritzen behandelte. Sie

setzte sie oft in die Beine, Schulter- und Rückengegend; manchmal auch in den Nacken.

Beim nächsten Treffen saß ich auf dem Korbsofa. Keine Liege! Gott sei's gedankt. Sie unterhielt sich mit mir, wirkte etwas ungeduldig und angespannt. Sie wiederholte immer wieder, dass ich mitarbeiten müsste, sonst könnte ich nicht gesund werden. Ich war schuldbewusst. Ich gab mein Bestes, aber es reicht nicht. „Ich bemühe mich alle Übungen gut zu machen, aber es ist auch so anstrengend und tut weh." Sie sah mich prüfend an. Das Gejammer gefiel ihr nicht. „Es ist anstrengend, aber was wiegt mehr? Sie wollen wieder gesund werden, oder? Also, tun Sie die Dinge so, wie ich es Ihnen sage! Sie müssen viel mehr mitarbeiten. Machen Sie sich Karten und kleben Sie sie zu Hause an die Wände, damit Sie sie immer wieder lesen. Auf der einen Seite stehen negative, auf der anderen Seite steht, wie sie die Negativität besiegen wollen. Zum Beispiel: *Opferrolle* – auf der anderen Seite steht der Gegenpol: *ich werde frei sein* oder *Ich schleiche – ich will normal gehen* und so weiter. Machen Sie das. Das wird Ihnen helfen, die alten Glaubenssätze zu überwinden. Der alte Mist muss raus, raus aus Ihrem Kopf, aus Ihrer Seele."

Ich merkte in der Bahn, dass ich keine Angst mehr hatte vor dem Ruckeln bei der Anfahrt und dem Stopp an einer Haltestelle. Und die abrupten Bewegungen taten diesmal auch nicht weh. Ich hatte einen Fortschritt gemacht!
Zu Hause beschrieb ich einige Karten und klebe sie an die Wand. Oben drüber in großer Schrift, die über allen thronte, so wie es mir die Heilerin gesagt hatte: *ICH bestimme den Grad meiner Freiheit.* Opferrolle – Gewinnerin, Schmerzpunkt - Interessenspunkt. Mein Gefängnis –

Meine Freiheit, Ich schleiche – ich gehe normal. Frau Döbrink nannte das Umprogrammierung, aber bei ihr hieß es immer: „Ich will, ich werde". Ich aber wusste, dass das Unterbewusstsein alles wörtlich versteht. So wie sie es formulierte, wurde die Umprogrammierung in die Zukunft verschoben. Man muss es in der Gegenwartsform formulieren. Aber das meiste schrieb ich auf, so wie es mir die Heilerin diktiert hatte; für den Fall, dass sie vorbeikam.

Meine morgendlichen fünf Uhr Zeremonien waren beendet. Endlich! Mein Tag war weiterhin eingeteilt in Körperübungen, Seelenübungen, Salzbäder und Spaziergänge. Wenn mir Frau Döbrink Spritzen gab, desinfizierte sie nie die Haut. Als ich sie danach fragte, sagte sie voll Überzeugung: „Das ist unnötig. Das wird nur aus falsch verstandener Hygiene von den Ärzten gemacht." Sie war keine Ärztin oder Heilpraktikerin. Sie hätte gar keine Spritzen geben dürfen, aber die Gesetze kümmerten sie nicht. „Ich spritze Ihnen ein natürliches Mittel, das Ihnen Erleichterung verschafft." Ich wischte mögliche Bedenken beiseite.

Die Heilerin gab mir wieder Spritzen in die Beine und dann in den Rücken. Es tat sehr weh, aber an der Wirbelsäule veränderte sich etwas. Etwas löste sich. Mir wurde plötzlich schummrig. „Mir ist nicht gut", rief ich. "Es geht gleich vorüber", meinte sie nur, „Das ist, weil die Äderchen wieder durchlässig werden." Plötzlich wurde mir gefährlich elend. Mein Kreislauf. „Was sehen Sie?" fragte sie sofort und eindringlich, aber nicht ängstlich. Sämtliche Kräfte entwichen aus der Mitte meines Körpers. Ich schloss die Augen und fiel in die Tiefe. Es war alles dunkel um mich.

„Den Tod."

„Was für ein Symbol zeigt sich? -- Wer ist der Tod?"

Mich wunderte ihre jetzt dringende Art zu fragen. Sie schien keine Angst zu haben, dass ich das Bewusstsein verlieren könnte.
Ich sah das Gesicht meines Vaters.
Dann geriet ich in einen gewaltigen Erinnerungsstrom. Ich durchlebte das damalige Ereignis wieder. Nur diesmal nicht den körperlichen, sondern ausschließlich den seelischen Schmerz. Ich fühlte eine Sekunde lang meine Überraschung, den unvorstellbaren Verrat, den Hass meines Vaters, meine Ohnmacht, die Verletzung, die Fassungslosigkeit, den weiten, tiefen, großen Schmerz; die Vernichtung durch den Menschen, der mir am nächsten stand. Mein Vater, der mich schützen und für das Leben, das vor mir lag, stärken sollte. Die Schläge meines Vaters prasselten auf mich ein. Ich rief innerlich, ohne einen Ton von mir zu geben: "Vater! Hör auf,...Vater!" Gefühle schwemmten mich hinweg, katapultierten mich in eine dunkle Wolke aus Schmerz. Als die Bilder verblassten, sagte die Heilerin zu mir: "So und nun wehren Sie sich und treten ihn dahin, wohin er Sie getreten hat und sagen Sie: Nie wieder machst du das mit mir, denn unsere Wege trennen sich hier für immer. Sagen Sie ihm: Solange er seine Schuld nicht auf sich nimmt, können Sie ihm nicht verzeihen. Dann wünschen Sie ihm Frieden, da wo er ist. Und vorher schließen Sie Frieden mit sich selbst. Gleich werden Sie spüren wie der Friede in Ihnen aufsteigt." Ich fühlte mich sofort wieder unter Druck gesetzt. Was sie von mir erwartete, konnte ich nicht denken, sagen oder tun, weil es nicht meinen Gefühlen entsprach.

Irgendwann klappte ich die Augen wieder auf und trank Kaffee. Frau Döbrink redete noch eine Weile auf mich ein, erklärte mir dieses und jenes. Ich weiß nicht, ob es durch ihre Erklärung und Zuwendung geschah, aber ich fand mich bald wieder in einem stabileren Zustand. Am Abend nahm ich gegen 22 Uhr ein Salzbad. Ich dachte über die Opferrolle nach. Die Opferrolle war die Ohnmacht. Ich hatte sie gegenüber meinem Vater, meiner Schwester und gegenüber meiner Mutter und ihren Söhnen und wahrscheinlich auch gegenüber dem Rest der Welt. Ich ging alles durch. Die Opferrolle gegenüber meiner Schwester: Sie konnte mit mir machen, was sie wollte. Sie hatte die Macht, weil der Vater alles, was sie sagte und tat, schützte und unterstützte. Ich war ausgeliefert und hatte mich zu fügen. Und das steckte mir immer noch in den Knochen und zeigte sich in unserer Beziehung. Die Opferrolle gegenüber meiner Mutter: Ich kann machen, was ich will, ich werde ihre Liebe nie erlangen. Sie lehnt mich ab, egal, was ich tue, egal, was ich im Leben erreiche. Sie wollte mich nicht. Ich versuche das zu ändern. Ich bin wie ein wuselnder Straßenköter, der immer wieder zu ihr rannte. Vergebens. Die Opferrolle gegenüber meinem Vater: Ich kann machen, was ich will, ich werde seine Liebe nie erlangen. Er lehnt mich ab, egal, was ich tue, egal, was ich im Leben erreiche. Die Opferrolle gegenüber meinen Halbbrüdern: Sie stehen bei meiner Mutter an erster Stelle. Sie bekamen alles, was sie wollten. Ich werde hinter ihnen immer nur den schlechteren Platz einnehmen. Die Opferhaltung ist eine Falle: Ich kann nichts ändern an meiner Situation und habe keine Hoffnung, dass sich etwas ändert. Vielleicht ergibt man sich in ein vermeintliches Schicksal und glaubt, jedes Handeln sei sinnlos. Andere sollen sich um mich kümmern. Ich kann nur durch andere gerettet werden. - Mir war die Opferhaltung ziemlich klar. Das einzige, das ich nicht wusste, war, wie ich diese Gefühle und meine Haltung ändern konnte. Wie eine Forscherin war ich in die Tiefen des

Bergwerks meiner Seele gestolpert. Die ganze Zeit hatte ich geforscht, aber ich kam nicht weiter.

Mit der Zeit löste, allein schon die Vorstellung, einmal um den Block gehen zu müssen, Angst in mir aus. Je mehr Frau Döbrink mir einhämmerte, dass ich meine Schmerzen ignorieren sollte, desto mehr fixierte ich mich auf sie und desto schlimmer wurden die Schmerzen. „Hören Sie auf, sich selbst zu bemitleiden! - Spielen Sie hier nicht den sterbenden Schwan!" Ich aber bemerkte oft gar nicht, dass ich das tat. Außerdem musste ich doch mit dem, was ich erfahren hatte, irgendwie umgehen. Ich konnte nicht so tun, als wäre all das, was ich betrachten musste, nicht schmerzlich für mich. Wie sollte ich anders damit umgehen, als einfach mal rauslassen, was ich empfand? Und selbst wenn es Selbstmitleid war. Ich konnte nicht so tun, als hätte ich alles schon weggesteckt. Die Heilerin verlangte etwas Unmögliches von mir. Auf der anderen Seite hatte sie vielleicht Recht. Ich bedauerte mich selbst viel zu lange und zu ausgiebig. Vielleicht hält Selbstmitleid die Wunde offen. Aber alte Wunden werden immer alte Wunden bleiben. Die Spuren der eigenen Geschichte verschwinden nie.

Bei meiner Runde ums Karree, traf ich eine Galeristin, die ich von früher kannte. Zehn Jahre waren vergangen, seit wir uns zuletzt gesehen hatten. Sie wirkte sanft und sie lächelte. Nach kurzem Vorgeplänkel sah sie mich ernst an. Ihre langen schwarzen Haare glänzten immer noch seidig „Weißt du, ich hatte Krebs. Ich bekam erst Bestrahlungen, dann eine Chemotherapie. Es war schwierig", sagte sie leise, dann schwieg sie eine Weile. Überlegte sie, ob sie weiterreden sollte? Ich schwieg ebenfalls. Dann lächelte sie, wie für sich selbst. „Mittlerweile habe ich den Krebs überwunden; schon seit sieben Jahren. Ich wollte wieder gesund werden, aber ich hatte

auch eine ungeheure Angst. Aber als ich mit der Opferrolle aufhörte, begann meine Gesundung." Als ich den letzten Satz von Maria Lassner hörte, war ich elektrisiert. Sie sprach klar aus, was ich die ganzen letzten Wochen immer mal wieder geahnt hatte; ich war mir nur nicht ganz sicher gewesen. Das ist es! dachte ich. Das ist es! Das ist die Lösung! Diese Frau sagt es, sie hat es selbst erlebt, die Opferrolle ist es! Ich nahm mir vor, es genauso zu machen wie Maria. Und ich begann darauf zu achten, ob und wann genau ich diese verdammte Opferrolle einnahm und versuchte loszulassen. Loszulassen. Loszulassen Es war nicht einfach. Ich musste achtsam sein, um mir selbst auf die Schliche zu kommen.
Nach und nach lernte ich die anderen Patienten der Heilerin kennen. Auch ihnen predigte sie immer wieder, dass sie erst nach einem mühevollen, steinigen Weg ihre Gesundheit erlangen würden. Wir glaubten daran. An was hätten wir sonst glauben sollen? Frau Döbrink war eine „Pusherin". Sie kümmerte sich um ihre Patienten wie eine barsche Mutter um ihre Kinder. Ihre Strenge duldete ich, weil ich glaubte, dass ich das aushalten müsste. Sie erinnerte mich immer mal wieder daran, dass ich mich am Anfang einverstanden erklärt hatte, den steinigen Weg zu gehen und durchzuhalten. Durchhalten - da war ich mittlerweile angekommen. Durchhalten. Alles diente nur dem Zweck der Gesundung. Ich halte durch. „Ich bin so streng, damit Ihr endlich Schluss macht mit Euren destruktiven Eigenschaften." Es gab auch Patienten, die bei Frau Döbrink nicht durchhielten. „Die, die abspringen, waren nicht bereit den harten, steinigen Weg zu Ende zu gehen. Ich habe jeden einzelnen am Anfang gewarnt, dass es nicht einfach werden würde. Aber sie wollen sich nicht aus ihrem alten,

negativen Lebensmuster befreien. Manche von ihnen werden wiederkommen. Das kommt auch vor."
Manchmal umarmte mich Frau Döbrink zum Abschied und ich sie. In solchen Momenten war ich mir sicher, dass sie es gut mit mir meinte und ich war mir sicher, dass ich auf dem richtigen Weg war.
Ich stellte mir zwischendurch auch sinnlose Fragen. „Wieso bekomme ich den ganzen Schmerz ab? Wieso gehe ich Jahre später kaputt und nicht die Täter?", fragte ich wütend. Alexander zog die Stirn kraus. „Ich weiß es nicht. Auf so eine Frage gibt es keine Antwort." Ich schwieg. „Das Schwierigste wird sein, zu akzeptieren, was vorgefallen ist", meinte er behutsam. „Wenn du es akzeptierst, kannst du deinem Leben eine Wendung geben, denn was geschehen ist, kannst du nicht ändern." „Und wenn ich es nicht akzeptieren kann?" – Er sah mich wieder an und sagte ruhig. "Dann wirst du dich weiter damit beschäftigen. Aber du wirst es nicht ändern können."
Gerade zu diesem Zeitpunkt, fand ich einen Zeitungsartikel, der in der Süddeutschen Zeitung auf Seite 18 veröffentlicht war: „Erinnerungen im Rückenmark..... Schmerzen hinterlassen Spuren in bestimmten Nervenzellen im Rückenmark, das als Schmerzgedächtnis im Rückgrat bezeichnet wird." Den letzten Satz hatte ich damals, angestrichen: „Auch durch Misshandlung im Kindesalter können sich Erinnerungen an die Schmerzen im Gehirn eingraben, die unter Umständen Jahrzehnte später wieder aktiviert werden." Es bedeutet nichts anderes, als dass man in einer wissenschaftlichen Studie festgestellt hatte, dass einschneidende, traumatische Erlebnisse, Jahre und Jahrzehnte später ihren Ausdruck in körperlichen Schmerzen finden konnten.

Es war die Zeit der Merksätze, Sprüche und Losungen, von denen ich später nichts mehr wissen wollte, denn Merksätze befinden sich immer außerhalb des eigenen Daseins und man begegnet ihnen so wenig, wie den Helden, denen man hinterher winkt. Die Heilerin diktierte mir die Merksätze. Eifrig malte ich auf DIN A4 Blätter alle Sprüche, die sie mir sagte. Ich hängte die zwanzig Zettel mit den verschiedenen Merksätzen in der ganzen Wohnung auf und hoffte, dass ich in nächster Zeit keinen Besuch bekam.

Irgendwann machte die Heilerin den Vorschlag, dass ich meinen Mann doch zu einer Sitzung mitbringen könnte. An einem Nachmittag tauchten wir beide zu einem Termin bei ihr auf. Sie war sichtlich von ihm angetan. Sie fragte Alexander nach seinen familiären Hintergründen und er gab bereitwillig Auskunft. „Auch in Ihrer Familie ist etwas geschehen. Diese Dinge müssen Sie sich anschauen, weil diese Erlebnisse sehr tiefe Spuren in Ihrem Leben hinterlassen haben, die noch heute Ihr Leben stark beeinflussen. Diese Einflüsse verhindern letztendlich heute Ihren beruflichen Erfolg." Das interessierte meinen Mann. Er arbeitete als Künstler. Manche Künstler versuchen durch Lautstärke aufzufallen, andere zelebrieren bloß ihre psychischen Defekte. Alexander brauchte beides nicht. Er hatte bereits die erste Hürde zu einem bekannten Künstler genommen. Er war schon vor 20 Jahren in unserer Stadt und im Bundesland bekannt, doch dann ging es nicht weiter und zu seinem Entsetzen war seine Präsenz in Galerien und Museen seit Jahren rückläufig. Bei ihm also lief es nach anfänglichen guten Erfolgen schon eine ganze Weile nicht mehr so gut. Irgendetwas musste er ändern, das war klar. Vielleicht

konnte Frau Döbrink ihn beruflich beraten, denn sie hatte auch als Coacherin gearbeitet, erzählte sie.
Alexanders Eltern waren gute Menschen. Ihr soziales Engagement galt in der Öffentlichkeit als vorbildlich. Sie bezahlten jedem ihrer Kinder eine Ausbildung. Aber lieber noch spendeten sie ihr Geld an ein Waisenhaus in Indien, das sie selbst gegründet hatten und an eine Leprastiftung. Sie schlugen ihre Kinder, bis das Schlagen von Kindern öffentlich verpönt wurde. Das war in den späten 60er Jahren. Später, als ihre erwachsenen Kinder sie auf die körperliche Züchtigung ansprachen, reagierten sie nicht, sondern redeten, geschäftig konzentriert, von anderen Dingen. Mit ihnen konnte man keine Themen erörtern, die mit ihren eigenen Kindern zu tun hatten. Die Diskrepanz zwischen ihrer Menschlichkeit für Kinder auf anderen Kontinenten und ihrer Lieblosigkeit für die eigenen Kinder, war nur dem inneren Kreis der Familie bekannt. Auch Alexander hatte den Vorwurf der Lieblosigkeit an seine Eltern, die sich manchmal in einer drastischen Verachtung des Vaters gegenüber seinen Kindern gezeigt hatte und in einer herzlos wirkenden Ignoranz seiner Mutter gegenüber den Empfindungen ihrer Sprösslinge. Warum hetzten seine Eltern so sehr der Ehre durch ihr mildtätiges Engagement in der Öffentlichkeit hinterher? Gut zu den eigenen Kindern zu sein; dafür gibt es keine öffentliche Anerkennung, damit konnte man vor anderen nicht glänzen und damit kam man nicht in die Zeitung.
Frau Döbrink sah sich einige Bilder von Alexander an und war angetan. "Ich werde Ihnen helfen", sagte sie sehr ernst und wie zu sich selbst. Wir beide schöpften wieder Hoffnung, denn finanziell war unser Leben eine einzige Katastrophe. Jetzt, da ich krank geworden war, hatten wir noch weniger Geld, als vorher. Frau Döbrink

begann über die Familie von Alexander zu sprechen und seltsamerweise wusste sie einiges; ohne dass wir ihr davon erzählt hatten. Sie erwähnte die dominante, abwesende Mutter und den kalten, hochmütigen Vater. „Eltern prägen uns und oft zerstören sie das Selbstvertrauen ihrer Kinder. Sie können keine Liebe geben, weil sie selbst keine Liebe bekommen haben."
"Was hältst du von ihr?" fragte ich Alexander auf dem Nachhauseweg. „Hört sich vernünftig an. Ich kann damit was anfangen. Aber erst mal abwarten."
Ich hatte vor, solange die Behandlung bei Frau Döbrink dauerte, beim „Sie" zu bleiben, um eine gesunde Distanz einzuhalten. Alexander aber begann ziemlich schnell, sich mit Dolores Döbrink zu duzen, also war ich gezwungen, meine Regel über Bord zu werfen. Bei manchen Äußerungen von Frau Döbrink meldeten sich meine Antennen mit Lärmbalken, aber ich entschied, dem nicht nachzugehen.

Für den kommenden Sonntag lud uns die Heilerin zu einer kleinen Matinee ein, die bei ihr zu Hause stattfinden sollte. Sie wollte, dass sich ihre Patienten untereinander kennen lernten. Es wurde ein kleines Buffet geplant. Jeder brachte eine Kleinigkeit zu essen mit und bereitete einen kurzen kulturellen Beitrag vor. Ich war nicht so erbaut von dem Treffen. Nach über fünfzehn Jahren Buddhistenverein war ich der Gruppentreffen überdrüssig. Es war immer das gleiche Schema: Relativ schnell kristallisierte sich einer als Anführer heraus und der Rest war folgsame Masse. Mir gefiel diese Gruppendynamik nicht. Außerdem hatte ich genug mit mir selbst zu tun und fühlte mich nicht im Stande Small-Talk zu machen. Gerade erst versuchte ich aus meinen seelischen Trümmern herauszukriechen, wie sollte ich da anderen angemessen begegnen? Schmollend setzte ich mich am

Sonntagmorgen ins Auto und fuhr, eher widerwillig, mit Alexander zu diesem Treffen. Wir waren die Ersten. Alexander hatte ein Bild mitgebracht, das er zeigen wollte und ich eine selbstgeschriebene Kurzgeschichte, die ich vorlesen wollte. Allmählich trudelten die Leute ein: Margarethe (74), Klavierlehrerin mit ihrer Tochter Susanne (47). Von beiden hatte uns die Heilerin erzählt. Die Mutter und ihre älteste Tochter hatten eine sehr enge Beziehung. Sie lebten zusammen und unternahmen alles miteinander. Susanne wirkte blass und farblos. Die einzige Vertraute und Freundin schien ihre Mutter zu sein. Dolores Döbrink hatte Alexander und mir erzählt, dass beide eine ungewöhnlich enge Beziehung hatten, die sie für ungut hielt. Ich beäugte die alte Dame kritisch und gab ihr sofort die Schuld, dass ihre Tochter sich nie von ihr lösen konnte, sondern, an sie gefesselt, mit ihr alt wurde. Die Heilerin beobachtete während der Matinee jeden von uns, aber sie sagte kaum etwas, sie hielt sich sehr zurück. Ich fühlte mich unwohl, wie auf dem Prüfstand.

Wir waren eine kleine Runde von fünf Patienten. Jeder stellte sich vor und machte einen kleinen Beitrag. Ich las die Kurzgeschichte vor, die ich am Morgen noch schnell zu Ende geschrieben hatte und war gespannt auf die Reaktionen der anderen. Aber als ich fertig war, herrschte Schweigen. Vielleicht war die Geschichte zu traurig. Auch die Heilerin sagte nichts. Margarethe hatte nichts vorbereitet. Sie wollte uns stattdessen etwas über sich selbst erzählen. „Ich arbeite immer noch als Klavierlehrerin und ich singe im Chor. Das mache ich schon seit über vierzig Jahren und es macht mir viel Freude." Jetzt begann sie erstaunlich offen und frei davon zu sprechen, dass sie schon lange geschieden sei und wie schlecht ihr Mann sie während der Ehe behandelt hatte. Sie redete darüber, dass er sich an der ältesten Tochter vergangen hatte, als sie klein war, und dass es für sie erschütternd war, als Dolores diesen furchtbaren Missbrauch aufgedeckt hatte. Sie sei froh, jetzt über ihren Mann Bescheid zu wissen und dass sie ihn noch damit konfrontieren werde. "Er war furchtbar egozentrisch. Wenn er im Urlaub in eins seiner Lieblingsgeschäfte ging, um ungestört zu stöbern, musste ich draußen warten. Es dauert nur ein paar Minuten, sagte er jedes Mal und dann blieb er über eine Stunde im Geschäft. Ich wartete und wartete und stand mir die Beine in den Bauch, statt einfach nach Hause zu gehen oder sonst was zu machen. Ich bin jedenfalls froh, dass mir Dolores die Augen geöffnet hat. Ich bin zwar schon 74 Jahre alt, aber ich möchte mein Leben noch mal ganz neu aufrollen." Susanne hörte ihrer Mutter aufmerksam zu.

Ich fand es furchtbar, was Menschen durchmachten, aber umso wichtiger war es, sich zur Veränderung zu entscheiden. Margarethe war mir nach ihrer Einlassung sympathisch.

Nun begannen auch die anderen sehr persönliche Dinge zu offenbaren, obwohl wir uns untereinander gerade erst kennen gelernt hatten. Irma, meine Bekannte, die für mich den Kontakt zu der Heilerin hergestellt hatte, war auch da. Und dann war da noch die Assistentin Clara, die fast bei allen Sitzungen bei Dolores, die ich bisher gehabt hatte, dabei gewesen war, aber so unscheinbar und im Hintergrund blieb, dass ich sie meist nicht wahr genommen hatte. Dolores betonte öfter, dass Clara von ihr die Kunst des Heilens gelernt hatte und dass sie eine ebenso gute Heilerin wie sie selbst sei. Sie wollte, dass wir Clara als Heilerin ernst nahmen. Aber Clara war ganz anders als Frau Döbrink. Sie war nicht so streng und bestimmend, sondern weich und

nachgiebig. Aus irgendeinem Grund bezweifelte ich, dass Clara das gleiche Können wie Dolores hatte. Die Heilerin betonte auch während der Matinee, dass nicht sie selbst es sei, die streng war, sondern Gott, der durch sie sprach. „Ich habe eine direkte Verbindung zu Gott. Wenn ich Euch etwas sage, kommt es nicht von mir, sondern von ganz oben." Immer, wenn sie so etwas sagte, schwieg ich, obwohl ich es für eine maßlose Behauptung hielt. Andererseits hatte sie wirklich Gaben, die außergewöhnlich waren. „Glaubt mir, ich will gar nicht schreien und laut werden, so wie Ihr es manchmal erfahrt. Mir gefällt das auch nicht. Aber Gott meldet sich durch mich und er muss streng sein, damit Ihr endlich aufwacht." Ihre Stimme wurde sehr weich und sie schien plötzlich eine ganz Andere zu sein: Eine mitfühlende Frau, die als Werkzeug Gottes, hart durchgreifen musste, obwohl sie lieber in sanfter Freundlichkeit auf unsere verletzten Seelen einwirken wollte. "Mit Gott kann man nicht herumspielen", sagte sie in immer noch sanftem Ton. Mich wunderte es, ihre weiche Seite zu sehen. Sie schien also zu wissen, dass ihr scharfer, strenger Ton manchmal unter die Haut ging. Dass sie mitfühlend war, versöhnte mich mit jedem ärgerlichen Gefühl, das ich je gehabt haben mochte.
Bei diesem Matinee-Sonntagvormittag war die Heilerin der Mittelpunkt. Wir waren alle auf sie fixiert. Sie war die Gastgeberin. Jeder richtete seinen Matineebeitrag an Dolores und erwartete ihr Urteil. Keinem anderen trauten wir so viel Kompetenz zu, wie ihr. Sie gestand uns sogar, dass auch sie ständig lernte. Dass auch sie manchmal von „denen da oben", der Dreifaltigkeit, an der Nase herumgeführt und getäuscht wurde und so auch ihre eigenen Erfahrungen machen musste. „Ich muss Euch immer ein paar Schritte voraus sein, versteht

Ihr?" und „Wenn ich „Dreigestirn" zur Dreifaltigkeit sage, also zu Gott, Jesus Christus und dem Heiligen Geist, dann ist das nicht despektierlich gemeint. Wir brauchen hier nicht so ernst zu tun, wie in der Kirche. Gott hat eben auch Humor. Viele wissen das nicht." Die Heilerin wollte durch die Arbeit mit uns, Schritt für Schritt, zu einer besseren Welt beitragen. Sie wollte uns darauf vorbereiten, sie zukünftig in dieser wichtigen Aufgabe zu unterstützen und sogar zu vertreten. Es ging immer um die Selbstverantwortung und die Selbstveränderung. Das hatte ich schon bei den Buddhisten gelernt, aber umgesetzt wurde es in großen Religions-Organisationen so gut wie nie. Sie liefen immer Gefahr, mit der Zeit ein Verfestigungsapparat der Macht durch einige machtbewusste Mitglieder zu werden, die sich hier verwirklichen konnten. Mein alter Buddhistenverein war streng hierarchisch aufgebaut, auch wenn das vehement geleugnet wurde. Den Machtapparat bekam nur jemand mit, der hinter die Kulisse schaute. Verändern konnte daran naturgemäß ein Einzelner kaum etwas. Mit dieser Heilerin war es anders. Es war nur ein kleiner Kreis, der zusammengehalten werden musste. In diesem kleinen Kreis mit der direkten Beziehung zur Heilerin, sollte es möglich sein, uns ohne Hierarchien zu entwickeln und ohne Verfälschungen die Idee einer besseren Gesellschaft zu verwirklichen. Für die Verwirklichung einer besseren Gesellschaft war die Selbstläuterung, eine Art Selbstrevolution, die Grundlage. Jeder sollte bei sich selbst anfangen. Die Heilerin wollte uns beim Prozess der Selbsterkenntnis helfen. Ich war mir sicher, auf dem richtigen Weg zu sein. Nachdem die Matinee beendet war, half ich noch mit aufzuräumen und zu spülen. Ich stand neben Dolores in der Küche und trocknete die Gläser ab. „Ich möchte gerne öfter eine Matinee ma-

chen. Wir könnten es reihum veranstalten. Jeder steuert einen kleinen kulturellen Beitrag dazu bei. Ein kleiner Kultursalon, Sonntags." „Ja, das wäre interessant."
"Du hast deine Geschichte tonlos vorgelesen, so wie jemand, der damit nichts zu tun hat. Morgen in der Stunde reden wir darüber. Gib mir doch mal das Majoran aus der Schublade."
„Wo? Hier?"
„Ja, zieh sie auf."
Ich zog eine große Schublade des Schrankes, vor dem ich stand, auf und starrte auf die Schraubdeckel von über 30 kleinen Gläser, die alle den gleichen Schraubverschluss hatten. Die Etiketten am Glas konnte ich nicht sehen. „Wie finde ich das Majoran? Ich sehe nur Schraubverschlüsse und auf denen steht nichts drauf."
„Versuch es zu erspüren. Geh mit der flachen Handfläche über die Gläser, ohne sie zu berühren. Wenn deine Hand über dem richtigen Glas ist, spürst du es und dann zieh es raus."
„Das kann ich nicht", sagte ich sofort. „Das sind zu viele Gläser."
„Mach es. Du kannst das. Du bist sensibel genug." Ich hielt meine geöffnete Hand ein Stück weit über die Gläser und dachte an „Majoran". Dann griff ich ein Glas, zog es raus und staunte, als ich auf das Etikett sah. „Siehst du," sagte die Heilerin. „Du kannst es."
Es war 15 Uhr. Der halbe Tag war um. Nach der Matinee hatte ich schlechte Laune. „Was sollte das Ganze eigentlich? Ich hätte viel lieber gemütlich zu Hause meine Sonntagzeitung gelesen, als mich mit dem Quatsch abzugeben", schimpfte ich auf der Rückfahrt.
Als ich einen Tag später zum Einkaufen ging, traf ich die Heilerin zufällig vor unserem Bio-Supermarkt. Sie lud mich zum Kaffee ein. Wir gingen zum Eiscafe an

der Ecke. Ich war etwas nervös. Was sollte ich privat mit ihr reden? Wir setzten uns nach draußen. Es war angenehm warm. Mir fiel auf, wie sehr sie aus dem Vollen schöpfte. Sie bestellte sich einen Kaffe, eine Extraportion Sahne, einen Apfelsaft und ein Wasser. Ich bestellte einen Milchkaffee und kam mir kleinlich vor, denn niemals im Leben würde ich mir erlauben über das Notwendigste hinaus, etwas dazu zu bestellen. Ich war zu sparsam und eben nicht verschwenderisch. Aber ich hatte auch kein Geld, um verschwenderisch zu sein. Mir kam es aber so verführerisch vor.

Das ist ein ganz anderes Lebensgefühl, dachte ich. Ich sollte einfach großzügiger mit mir selbst sein, so als hätte ich Geld genug. Als hätte sie meine Gedanken gehört, meinte sie: „Du musst viel lebendiger werden. Du schränkst dich zu sehr ein. Immer klein-klein, Du willst doch mehr. Du willst doch eigentlich viel mehr." Sie sah sich um und sprach jetzt leiserer, damit niemand, außer mir, sie hören konnte: „Du musst in einen ständigen Dialog mit Gott treten. Dann wird alles, was du tust, von Gott geführt. Du kannst es, da bin ich mir sicher. Aber, - und das ist sehr wichtig, und das habe ich dir auch schon mal gesagt: Zur Sicherheit solltest du immer, wenn Gott dir etwas sagt, nachfragen: Bist du das, Gott? Wenn keine Antwort kommt, weißt du, es ist nicht Gott, der mit dir redet. Dann brich sofort ab. Wir müssen immer aufpassen, dass der Teufel sich nicht dazwischen schiebt. Er ist überall dabei und will Zerstörung und Vernichtung." Ich war dankbar für den Hinweis. „Was ist eigentlich der Heilige Geist?" Ich wollte die Gelegenheit nutzen, um mehr von ihr zu erfahren. „Der Heilige Geist ist ständig und überall. Alles, was zum Beispiel zwischen uns ist, energetisch und nichtmateriell, ist der Heilige Geist. Er verbindet alle und alles miteinander." „Aha." Dolores schien an der Quelle von Erkenntnis und womöglich Erleuchtung zu sein. Die Verbindung zu dieser Heilerin barg den Schatz der Lebensunterweisung; also das, was in meiner Vorstellung, gute Eltern tun und ihren Kindern mitgeben, damit sie ihr Leben meistern können. Dolores hatte auf alles eine Antwort, der sie sich absolut sicher zu sein schien. Ich glaubte mich nun wieder in der Lage, mit ihrer Hilfe, nicht nur meine Krankheit überwinden zu können, sondern mir ein Leben aufbauen zu können, wie ich es mir immer gewünscht hatte. Dagegen war jedes esoterische Seminar, jeder Workshop zu Lebensfragen oder jede spirituelle Meditationsgruppe ein Blinde-Kuh-Spiel. Diejenigen, die diese Gruppen leiteten, wussten selbst kaum mehr, als die Teilnehmer, aber sie vermittelten den Eindruck, als hätten sie hinter die Tapete des Lebens geschaut und wüssten Bescheid.

Ich hatte in Dolores eine persönliche Beraterin, eine Übermutter gefunden, die helfen wollte. Sie war daran interessiert, dass ich weiterkam im Leben; materiell, wie auch geistig-seelisch. Sie hatte mich nicht stehen gelassen, wie die Ärzte im Krankenhaus, denen es egal war, wie es für mich weiterging. Ich zuckte leicht zusammen, weil Dolores mich in meinen Gedanken unterbrach: „Margarethe und Susanne sind beide zu eng miteinander verbunden. Das Traurige ist, dass Susanne nicht mitarbeitet. Sie weiß, was sie tun muss, um endlich raus aus ihrem Sumpf zu kommen. Sie tut es aber einfach nicht. Sie und ihre Mutter sind co-abhängig. Sie muss von ihrer Mutter weg, sonst kommt Margarethe nicht weiter. Es wäre besser, wenn sie auseinanderziehen würden. Ich bin mit Margarethe befreundet und möchte ihr helfen. Sie muss Susanne loslassen und Susanne muss ihre Mutter loslassen. Sie leben ja zusammen wie in einer Symbiose. Sie unternehmen alles zusammen. Aber zu Hause tut Susanne nichts, gar nichts. Sie lässt alles ihre Mutter machen. Susanne spült nicht, kocht nicht, putzt nicht, wäscht nicht. Sie macht nichts im Haushalt. Nichts! Ich habe ihr gesagt: Deine Mutter kann nicht alles tun. Sie ist über 70 Jahre alt. Die putzt die Wohnung für dich, die macht dies und das, sie bezahlt alles. Aber Susanne versteht es nicht. Sie hält das alles für selbstverständlich. Sie muss sich endlich von ihrer Mutter lösen und selbstständig werden. Sie muss erwachsen werden! Ich habe Margarethe gesagt: Du musst dich von deiner Tochter trennen! Das musst du für dich tun und du musst das für Susanne tun. Sie ist eine erwachsene Frau und muss endlich selbstständig werden. Susanne ist immerhin siebenundvierzig Jahre alt." Nach einer Pause fügte Dolores hinzu: „Margarethe, Clara und ich wollen zusammen ziehen und uns ein Haus mieten. Da müssen die Verhältnisse vorher geklärt sein. Wir haben vielleicht schon ein Objekt gefunden. Eine Immobilienmaklerin hat uns etwas vorgeschlagen auf der anderen Flussseite." Ich war überrascht davon zu hören. Gegen 17 Uhr trennten wir uns. Sie bezahlte beim Kellner und gab ihm ein gutes Trinkgeld. Sie war also nicht nur großzügig mit sich, sondern auch anderen gegenüber. Sie hatte ihren Apfelsaft nicht mal angerührt.

Es dauerte noch einige Wochen, dann kam es zum Eklat zwischen Margarethe und ihrer Tochter. Margarethe trennte sich endlich auf Betreiben der Heilerin von ihrer ältesten Tochter Susanne. Die verstand die Welt nicht mehr. Plötzlich stand sie ohne die Mutter da. Wo sollte sie hin? Wovon sollte sie leben? Sie hat nie gearbeitet, sondern immer von und mit der wohlhabenden Mutter gelebt. Susanne bettelte; sie wollte mit in das neue Haus ziehen. Aber die Heilerin blieb hart. Margarethe fiel es sehr schwer, sich von ihrer Tochter zu trennen, aber sie hielt durch und blieb bei ihrer Entscheidung. Sie sah ein, dass sie ihre Tochter endlich los lassen musste. Es war vernünftig, gleichzeitig aber war es ein erschütterndes Drama. Susanne drehte durch. Sie geriet in Panik. In ihrer Not wandte sie sich an eine Anlaufstelle, bei der sich obdachlose Frauen melden konnten. Sie wurde aufgefangen durch Psychologen und Sozialarbeiter und fand im „betreuten Wohnen", einer städtischen Institution, eine Unterkunft. Durch eine betreuende Psychologin fand sie Halt. Da die Mutter sie nicht mehr finanziell unterstützte, musste sie Sozialhilfe beantragen. Noch kurz bevor die drei Frauen zusammenzogen, räumte Dolores auch in Claras Familienverhältnissen auf. Auch Clara hatte Schwierigkeiten mit ihrer Tochter Karin. Mutter und Tochter wohnten zusammen, kamen aber nicht besonders gut miteinander zurecht. Dolores hatte keine gute Meinung von Karin. Sie erklärte Clara, was sie tun sollte, damit sich Karin ihr gegenüber endlich anständig verhielt. „Deine Tochter muss im Haushalt mithelfen. Sie muss ihre Wäsche selber waschen und ihr Zimmer selbst aufräumen. Sie kann nicht alles dir überlassen. Sie ist 24 Jahre alt und erwachsen." Dolores erklärte Clara ausführlich, was sie tun musste, damit ihre Tochter vernünftig wird. „Und frag einfach Gott um Hilfe, wenn du nicht weiter weißt." Aber zwischen Mutter und Tochter kehrte kein Frieden ein. Es wurde nur noch schlimmer. Als Clara mit einem blauen Auge zu Dolores kam, begann die zu toben. „Jetzt verprügelt sie dich auch noch. Ich hab dir gesagt, was du machen sollst, aber du tust es einfach nicht." „Ich habe mich leider vergessen und ihr auch eine gelangt," warf Clara schuldbewusst ein. „Du prügelst dich mit ihr? Und das soll eine Lösung sein? Du

führst das fort, was deine Eltern gemacht haben. Du musst den Teufelskreis durchbrechen!"
Dolores überlegte einen kurzen Augenblick, dann fuhr sie ruhiger, aber in resolutem Ton fort: „So, jetzt ein letztes Mal: Du setzt deine Tochter sofort vor die Türe. Sie muss jetzt selbstständig werden. Sie soll sich sofort ein Zimmer oder eine Wohnung suchen. Geh, setz dich durch" Sie verlangte von Clara ihrer Anweisung strikt zu folgen, „ohne wenn und aber". Gott würde ihr zwar helfen, aber sie müsse jetzt erst mal den ersten Schritt selber tun.
Dann ging alles ganz schnell. Karin zog noch am selben Abend zu einer Freundin. Eine Woche später hatte sie eine kleine Wohnung gefunden und war weg. Nach der mühseligen Zeit der Kämpfe, waren Clara und Dolores mit der Lösung zufrieden. Clara und ihre Tochter hatten sich getrennt. Dolores plante also mit Margarethe und Clara zusammenzuziehen und ein Haus zu mieten. Es sollte eine Stätte der Heilung werden. Mit der Heilerin zusammenzuleben und jeden Tag mit ihr verbunden zu sein, davon versprachen sich die beiden Frauen eine große, spirituelle Entwicklung. Die drei mieteten das Haus, das ihnen die Maklerin angeboten hatte. Es war sehr groß, mit ausreichend Zimmern und mit einem großen Garten. Es lag auf der anderen Seite des Flusses in einer märchenhaften, idyllischen Siedlung mit Einfamilienhäusern. Diese kleine Märchensiedlung war wie eine ruhige Insel in der lauten Großstadt. Alexander fuhr kurz nach der Anmietung des Hauses mit Dolores zu ihrem neuen Heim, um es zu besichtigen. Es musste alles renoviert werden und er sollte den Job übernehmen. Sie zeigte ihm alles und war voller Tatendrang: „Hier die Holztreppe; wir werden sie mit Teppich verkleiden. Dann schau dir mal das große Wohnzimmer an.

Das sind mindestens 50 Quadratmeter. Da hinten kommt die Sitzecke hin und hier die Essecke. In der Küche mussten wir die alte Einbauküche übernehmen. 3000 Euro. Die wird rausgerissen. Es gibt keinen Gasanschluss. Wir lassen eine Gasleitung von der Straße bis ins Haus legen. Hier kommt ein Gasherd hin und da die Spüle. Der Vorratsraum ist groß genug für alles. So brauchen wir nur noch zwei Hängeschränke für das Geschirr in der Küche. Dort in die Ecke kommt der Tisch mit vier Stühlen. Das große Wohnzimmer lasse ich mit einem weißen Teppich auslegen." Sie schob die doppelte Balkontür auf: „Schau dir den Garten an. Ist das nicht herrlich!"
Dann zeigte sie noch den großen Kellerbereich. „Hier in den hinteren Raum kommt das Behandlungszimmer. Hier kann ich mit Klangschalen und Trommeln Krach machen. Wir müssen die Wände aber schallisolieren, sonst fallen die Nachbarn aus den Betten. Ich hab vom Vermieter freie Hand. Der Vermieter sagt, ich kann alles machen, was ich will; ich muss nur beim Auszug alles wieder herstellen, so wie es vorher war."

Alexander hatte mit den Renovierungsarbeiten eine Mammutaufgabe vor sich. Drei Wochen hatte er Zeit, um die Zimmer in den beiden Stockwerken zu streichen. In der Parterre gab es neben der Küche und dem Flur, noch ein Durchgangszimmer, das Dolores als Büro nutzen wollte. Im Raum dahinter, wollte sie sich ihr Schlafzimmer einrichten. Margarethe sollte auf der ersten Etage rechts, zwei Zimmer mit dazugehörigem Bad beziehen und für Clara blieben zwei große Zimmer auf der linken Seite des Flures. Am nächsten Nachmittag nahm mich Alexander mit und ich durfte das Haus besichtigen. Es war wirklich sehr geräumig. Die Holztreppe aus den 60er Jahren war so schön, dass es zu schade war, sie mit Teppich zu bekleben. Als Dolores dazu kam, sagte ich ihr das. Sie hatte kein Verständnis für das besondere Design der Treppe. „Nein!" trompete sie, „Das wird mit Teppich verkleidet." Ihre Stimme signalisierte: Hier gibt's keine Diskussion. „Und im großen Raum einen weißen Teppich zu legen; das ist unpraktisch. Du siehst jeden kleinen Fleck auf dem Teppich. Und dann geht man von hier aus direkt in den Garten. Wenn man aus dem Garten wieder reinkommt, nimmt man den ganzen Dreck mit rein." „Nein, das ist genau der richtige Teppich für diesen Raum.", antworte sie. „Wir legen eine Matte außen vor die Balkontür mit Gartenschuhen. Jeder, der aus dem Garten rein will, zieht die Schuhe aus. Vorne am Hauseingang stelle ich einen großen Korb mit Filzpantoffeln. Jeder Besucher, der reinkommt, zieht die Straßenschuhe aus und kann mit Filzpantoffeln hier herum laufen." Ich blieb dabei: Ein weißer Teppich war vollkommen unpraktisch. Mir fiel zum ersten Mal deutlich auf, dass sie keine anderen Ideen gelten ließ, als ihre eigenen. Margarethe und Clara hatten gar nichts in ihrem neuen Zuhause zu sagen.

Da Alexander die Renovierungsarbeiten übernahm, war unser Einkommen für den kommenden Monat gesichert. Alexander war von Morgens bis Abends im neuen Haus und arbeitete unter der Anleitung der Heilerin. Die Vorbereitungen waren ebenso intensiv, wie das Renovieren selbst. „Ich habe die Eingebung von Gott, dass wir für den Klangraum unten im Keller eine schöne, besänftigende, aber strahlende Farbe in einem Ockerton brauchen und mein Schlafzimmer soll in einem hellen, sehr hellen Zitronenbeige gestrichen werden." Als Alexander ihr von Goethes Farbenlehre erzählte, war sie begeistert und griff die Ideen auf. Er verbrachte Tage

mit Dolores, um genau die richtigen Töne, die sie wollte, für die unterschiedlichen Räume auszuwählen und auf Farbkarten anzumischen. Der Teppich für den großen Raum war zwar schon ausgesucht, aber noch nicht die passende Wandfarbe. Dolores hielt Alexander ein Teppichstück vor die Nase: „So sieht der Farbton des Teppichs für das Wohnzimmer aus. Das Probestück des Teppichs habe ich mir vom Fachgeschäft geben lassen. Die verlegen ihn in einer Woche. Der Farbton der Wohnzimmerwände soll genau wie der Farbton des Teppichs sein." Alexander begann auch diesen Farbton anzumischen und strich ihn auf eine Karte. Dolores hielt die Farbkarte neben die Teppichprobe. Der Ton war nicht genau derselbe. „Ich habe den ganzen Tag helle Weißtöne angemischt, auf eine Karte gepinselt und Dolores hat ganz genau geprüft, welche Farbe exakt mit der Teppichprobe übereinstimmt. Den ganzen Tag lang! Du hättest mit dem bloßen Auge die geringen Farbnuancen nicht unterscheiden können. Ich bin fast wahnsinnig geworden. Aber ich hab ja viel Geduld. Gott sei Dank. Jeder andere wäre ausgeflippt", erzählte Alexander, als er am Abend nach Hause kam.
"Und habt Ihr jetzt den richtigen Farbton gefunden?"
"Ja, es ist exakt derselbe Ton, den der Teppich hat."
"Und wo lasst Ihr die Farbe anmischen?"
"Dolores will, dass wir das selber machen. Sie will mit mir zusammen die Farbe anmischen."
"Oh, Gott, das wird ja noch mal so eine Aktion werden."
"Ja, aber davon kannst du sie nicht abbringen."
"Egal, du bekommst es ja bezahlt." Alexander gelang es den genauen Farbton der Teppichprobe in großen Farbeimern anzumischen und der große Raum konnte endlich gestrichen werden. Es war ein sehr heller naturwei-

ßer Ton. Die Wände im großen Raum waren fertig. Endlich konnte der Teppich geliefert und verlegt werden. Als der Teppich ausgerollt wurde, bekam Dolores einen Wutanfall. Er hatte nicht dieselbe Farbe, wie das Probestück, das ihr der Teppichhändler gegeben hatte. „Ich habe die Wandfarbe exakt nach dem Probestück ausgesucht, das mir Ihr Chef mitgegeben hatte! Der Teppich, den Sie jetzt angeliefert haben, hat eine andere Farbe. Er ist ein Stich dunkler. Die Wände sind jetzt gestrichen. Entweder Sie liefern mir den Teppich im Farbton des Probestücks oder sie bezahlen den neuen Anstrich der Wände." Der Chef der Teppichtruppe, der bei dem 20.000,00 Euro teuren Auftrag mitgekommen war, sah sie zunächst gelassen an. „Es ist immer so, dass das Probestück nie ganz genau gleich ist, wie die Lieferung." „Das wurde mir nicht gesagt." „Ja, aber das ist so. Und schauen Sie, das ist doch nun wirklich nur ganz geringfügig." „Die Farbe des Teppichs ist nicht dieselbe wie beim Probestück. Alles muss neu gestrichen werden. Jetzt kann ich den Farbton der Wände noch mal neu anmischen lassen! Ich will Ihren Chef sprechen. Wir wollen in einer Woche hier einziehen. Wenn dieser Teppich mit dem dunkleren Farbton hier ausgelegt wird, übernehmen Sie die Kosten für die Farbe und den Neuanstrich der Wände." Der Mitarbeiter verzog den Mund. „Ich kann das nicht entscheiden. Den Teppich zurückzunehmen, geht nicht. Der ist schließlich zugeschnitten auf Ihre Bestellung. Ich sage dem Chef Bescheid. Er setzt sich mit Ihnen in Verbindung." Dolores wurde laut. „Aber heute noch! Wir müssen hier weiterkommen." Er zückte sein Mobiltelefon. Nach einem kurzen Telefonat, wendete er sich an Dolores: „Er ist gerade bei einem Kunden, aber er ruft sie sofort zurück. Ich muss fahren." Er drehte sich herum und hastete aus dem Haus, bevor Dolores reagieren konnte. Seine Mitarbeiter waren schon längst zurück zum Auto gegangen. Dolores war eine Frau der schnellen Entscheidungen. Nach dem kurzen Gespräch mit dem Chef des Teppichladens, entschied sie sich dafür, dass der angelieferte Teppich verlegt wird, aber vorher die Wände neu gestrichen werden sollten, und zwar in exakt dem Farbton, den der gelieferte Teppich hatte. Die Rechnung für die neue Farbe und die Anstricharbeit wollte sie dem Teppichhändler in Rechnung stellen. Die aufwendige Farbgebung wiederholte sich für jedes weitere Zimmer, für das Dolores sich als Innenarchitektin verantwortlich fühlte; also für das gesamte Haus.

Schnell bekam Alexander mit, dass Dolores nichts von all dem bezahlte, was sie bestellte, sondern Margarethe. Die bezahlte aus den Einnahmen ihres Mietshauses und von ihrem Ersparten die Kaution, die Maklergebühr, die Renovierung und die Ausstattung des Hauses. Clara musste allerdings ihren Anteil am Ganzen selbst bezahlen. Sie war Erzieherin. Wie wollte sie die teure Ausstattung bezahlen? Margarethe gab Clara einen Kredit und die bezahlte ihre Schulden mit einem monatlichen Betrag an Margarethe ab.

Ich bewunderte einerseits die Gründlichkeit und Akribie, mit der Dolores vorging, andererseits war ihr Perfektionismus sehr übertrieben. Der Aufwand stand in keinem Verhältnis zum Ergebnis. So beeindruckend waren die Wohnideen der Heilerin nicht.

"Ich stehe mit Gott im dauernden Dialog über jede Kleinigkeit; auch darüber, ob die Topfpflanze besser in dieser oder jener Ecke steht. So kann man sein Leben, in seinen ganzen Details, nach den höchsten Werten ausrichten!" Dolores betonte jedes Wort mit Nachdruck, wie eine Lehrmeisterin.

Dann kam der Tag des Einzugs. Das neue Heim wurde gefeiert. Auch ich war eingeladen. Ich war über die Fröhlichkeit und Sorglosigkeit von Dolores überrascht. Sie wirkte herzlich und humorvoll. Diese Seite an ihr, hatte ich noch nicht allzu oft gesehen. Sie war voller Tatendrang. Zwischendurch hatte sie an diesem Abend aber auch immer mal ernsthafte Augenblicke. Sie nahm mich während der Feier beiseite und vertraute mir an: „Vor drei Jahren noch, war ich selbst schwer krank. Ich hatte Fibromyalgie. Ich bin monatelang so herumgelaufen," sie kreuzte die Arme vor der Brust, hielt die Schultern gebeugt und machte ganz kleine Schritte vorwärts, um mir zu zeigen, wie schlimm es gewesen war, „und ich habe trotzdem gearbeitet. Ich habe geputzt, obwohl ich eine Ausbildung hatte, aber ich konnte, so krank, wie ich war, nichts anderes machen. Die Leute, bei denen ich geputzt habe, haben mich behandelt, als wäre ich eine Idiotin. Ich habe mir damals nur immer wieder gesagt: Denkt, was Ihr wollt. Ich mach das jetzt hier und nicht für ewig. - Manchmal ist es notwendig einfach durchzuhalten. Dann habe ich angefangen, mich selbst zu behandeln und sieh mich an. Von der Fibromyalgie ist nichts mehr zu sehen, aber ich habe auch jeden Tag daran gearbeitet. Ich habe meine Übungen gemacht, die Mittel genommen. Ich war sehr gewissenhaft." Ich glaubte ihr das sofort und staunte. Wenn ich das nur schaffen könnte, dachte ich und betrachtete mein eigenes klägliches, lustloses Handeln. Sie wandte sich wieder den anderen zu und stürzte sich ins Getümmel.

Jetzt wurden die Behandlungen im neuen Haus durchgeführt. Es war geschmackvoll eingerichtet und die Therapieräume im Keller waren auch mit großer Sorgfalt ausgestattet worden. Auch Margarethes jüngste Tochter Sonja kam jetzt oft vorbei. Sie hatte sich dem Kreis um

Dolores angeschlossen. Margarethes älteste Tochter Susanne ließ sich dagegen nicht mehr sehen. Sonja besuchte ihre Mutter oft und brachte ihre kleine dreijährige Tochter mit. Sie half auch bei den Büroarbeiten und bei allen Arbeiten am Haus. Es schien, als ob Mutter und Tochter näher zusammen fanden. Margarethe sagte einmal über Sonja: „Sie ist so stark; schon als Kind war sie so. Ich brauchte mir um sie keine Sorgen zu machen." Ich wusste, dass das nur die halbe Wahrheit sein konnte.

Kleinigkeiten konnten überraschende Gefühle in mir auslösen. Ich konnte seitdem ich die Gewalt, die ich selbst erlebt hatte, erinnerte, keine Filme mehr sehen, die Gewaltszenen zeigten, ohne dass mir körperlich elend wurde. Ich konnte keine Nachrichten mehr ertragen, die von Gewalt handelten. Vieles löste in mir Gefühle von damals aus. Bei negativen Bildern und Kommentaren wurde mir schlecht. Gewalt rief Übelkeit in mir hervor.

Mit wie viel Gewalt werden Menschen täglich gefüttert. Im Fernsehen, im Kino oder in den Zeitungen – es gibt keinen Tag ohne Gewalt. Ich spürte, was für eine verheerende Wirkung das auf meine Seele und auf meinen Körper hatte. Alles, was Grausamkeit, Schmerz, Tod, Hässlichkeit, Gemeinheit in sich barg, rief sofort ein elendes Gefühl in mir hervor. Ich war wie ein Seismograph, der auf Negativität deutlich reagierte. Ich hatte keinen Schutzwall mehr. Begegnungen durchdrangen mich bis ins Innerste, bis in den Kern. Ich versuchte zur Ruhe zu kommen. Gerne wäre ich aus der Stadt weggezogen, raus aus der Krachzone, raus aus den täglichen Begegnungen mit anderen Menschen, die ich schon längst als Konfrontationen empfand; rein in die Natur, deren Stärke und aufbauenden Kraft ich schon als Kind erfahren hatte. Aber uns fehlten ganz einfach die Mittel.

In der folgenden Behandlungsstunde bat mich Dolores, mich hinzustellen. „Atme ganz ruhig. Ein und aus. Ganz ruhig." Sie hatte mir zwischendurch mal gesagt, dass ich das besondere Talent hatte, mich auf eine Trance einzulassen. Viele könnten das nicht, aber das sei sehr wichtig für eine Rückführung. Ich schloss die Augen und spürte einen Luftzug vor meinen Augen. „Was spürst du?" fragte mich Dolores wieder. Ich konzentrierte mich. Plötzlich spürte ich meinen Mund, als wäre er wie zugestopft. Ich bekam keine Luft mehr. „Wer ist noch da?", fragte mich die Heilerin sanft. So lange ich es auch versuchte, ich spürte keine andere Person, die anwesend war. „Was spürst du?", fragte Dolores noch einmal. „Mein Mund ist immer noch wie zugestopft. Ich bekomme kaum Luft." „Ja", sagte sie und ihre Stimme wurde leiser. „Es war dein Onkel." Ich wusste nicht, was sie meinte. „Er hat es getan. Du warst noch klein."
"Was?" ich war entsetzt, weil ich plötzlich ahnte, was sie meinte. Ich erinnerte mich daran, dass mein Onkel, der im Saarland wohnte, uns besucht hatte, als ich ungefähr fünf Jahre alt war. Damals lebte er einige Tage bei uns. Es gab ein Foto von ihm und mir. Und ich erinnere mich, dass er an einem Nachmittag lange mit mir alleine spazieren war. Aber ich konnte mich nicht erinnern, wie er zu mir gewesen ist; ob er nett war oder nicht. Er war ein seltsamer Mensch, der ohne Halt aufwuchs und mit falschen Freunden auf die schiefe Bahn geriet. Er hatte sogar im Gefängnis gesessen. Ich weiß noch, wie sich mein Vater aufregte, weil meine Mutter mich mit meinem Onkel alleine gelassen hatte. Ich weiß nicht, wo er in der Zeit, in der er bei uns war, in unserer kleinen Zwei-Zimmerwohnung geschlafen hatte. Ich glaube, auf der Klappcouch in der Küche. Eines Tages war er wieder verschwunden.

"Wie viel soll noch ans Tageslicht kommen?" fragte ich Frau Döbrink ungehalten, aber auch erschöpft. Ich wäre wahnsinnig geworden, wenn ich noch weitere solche Eröffnungen zu verkraften gehabt hätte. „Das ist alles", sagte Frau Döbrink und versuchte mich zu beruhigen.

Nun war Schluss. Ich war nicht mehr bereit schaurige Dinge zu erfahren. Und ich neigte dazu, diese Eröffnung über meinen Onkel zu ignorieren. Mit einer Spur Misstrauen fragte ich mich, ob diese ganzen Dinge, die ich in Trance erlebt hatte, wirklich geschehen waren. Ich konnte nicht an etwas glauben, an das ich keine bewusste Erinnerung hatte. Dass mein Vater mir als Baby den Hals zugedrückt hatte, nahm ich nicht als Realität an. Es war möglich. Vielleicht war es geschehen, vielleicht auch nicht. Ich hatte es nicht „gesehen oder erinnert", so wie ich die Prügel meines Vaters erinnert hatte. Ich wollte diesen beiden letzten „Rückführungen" keine Bedeutung beimessen. Sie berührten mich nicht genug. Was für einen Sinn machte es also, mich mit diesen Situationen zu beschäftigen? Für mich existierten sie nicht. Ich konnte nicht nachprüfen, ob es geschehen war oder nicht. Ich konnte mich nicht erinnern. Ich sagte der Heilerin nichts von meinen Gedanken.

Ich hatte einem Termin mit Clara, die zu mir nach Hause kam, um eine Behandlung durchzuführen. Sie war als Patientin vor einem Jahr zu Dolores gekommen und hatte sich wegen ihres Übergewichts behandeln lassen. Erfolgreich. Dann hatte Dolores angefangen Clara in die Kunst der Heilung einzuweihen, weil sie überzeugt von ihrer spirituellen Begabung war. Mittlerweile war Clara so weit, dass sie die eine oder andere Heilstunde anstelle von Dolores durchführte. Hierbei baute sie manchmal auch ihre Kenntnisse als Pädagogin ein. Dolores besprach und reflektierte solche Termine vorher und nachher mit Clara. An diesem Abendtermin sagte mir Clara, Alexander sei nun gerade, „in diesem Augenblick" bei Dolores zu Hause. Er hatte mir das gesagt und demzufolge war ich nicht überrascht. Aber Clara hakte nach: „Dolores sagt, du bist eifersüchtig und willst deinen Mann kontrollieren. Du kannst es nicht ertragen, dass er außerhalb deiner Reichweite ist." Ich horchte in mich hinein, aber ich konnte keine Eifersucht feststellen. Mich ärgerte es ein wenig, dass mir Clara so etwas unterstellte. „Ich spüre keine Eifersucht und ich bin sehr einverstanden damit, dass er dort ist." Clara schüttelte den Kopf: „Nein, das ist nicht die ganze Wahrheit. Bitte geh noch mal tief in Dich. Du fürchtest die Kontrolle über Eure Beziehung zu verlieren und auch, dass die beiden jetzt zusammen sind, macht Dir zu schaffen. Du bist eifersüchtig."

Interessant, dachte ich, dass Fremde sich in meinem Innersten besser auszukennen glauben, als ich selbst. „Es tut mir ja fast leid", meinte ich laut, „aber ich spüre keine Eifersucht. Auf wen soll ich eifersüchtig sein? Auf Dolores? Wie das? Ich kann mir nicht vorstellen, dass Alexander sich für sie als Frau interessiert. Ich kenne seinen Geschmack." Es kostete mich Überwindung, das zu sagen, denn ich wollte niemandem verletzen. Aber nun war es raus.

Clara hob das Kinn, schien zu überlegen, dann zuckte sie die Schultern. Ich kam in Fahrt: "Ich mag nicht, wenn man mir etwas unterstellt. Ich mag es einfach nicht", ergänzte ich. „Aha", sagte Clara laut und ich fürchtete, dass sie wieder voreilige Schlüsse zog. Diese eifrige, schnelle Analyse aus dem Mund von Clara konnte ich nicht ernst nehmen. „Vielleicht kannst du es vor dir selbst nicht zugeben. Dolores hat gesagt, dass du eifersüchtig bist." Langsam reichte es. Ich sah Clara an.

"Clara, weshalb denkt Ihr, dass ich eifersüchtig bin?" Clara zermalmte mit ihren Zähnen einen Kaugummi, den sie sich in den Mund gesteckt hatte. Sie verzog keine Mine. „Dolores weiß es. Hör doch mal in dich hinein und schau dir genau an, was es mit dir macht. Du wehrst dich vehement dagegen, also ist etwas Wahres dran. Du kontrollierst deinen Mann und jetzt ist er außerhalb deiner Reichweite und das macht dir zu schaffen!" Eine leise Wut stieg in mir hoch. „Auf Dolores bin ich nicht eifersüchtig." Beide täuschten sich hier in ihren übersinnlichen Fähigkeiten. Aber diese nüchterne Feststellung legte ich schon im nächsten Augenblick wieder beiseite. Ich hatte in Dolores Döbrink endlich jemanden gefunden, der mir, Anna Breslau, half, mein Leben zu meistern. Und, verdammt noch mal, das konnte ich sehr gut brauchen. Sie hatte Margarethes Bruder geheilt. Sie war ein Mensch. Sie konnte sich auch mal täuschen.

Am nächsten Tag wollte ich Alexander nach der Arbeit abholen. Alexander und ich wollten uns in einem Trödelladen auf der Hauptstraße, in der Nähe von Dolores Haus, gemeinsam eine schöne Lampe ansehen, die er entdeckt hatte. Auf dem Weg zur Märchensiedlung, stöhnte und jammerte ich fast bei jedem Schritt. Vielleicht auch, weil ich wusste, dass, wenn ich dort ankam, ich mich zusammenreißen und so tun musste, als hätte ich keine Schmerzen. Margarethe bot mir einen Kaffee an. Alle schienen eifrig beschäftigt zu sein. Jeder hatte etwas zu tun. Alexander war noch im Garten und schaufelte gerade ein Beet zu. Ich setzte mich ins Wohnzimmer in die Sitzecke und wartete darauf, dass Alexander mit der Arbeit fertig war. Weil alle so eifrig beschäftigt waren, kam ich mir schon im nächsten Augenblick faul und unnütz vor. Ich war überrascht, als sich Dolores einen Augenblick zu mir setzte. Sie wirkte weich und verletzlich, als sie unvermittelt sagte: „Mir macht es keinen Spaß herumzubrüllen. Ich bin nicht gerne so. Ihr müsst verstehen, dass ich bloß ein Sprachrohr bin. Gott ist es, der brüllt. Er will Euch aufrütteln. Wenn Ihr für Euch selber einsteht, brauche ich das nicht mehr zu tun." Sie schien selbst darunter zu leiden, aber ihr Blick wirkte leer und fremd. Ich nickte sah in den Garten. Ich war sehr angespannt. Was sollte ich mit Dolores sprechen? Sie war kein Mensch wie jeder andere, mit dem man einfach plaudern konnte. Kein Wort sagte sie einfach nur so. Alles war Lehrstunde. In ihrer Gegenwart konnte ich mich nicht entspannen und war froh, als ich sah, wie Alexander sich die Gummistiefel vor der Balkontür auszog, sie beiseite stellte und auf den Strümpfen herein kam.

Zum Abschied drückte mir Dolores eine Tupperdose mit Essen in die Hand. „Das ist sehr gehaltvolles Essen. Ich habe gekocht, inspiriert von Muttergottes Maria. Wenn Ihr zu Hause seid, wärmt es auf und eßt es in aller Ruhe. – Alexander, Morgen machen wir das Beet hier vorne fertig. Ich möchte hier einen Rosenstrauß hinsetzen und daneben eine Blumenlinie in Form einer liegenden Acht, beide aber ineinander verschlungen. Siehst du, so." Sie zeichnete mit der rechten Hand in der Luft eine offene Form. Ich wurde etwas ungeduldig, denn ich wollte gehen. Der Laden machte bald zu.

"Und, wie war dein Tag?", fragte ich Alexander auf dem Weg zum Trödelladen. Er überlegte kurz. „Gut, ich hab die ganze Zeit im Garten gearbeitet und wir haben hinten am Zaun einige Pflanzen umgesetzt." „Wenn du da arbeitest, hast du dann auch mal Gespräche mit Dolores?"

"Ja, klar. Sie sagt mir immer mal was."
"Und der Garten?"

"Ja, der wird jetzt langsam sehr schön."
Abends rief Dolores noch mal an. Sie hatte vergessen, Alexander noch etwas zu sagen, was ihr aufgefallen war. Als er auflegte, wirkte er nachdenklich.
"Was ist denn?" fragte ich neugierig. "Ach nichts. Sie hat mir noch mal gesagt, was ihr aufgefallen ist. Ich muss einfach lernen schneller zu reagieren, wenn mich Leute irgendwie zuquatschen oder einen Ton haben, der nicht angemessen ist. Ich soll mehr nachhaken und nachfragen."
"Ja. Das kann ja nicht schaden. Ich finde die praktischen Tipps von ihr ganz gut."
"Ja."
Dolores gab jedem Patienten immer mal wieder Hinweise, dieses oder jenes Verhalten zu ändern.
Am nächsten Morgen klingelte das Telefon um 7.00 Uhr. Wer ruft so früh an? Ich stand auf und hörte wie Alexander am Telefon einen Auftrag entgegen nahm. Er legte auf.
"Wer war das?" fragte ich.
"Dolores."
"Was? Um sieben Uhr Morgens? Du fährst doch eh gleich zu ihr."
"Sie braucht noch etwas vom Biosupermarkt, das ich mitbringen soll."
Dieser und zwei andere Supermärkte lagen ein paar Meter von unserer Wohnung entfernt. Wir wohnten mitten in der Innenstadt und alles war praktischerweise in wenigen Minuten erreichbar.
"Was? Du sollst vor der Arbeit für sie auch noch einkaufen gehen? Ist das nicht etwas übertrieben?"
"Nein. Sie hat mich ja gefragt, ob das in Ordnung ist."
"Muss sie dann dafür morgens um sieben Uhr anrufen? Das kann sie dir doch abends sagen."

"Ihr fiel das gerade eben erst ein. Mich stört es nicht. Ich kann das machen."

Jeden zweiten Tag rief entweder Dolores oder Margarethe morgens oder abends an, weil Alexander etwas besorgen sollte. Ich regte mich auf, dass er sich so vereinnahmen ließ und keine Grenzen setzte. "Beruhig dich. Ich setz es auf die Rechnung." Natürlich tat er das nicht. Er sagte es nur, um mich zu beruhigen. Mich wunderte nur, dass Dolores, die uns lehrte, anderen Grenzen zu setzen, selber mit ihren dauernden frühmorgendlichen Aufträgen, ständig bei Alexander Grenzen überschritt. Oder war das ein Training, eine Provokation, ein Lehrstück für Alexander? Wollte sie ihn dazu zu bringen, endlich Stopp zu rufen und sich zu positionieren? Spiegelte sie ihm nur die anderen, die sich ihm gegenüber ausbeuterisch benahmen, damit er lernen sollte NEIN zu sagen? Es blieb dabei. Jeden zweiten Tag rief Dolores morgens um sieben Uhr oder abends spät an, um ihn dann darum zu bitten, noch eine Palette Sahne oder ein paar Hähnchenschenkel, Lachs und Kräuter oder sonst was vom Biosupermarkt für sie mitzubringen. Mittags meldete sich manchmal Margarethe bei mir, wenn sie im Eiscafe nebenan war und zwischendurch zur Toilette musste, aber nicht im Cafe gehen mochte. Ich fand das seltsam und mir kam es oft ungelegen. Ich musste immer meine Übung unterbrechen, zu der ich mich durchgerungen hatte. Obwohl ich Margarethe mochte, war ich damals kein Typ für Spontanbesuche. Ohne dass ich mit jemandem darüber gesprochen hatte, griff Dolores das bei einem nächsten Telefonat unvermittelt auf: „Und wenn Margarethe zu dir kommt und auf Toilette will, weil sie im Cafe nicht gehen will, dann brauchst du dich nicht anzustellen. Sie ist eine alte Dame und unter Freunden ist das doch wohl selbstverständlich."

Woher hatte sie das jetzt? fragte ich mich. "Wieso? Margarethe war doch hier auf Toilette." "Ja, aber für dich war das nicht selbstverständlich. Dir gefiel das nicht." Ich sagte nichts mehr. Dolores wusste anscheinend ALLES.

Ich hatte mit Alexander zusammen einen Termin bei Dolores. Wir gingen in den Keller, in den Musikraum. An einer Wand war eine Schiene befestigt, an der verschiedene Schlaginstrumente hingen. Daneben hing eine große Trommel, die mit zwei Drahtseilen an der Decke befestigt war. In der Ecke, neben dem Kellerfenster, stand ein Schlafsessel. Der 15 Quadratmeter große Raum war mit einem weichen, orangefarbenen Teppich ausgelegt. An der anderen Seite des Raums stand eine Liege, auf dem Boden lagen zwei dicke Matten. Dolores schnappte sich entschlossen eine Trommel und begann mit einem dicken Schlagstock rhythmisch auf das Trommelfell einzuschlagen. Alexander und ich sollten uns dazu bewegen. Mir krachten Dolores Trommelschläge in den Ohren. Mir gefiel der laute, ja fast brutale Sound nicht. Ich tanzte trotzdem. Clara fing plötzlich an, dazu zu singen. Sie gab schräge Töne von sich. Wohl war mir dabei nicht. Das war alles nichts für mich. Ich tanzte trotzdem weiter und war froh, als nach 20 Minuten der Spuk vorbei war.

Dann kam die übliche Knochenbrecherstunde. Alexander und ich legten uns auf die Matten. Dolores begann mich zu behandeln und Clara kümmerte sich um Alexander. Dolores hielt plötzlich inne. „Jesus ist anwesend", flüsterte sie. Es war ein leichter Luftzug durch den Raum gegangen. Ich meinte die Anwesenheit zu spüren. Dolores nahm sanft meine Füße, umfasste die Knöchel und begann meine Beine in der Luft zu schwingen. Es fühlte sich so leicht und frei an, als würde ein Geist meine Beine bewegen. Sie schloss die Augen

und ich geriet für einige Sekunden in Panik, weil ich Angst hatte, sie würde zu grob werden und Schmerzen verursachen. „Lass los", schrie sie plötzlich. „Du bist angespannt. Dann tut es weh." Ich strengte mich an loszulassen. Natürlich klappte das nicht. Es blieb bei der Angst vor dem Schmerz. Dolores hielt inne. „Wenn du mir nicht vertraust, wenn du Jesus nicht vertraust, dann brauchen wir nicht weiterzumachen."
„Ich vertraue", sagte ich schnell und versuchte zuversichtlich zu klingen. Ich musste vertrauen. Dieser Druck. Ich hielt es nicht mehr aus. Ich versuchte mich zu beruhigen. Ich vertraue. Ich vertraue. Ich konnte an nicht anderes mehr denken. Vertrauen. Dolores machte weiter. Dann plötzlich hielt sie meine Beine sehr hoch und ließ sie mit einem Schwung fallen. Hart schlugen die Fersen auf. Ein messerscharfer Schmerz jagte mir den Rücken hinauf. Ich kriegte keine Luft, weil ich meinen Schrei zurückhielt. Dann verebbte der Schmerz. Ich atmete hörbar laut aus. Ganz ruhig, sagte ich mir in Gedanken. Anna, bleib ganz ruhig. Auch Clara beendete bei Alexander die Übung. „Jetzt bleibt Ihr noch eine Weile liegen. Erzengel Raphael kommt zu Euch. Hört genau, was er Euch sagt. Er arbeitet auf dem grünen Lichtstrahl der Heilung. Er bringt Heilung und Gesundheit. Konzentriert Euch jetzt. Wenn ihr fertig seid, kommt ihr nach oben." Sie verschwand leise mit Clara im langen engen Flur, der zur Treppe nach oben führte.
Ich horchte, hörte aber nichts als den Wind, der draußen ums Haus strich. Dann plötzlich hörte ich eine Stimme, so durchsichtig wie ein Windhauch. Ich verstand nicht, was die Stimme sagte, aber sie war sanft und sie beruhigte mich. Nach einer Weile war dieser sanfte Hauch verschwunden und eine Unruhe packte mich. Langsam rappelte ich mich auf und ging vorsichtig

nach oben. Alexander war schon vor mir aufgestanden und nach oben ins Wohnzimmer gegangen. Am liebsten hätte ich im Flur meinen Mantel gegriffen und wäre schnell rausgerannt, einfach abgehauen. Trotzdem bog ich nach links ins Wohnzimmer ein. Hinten in der Sitzecke saßen Dolores, Clara, Margarethe und Alexander. Ich näherte mich ihnen. Dolores sah mich triumphierend an. Sie war wohl sehr zufrieden mit der Behandlungsstunde. Wie ein geschlagener Hund ließ ich den Kopf hängen. „War das nicht wunderbar. Erzengel Raphael war da", erklärte sie den anderen beiden. Margarethe machte große Augen und staunte. Clara nickte anerkennend. An mir rauschte die Freude vorbei, denn ich hatte etwas anderes erlebt. Ich schottete mich gegenüber Dolores innerlich ab. Außerdem fürchtete ich, dass es mit der Psychobehandlung hier oben weiterging. Wegen dem Schmerz beim Fallenlassen meiner Beine und dem Geschrei von Dolores, war ich für heute bedient. Für Alexander schien alles in Ordnung zu sein. Clara war aufgestanden und kam mit einer Flasche Prosecco aus der Küche zurück. Die Flasche wurde aufgemacht und wir stießen alle mit unseren Gläsern auf die weitere Heilungsetappe an, die vor uns allen lag. Ich hatte mich wieder etwas entspannt und versuchte über den Schock der schmerzhaften Behandlung durch Dolores hinwegzusehen. Ich wollte von einem interessanten Buch über eine Komponistenfrau erzählen, das ich gerade las, kam aber damit nicht durch, weil die Frauen anfingen über Männer und deren Vorlieben zu reden. Ich wunderte mich, wie ordinär Dolores und Clara sein konnten. Diese Rohheit zeigte eine mir bisher unbekannte Seite von ihnen. Als Margarethe und Clara rausgingen, um das Abendessen vorzubereiten, meinte Dolores zu Alexander und mir: „In Eurem Intimleben. Da kann ich Euch helfen, wie Ihr eine ungeheure Erfüllung verwirklichen könnt." Sie begann zu schwärmen: „Ihr werdet sehen! Ich kann Euch aufzeigen..." Ich hörte schon gar nicht mehr zu. Auf keinen Fall wollte ich zulassen, dass sie sich auch noch in unser Intimleben einmischte. Sie kroch in jede Ritze unseres Daseins. Es reichte mir. Auch Alexander ließ das Angebot an sich vorbeirauschen. Das ging auch ihm zu weit. In den wichtigen Dingen lagen wir immer auf gleicher Linie. Endlich standen wir auf, verabschiedeten uns und gingen.

Am nächsten Tag erzählte mir Alexander beim Abendessen, dass Dolores ihn am Nachmittag beiseite genommen hatte: „Ich werde dir eine gute Mutter sein. Eine Übermutter, weil deine Mutter sich dir als Kind nicht gewidmet hat, sondern sich in ihre Gut-Mensch-Aktivitäten stürzte. Sie war zu viel unterwegs. Das schwächte dich als Kind. Deine Mutter wusste es einfach nicht besser." Ich war irritiert und fand es albern. Was sollte der Quatsch, Mutter und Kind zu spielen. Ein Leck an Liebe und Urvertrauen in der Kindheit, ließ sich nicht mehr auffüllen.

Dolores begann mit uns ausführlich über Ernährung zu sprechen. Sie predigte schon seit längerem, dass wir viel Eiweiß zu uns nehmen sollten. „Wenn Ihr Alkohol trinkt, solltet Ihr vorher viel Eiweiß essen. Zum Beispiel geräucherten Lachs, Forelle und so etwas. Dann bekommt Ihr keinen Kater und vertragt mehr. Ihr könnt sogar sehr viel mehr Alkohol trinken und ihr liegt trotzdem unter der Promillegrenze." Sie empfahl mir statt Milch, Sahne in den Kaffee zu tun. „Davon werde ich nur dick. Ich bleibe lieber bei Milch.", meinte ich. „Du solltest Sahne benutzen, denn Sahne ist gehaltvoller als Milch. Du wirst von Sahne nicht dick, wenn du die Sahne zuerst in die Tasse tust und dann den Kaffee drauf schüttest. Wenn du diese Reihenfolge einhältst, macht die Sahne nicht dick." Ich wunderte mich zwar und ihr Vorschlag schien mir absurd, denn wie sollte die Reihenfolge des Eingießens die Fettwirkung eines Lebensmittels aufheben. Aber vielleicht wusste sie etwas, das über diese normalen physikalischen Gesetze, das über das Wissen der Allgemeinheit hinausging. Ich wollte es einfach ausprobieren und würde ja selbst erfahren, ob es funktionierte. Sie empfahl uns auch, kein Mineralwasser zu kaufen. „Ihr könnt das Leitungswasser nehmen. Das ist hier in der Stadt gut genug. Ihr müsst es nur in eine Karaffe tun und dann mit einem Holzlöffel verwirbeln. Achtet darauf, dass Ihr das Wasser rechts herum rührt. So wird das Wasser frei von Rückständen." Sie überzeugte uns durch ausführliche Erläuterung ihrer These, die einigermaßen nachvollziehbar zu sein schien. Ein Rest Zweifel blieb. Sie erwähnte immer wieder, dass sie diese Kenntnisse durch Eingebungen hatte: „Ihr wisst, dass ich ständig in direkter Verbindung mit oben stehe."

Dolores empfahl uns zwei besondere Gewürze zu benutzen. Wir alle begannen viele Speisen mit viel rotem Pfeffer zu würzen. Ich fand, Dolores übertrieb es mit den Gewürzen, denn jedes Essen schmeckte überwürzt. Ich war kein Freund davon. „Isst du ein bisschen Suppe mit?" fragte sie mich, als ich mittags einmal bei ihr war. Ich nickte. Sie reichte mir einen Teller von ihrer selbstgemachten Suppe. „Und wie schmeckt es dir?", fragte mich Dolores in einem eigenartig prüfenden Ton. „Vielen Dank." "Das ist keine Antwort." Ich überlegte kurz, ob ich die Wahrheit sagen sollte. Das Essen von Dolores hatte einen besonderen Geschmack, an den man sich gewöhnen musste. „Ich lasse mich beim Kochen inspirieren von der Muttergottes Maria. Es ist Heilungsessen", kommentierte Dolores ihre Kochkünste. Erst später erfuhr ich, dass sie Gewürze und Kräuter verwendete, die eine heilkundige Nonne im 12. Jahrhundert verwendet hatte. Von ihr hatte sie auch diese Rezepte. Dolores gab sehr viel von diesen seltenen Gewürzen ins Essen. Sie dominierten den Geschmack des Essens. Endlich wagte ich es, meine Kritik an ihrer Kochkunst loszuwerden: „Die Gewürze sind zu stark, Man schmeckt das Gemüse nicht mehr." Dolores fegte diesen Einwand vom Tisch: „Diese Gewürze heilen, also muss man viel davon in die Speisen geben. Du solltest dich öffnen für einen neuen Geschmack, wie auch für neue Erfahrungen. Wenn du immer nur das essen willst, was du kennst, bleibt dein Horizont beschränkt."

Auch Alexander überwürzte die Speisen gerne. Ich jedenfalls meinte, gute Küche verwendet Gewürze so, dass man nur einen Hauch davon schmeckt. Der Eigengeschmack des Essens musste durch Gewürze noch besser zur Geltung kommen, aber die Gewürze durften das Essen nicht dominieren. Ich blieb bei meinem einseitigen und unflexiblen Geschmack. Auch wenn Dolores glaubte, es brauchte nur einen Flügelschlag, um etwas zu ändern, weigerte ich mich hier. Einen Tag später erzählte Dolores mir am Telefon, dass sie fünf ihrer Patientinnen, darunter auch Irma, auf eine Reise zu einem geschichtsträchtigen Ort geschickt hatte: zum Lisi Rottsberg. Dort habe die Nonne aus dem 12. Jahrhundert gelebt. Die fünf sollten ihre Wirkungsstätte in den Ruinen aufspüren und die spirituellen Kräfte dieses Ortes erforschen. „Du kannst jetzt nicht mitfahren, weil du nicht richtig gehen kannst und die anderen nur aufhalten würdest. Siehst du nun, dass du stärker mitarbeiten musst? Ich will nicht, dass die anderen Rücksicht auf dich nehmen müssen. Es ist ein langer Fußweg von der

Bahnstation zur Ruine. – Begreifst du jetzt, wovon dich deine Schmerzen alles abhalten?" Dolores hatte einen strengen Ton, dann wurde ihre Stimme weicher und fast tröstend meinte sie zu mir: „Wenn du besser laufen kannst, kannst du das nächste Mal mitfahren."
Die Heilkundlerin, die dem Kloster vorstand und dessen Ruinen die fünf besuchten, hatte in damaliger Zeit von sich gesagt: "Gott spricht durch mich." Sie war eine anerkannte Heilerin gewesen und später von der Kirche heilig gesprochen worden. „Sie wehrte sich gegen die damalige Obrigkeit. Auch ich muss mich dauernd wehren und aufpassen, dass man mich nicht einsperrt, nur weil ich eine Heilerin bin!" Insbesondere in Deutschland wäre die Gesellschaft nicht offen für spirituelle Heilung, meinte Dolores Döbrink. „Ich werde Euch alle Werkzeuge an die Hand geben, mit denen ihr Euer Leben in allen Bereichen, spirituell und gesundheitlich, beruflich und finanziell endlich positiv gestalten könnt!" Zu mir meinte sie: „Ich erinnere dich daran: Du kannst selbst mit Gott in einen Dialog treten. Sprich einfach mit ihm. Aber – und das ist wichtig, das habe ich dir schon einmal gesagt: Frag immer nach: Bist du das, Gott, der mir da antwortet? Wenn keine Antwort kommt, weißt du, dass es nicht Gott ist, der zu dir gesprochen hat."
Sie sprach vom Teufel? Ich musste wohl entsetzt geschaut haben, denn Dolores sagte zu mir: „Du brauchst keine Furcht zu haben. Wenn du dir nicht sicher bist, wer da antwortet, brichst du den Dialog einfach ab."
"Aber kann ich überhaupt sicher sein, dass Gott zu mir spricht, wenn ich ein Ja auf diese Frage erhalte?"
"Ja."
Dolores drehte sich plötzlich gelangweilt, herum. Das hatte ich schon öfter bemerkt, wenn ich nachfragte oder

ihr meine Unsicherheit zeigte, verlor sie schnell das Interesse.

Dolores monierte immer öfter, dass ich mir selbst auf die Schliche kommen müsste und sie mir nicht dauernd sagen könnte, worauf ich achten sollte. Sie predigte mir gegenüber häufig von Wahrhaftigkeit und ich verstand nicht, wieso sie mich kritisierte. „Du musst lernen, wahrhaftig zu sein. Was du tust und immer getan hast, war: unwahrhaftig zu sein. Du hast eine Rolle gespielt. Auch mir und Clara gegenüber."

Ich schüttelte den Kopf. "Das ist mir nicht bewusst." Ich hatte mir noch nie die Frage nach Wahrhaftigkeit gestellt. Ich dachte, ich sei es; schließlich war ich ein ehrlicher Mensch. Ich verstellte mich nicht. „Du sagst oft Dinge, um etwas zu erreichen. Das ist manipulativ. Erinnere dich, wie du am Anfang warst? Wie du dich mir und Clara gegenüber verhalten hast." Ich überlegte und wusste nicht, was sie meinte. Ich war nicht unehrlich gewesen und ich hatte nie etwas gesagt, um etwas Bestimmtes zu erreichen. „Ich weiß nicht. Ich habe nichts vorgespielt. Mir ging es schlecht!" „Ja, dir ging es schlecht, aber wie hast du dich uns gegenüber verhalten? Denk nach. Frag Gott um Hilfe." Von mir fielen alle sicheren Gefühle ab. Ich hatte für ein paar Sekunden den Eindruck, mich selbst nicht mehr zu kennen. Der Vorwurf traf mich. Ein manipulativer Mensch wollte ich nicht sein. Ich war mir überhaupt nicht bewusst, unwahrhaftig gewesen zu sein. Aber schlimmer noch war, dass ich nicht wusste, wodurch ich unwahrhaftig gewesen sein sollte. Wann und wie war ich manipulativ gewesen? Das fragte ich Dolores. „Überleg mal. Geh zurück in die Zeit, als wir uns kennen lernten. Du warst aber auch schon früher manipulierend. Denk an deine Verwandten." Was sollte das jetzt wieder heißen? Die nächsten Tage zerbrach ich mir den Kopf, was die Heilerin meinen könnte. Als ich zufällig eine alte Aufnahme heraus kramte und anhörte, kapierte ich es plötzlich. Ich hatte damals heimlich eine Tonaufnahme gemacht, als ich meinen Onkel Konrad besuchte. Wir saßen in seinem Garten, als sein Freund, ein älterer Herr, vorbeikam. Konrad machte eine Bemerkung über ältere Frauen. Sein Freund setzte noch einen drauf und dann hörte ich meine Stimme. Ich sagte etwas dazu. Meine Stimme war gekünstelt, distanziert und nicht aufrichtig. Ich versteckte mich hinter einer unsichtbaren Fassade, hinter einer Art Sicherheitszone. Ich sagte etwas zu meinem Onkel und seinem Freund, bei dem ich den Zweck dahinter hörte. Ich war nicht ehrlich. Ich spielte eine Rolle. Ich machte ihnen etwas vor. Ich sagte nicht, was ich wirklich dachte. Das ist unwahrhaftig. In Wahrheit dachte ich: Ihr seid zwei alte Männer, die sich - mit welchem Recht eigentlich - über älter werdende Frauen herablassend äußern, - nur weil sie ältere Frauen sind. Aber ich spielte ihr Spiel mit. Ich stellte mich auf ihre Seite gegen meine eigenen Interessen, denn auch ich war eine Frau, aber ich war noch jung genug. Hier war ich also unwahrhaftig gewesen.

Aber wann hatte ich das gegenüber Dolores und Clara gemacht? Ich versuchte mich zu erinnern. Ich konnte keine Unwahrhaftigkeit entdecken. Ich zerbrach mir einen weiteren Tag den Kopf darüber, wieso ich manipulativ gegenüber Dolores und Clara gewesen sein sollte. Ich kam nicht dahinter. Dennoch glaubte ich, dass Dolores Recht haben müsse und versuchte mir immer wieder die ersten Begegnungen ins Gedächtnis zu rufen. Sie sollten mir auf jeden Fall, wegen meiner Erkrankung helfen; sie sollten mich gesund machen. Ich hätte sie dazu zwingen wollen, wenn ich die Macht gehabt hätte, so verzweifelt war ich. Aber im Grunde verstand ich immer noch nicht, was das mit Unwahrhaftigkeit zu tun haben sollte. Ich konnte meinen Fehler ehrlich nicht so recht erkennen. Aber ich ging davon aus, dass es wohl stimmen musste, was Dolores mir vorhielt und ich entschuldigte mich bei ihr. „Hast du also gemerkt, wie unwahrhaftig du uns gegenüber warst?" Dolores warf mir einen strengen Blick zu. Was sollte ich sagen. Ich nickte noch einmal zur Bekräftigung. "Ja", sagte ich und entschuldigte mich noch einmal. „Ich bin froh, dass du mich darauf aufmerksam gemacht hast." Ich glaubte, dass das, was Dolores sagte, richtig sein musste, auch wenn ich es nicht nachvollziehen konnte. "Wann also warst du unwahrhaftig gegenüber mir und Clara?" Die Heilerin gab sich nicht zufrieden.

"Ich habe... wie soll ich das sagen", ich konnte nicht antworten. Wie sollte ich das erklären? Es war mir nicht klar, aber das konnte ich jetzt nicht mehr zugeben. Sie sah mich ernst an und wartete auf meine Antwort. Ich überlegte fieberhaft, wie ich antworten konnte, um zu zeigen, dass ich meine Unwahrhaftigkeit erkannt hatte. „Ich...ich habe...wie soll ich das sagen...ich..." „Du hast versucht mich und Clara zu manipulieren, damit wir deine Gesundung und damit deine Krankheit auf uns nehmen. Du wolltest uns die gesamte Arbeit überlassen. Du hast keine Selbstverantwortung übernehmen wollen. Das hast du aber nicht deutlich kommuniziert, sondern so getan, als wolltest du mitarbeiten. Im Grunde aber warst du nicht dazu bereit. Stimmt's?"

Ich seufzte tief und kapitulierte, erleichtert, jetzt die Antwort zu kennen: „Ja, das stimmt. Aber ich habe es wirklich nicht bewusst getan."

„Ja. Deswegen sage ich es dir jetzt."

"Ich möchte mich unbedingt weiter entwickeln."

"Das ist gut, denn sonst würde ich auch nicht mehr mit dir arbeiten."
Ich lächelte zögernd. Ja, genau. Ich wollte mich weiterentwickeln, als Mensch, in meinem Leben, in meinem Beruf; einfach in allen Bereichen meines Lebens. Ich wollte mein ganzes Potenzial in diesem Leben entfalten. Noch manches Mal sollte ich das Gefühl bekommen, ich sei abgesackt, in ein spirituelles Nichts gerutscht. Ich wollte auf keinen Fall in meiner Entwicklung zurückfallen. Ich war mit ihren anderen Patienten verbunden, weil sie in derselben Sache unterwegs waren. Wir alle wollten uns spirituell entwickeln. Dolores forderte von mir und den anderen Patienten, dass wir mitarbeiteten und seelisch, geistig und körperlich Fortschritte machten, die sich in allen Bereichen unseres Lebens zeigen sollten, auch finanziell. Clara war natürlich schon viel weiter als wir. Sie kommunizierte mit Dolores über Gedanken. Ich hatte einmal erlebt, als ich mit Clara im Kaffee saß, dass sie plötzlich mitten im Gespräch inne hielt und die Hand hob. Ich stoppte mitten im Satz und sah nach oben, da, wo Clara hinstarrte, als hätte sie von dort eine Nachricht erhalten. „Ich soll Dolores anrufen", sagte Clara und kramte ihr Mobilfon aus der Tasche, sie drückte eine Taste und war mit Dolores verbunden: „Dolores. Du wolltest mich sprechen? ----------
Ist gut. Ja, ich sitze mit Anna hier am Zellplatz. Ja…………sag ich ihr. Gut. Tschüss!" Ich sah Clara erstaunt an: „Sie hat wirklich an dich gedacht und wollte mit dir sprechen?" „Ja. Du wirst das auch bald können. Wir sind alle miteinander verbunden, auch durch Gedanken. Ich höre, wenn Dolores mit mir sprechen. Wenn du die feinstoffliche Ebene erreicht hast, wirst du das auch können."

Alexander und ich hatten einen gemeinsamen Termin bei Dolores. Er hatte einige seiner Bilder mitgenommen, um mit Dolores über sie zu sprechen. Bei Dolores ging es also zuerst um seine Bilder. Ein bisschen schaltete ich ab. Dolores drehte sich abrupt zu mir: „Du denkst, was soll das hier alles", als hätte sie meine Gedanken gelesen. „Wenn du dich so langweilst, dann geh nach nebenan und frag den Heiligen Geist mal über die Entstehung der Welt." Spontan erwiderte ich: „Interessiert mich doch gar nicht." Sie bürstete mich zurecht: „Wenn du nicht konzentriert deine Themen bearbeitest, wirst du nicht weiter kommen. In der Heiligen Schrift findest du Antworten auf die Fragen des Lebens, wie auch über Menschen, deren Lebenszeit besonderen Einfluss auf die Welt hatte."

„Interessiert mich doch gar nicht", sagte ich fatalerweise noch mal, als wäre ich fremd gesteuert. Sie sah mich nicht an und sagte streng: „Dann kannst du gehen. Wenn du nicht bereit bist mit zu arbeiten, hast du hier nichts zu suchen." Nach einer Pause fügte sie hinzu. „Wenn du mitarbeiten willst, geh nach nebenan und sprich mit dem Heiligen Geist."

Ich ging nach nebenan, in das Gästezimmer und der Heilige Geist antwortete sofort: Die Worte die Schrift, die Buchstaben, die Welt, das Universum – alles hängt miteinander zusammen und die mathematischen Koordinaten vermögen es darzustellen. Deshalb ist der Autor von „Eine kurze Geschichte der Zeit", Stephen Hawking so nahe am Göttlichen.

Ich wurde gerufen, denn Dolores war mit der Arbeit mit Alexander fertig. „Und?" fragte sie mich und sah mich ernst an. Ich wiederholte, was der Heilige Geist mir gesagt hatte. „Ja!" hauchte sie. „Aber als Mensch ist Hawkins ein Kotzbrocken. Seine Frau muss viel aushalten. Du bist auch ein Kotzbrocken und du musst dich menschlich unbedingt entwickeln. Du hast aber momentan wenig Kraft. Also, schließ die Augen, ich gebe dir Kraft." Sie setzte sich zu mir. „Hebe leicht die Hände. Die Handflächen nach oben." Sie hielt ihre Hände rechts und links seitlich von mir, in Richtung meiner Schläfen und Energie, göttliche Kraft strömte durch ihre Hände zu mir. Dann, irgendwann, spürte ich Licht in meinem ganzen Körper. Und mir kamen die Sätze in den Sinn: Die Überwindung der Angst, - dieser Prozess- ist ein Freudenereignis, keine Trauerveranstaltung.

Dolores sagte mir noch einiges zum Thema Gott und Erkenntnis. Dann ergänzte sie: "Wichtig ist noch etwas: Wenn Euch Angst überkommt, dann solltet Ihr sofort fragen: Wo sitzt die Angst? Was für eine Angst ist das? Schleudert sie von Euch weg. Vehement. Ruft: Weg mit dir oder lasst die Angst bildlich von einem LKW überrollen. So vernichtet Ihr die Angst."

Dolores, Clara und Margarethe besuchten gemeinsam Alexander und mich zu Hause. Wir saßen zusammen, tranken Kaffee und sprachen über alles Mögliche. Wir lachten über Anekdoten, die Alexander und Dolores erzählten, als mich Dolores plötzlich unvermittelt ansprach. „Anna, du musst jetzt noch mal alles geben für deine Gesundheit. Nimm dir vor, besonders in den nächsten vier Wochen, sehr viel an deiner Gesundheit zu arbeiten. Dann wirst du einen Riesenschritt vorwärts machen. Du wirst jetzt gleich eine wunderbare Erfahrung machen. Jesus will dich sprechen." Ich wurde nervös. Ich sollte mich, zwei Meter weg vom Tisch entfernt, in den Raum stellen, während die anderen am Tisch sitzen blieben und zu mir rüber sahen. Im ersten Augenblick spürte ich einen Druck jetzt richtig reagieren zu müssen, aber im nächsten Moment schon ließ ich wieder los und machte mir keine Gedanken mehr. Ich ließ es laufen. Dolores, Margarethe und Alexander sahen immer noch zu mir rüber. „Jesus hilft dir bei den Bewegungen." Ich empfand einen kleinen, sanften Stoß, dann waren meine Bewegungen plötzlich leicht und beschwingt. „Hör genau hin", rief Dolores, „was Jesus dir sagen will." Mir wurde ganz warm, eine feine Aura war zu spüren, ein freundlicher Hauch umhüllte mich. Ich lauschte den Worten. Zugleich sah ich, wie die drei am Tisch, mir freundlich lächelnd, zusahen. Ich begann mit den Hüften zu kreisen und eine liegende Acht nachzuzeichnen. Ein heiliger Ernst breitete sich aus. Ich lauschte gespannt und spürte plötzlich einen leichten, feinen Hauch; ein Gefühl der Liebe erreichte und durchströmte mich. Ich hörte zwar, als Margarethe und Clara begannen sich zu unterhalten und Dolores leise zischte: „Psst. Sie spricht mit Jesus!", und dass sofort Stille war und ich spürte ihre Blicke auf mich gerichtet, aber die sanfte Welle einer umhüllenden Liebe, ließ alles egal sein, als hätte ich eine feinstoffliche Droge zu mir genommen. Ja, Jesus war wirklich anwesend. Ich hörte seine sanften Worte: Liebe und Weisheit.

Als ich spürte, dass die Verbindung vorbei war, ließ ich die Körperübung ausklingen und blieb für einige Sekunden ruhig stehen. Es herrschte Stille. Dann drehte ich mich zu den anderen und setzte mich wieder an den Tisch. Dolores lächelte mich an. „Und?" fragte sie in einem sanften Ton. Ich nickte nur und meinte: „Ich kann es nicht in Worte fassen, was Jesus gesagt hat, aber es war sehr wichtig für mich." Dolores strahlte und freute sich sichtlich für mich. In mir stieg wieder Hoffnung auf. Ich war auf dem richtigen Weg.

Immer wieder aber hatte ich Einbrüche und glaubte, es

ginge nicht weiter und meine Gesundung bliebe unerreichbar. Dolores verlangte ständig intensivere Mitarbeit, mehr Engagement, Kraft, Loyalität, ja Gehorsam. Sie hatte versprochen, mir zu helfen und das hatte sie bisher ja auch getan. Dass ich noch nicht gesund war, war mein Fehler, denn ich hatte nicht, wie ich sollte, intensiv mitgearbeitet. Das hielt sie mir immer wieder vor.

Mein Hausarzt hatte versagt und die Ärzte im Krankenhaus hatten mir nicht weiterhelfen können und mich einfach nach Hause geschickt. Es konnte nicht sein, dass auch diese Heilerin mir nicht weiterhelfen konnte. Das konnte nicht sein! Gelegentlich fielen mir ein paar Dinge auf, die ich seltsam fand. Aber ich brauchte diese Frau so dringend, dass ich unbedingt darüber hinwegsehen musste. Es gab sonst niemanden, der mir helfen konnte.

Nach meiner Rückerinnerung an die brutale Prügel durch meinen Vater, hatte ich viele instabile Momente. So auch an einem Sonntag: Ich war alleine zu Hause und bereitete gerade das Essen vor. Ich schälte Rosenkohl, als mir plötzlich seltsam zumute wurde. Ich fühlte mich wie kurz vor einer Ohnmacht und spürte eine Kraftlosigkeit, die gefährlich nahe kam. Ich hatte Angst. Sofort rief ich Dolores an. „Was fühlst du genau?" fragte sie mich sofort. Ich versuchte es zu erklären. Sie sagte: "Ich verspreche dir: Du fällst nicht. Es wird nichts Schlimmes passieren. Du kannst dir sagen: Ich lasse alles im Moment auf dem Stand, wo es jetzt ist. Sei sicher, dir passiert nichts."

Was sie sagte, beruhigte mich ungemein. Die Angstattacke ging vorbei. Dolores ordnete an, in der Woche mindestens einmal ein Salzbad zu nehmen. Wir hatten mittlerweile so viele Salzbäder genommen, dass alles im Bad, das aus Metall war, zu rosten begann. Für einen Samstagmittag kündigte sich die Heilerin an. Sie wollte uns eine Inneneinrichtungs-Beratung schenken. Wir tranken erst mal zusammen einen Kaffee und Alexander löcherte sie mit Fragen. Er war nicht so leicht zufrieden zu stellen wie ich und ließ sich vieles ausführlich erklären. Plötzlich erzählte sie unvermittelt etwas Merkwürdiges. Sie dämpfte ihre Stimme, als würde sie uns ein Geheimnis anvertrauen. „Ich habe eine sehr enge Verbindung zu Jesus, denn ich war -", sie legte eine kunstvolle Pause ein, „ - beim letzten Abendmahl dabei! Ich habe mit am Tisch gesessen, - als einzige Frau unter den Jüngern. Ja!" Sie sah uns mit ernstem, triumphierendem Blick an.

Neue Forschungen bestätigten, dass sehr wahrscheinlich eine Frau unter den Jüngern Jesu gewesen ist; davon hatte ich gehört. Dagegen erschien mir die Geschichte von Dolores sehr wunderlich und ich konnte ihre Erzählung nicht ernst nehmen; sagte aber nichts. Mich hatte schon immer gewundert, wenn Menschen sich an ein früheres Leben erinnerten und erzählten, dass sie Fürsten, Könige und Edelleute gewesen seien. Nie war einer ein Leibeigener oder armer Bauer. Dolores schaute sich in unserem Wohnatelier um. „Ihr braucht viel mehr warmes Licht. Ihr habt hier eine richtig dunkle Höhle, weil ihr im großen Raum nur Glasbausteine als Fenster habt. Es kommt zu wenig Licht in den großen Raum, aber das könnt ihr mit Lichtquellen ausgleichen. Ihr müsst nur drauf achten, dass Ihr warmes Licht habt. Also nicht so was wie diese Neonröhre hier." Eine Neonröhre an der Seitenwand erhellte die eine Hälfte des Raumes mit grellem Licht. „Tauscht sie aus gegen eine blaue mit geringer Wattzahl und softem Ton. In der Ecke dort würde ich eine Reispapierlampe hängen mit einer Tageslichtbirne. Der Kronleuchter über dem Tisch sollte tiefer gehängt werden. Ihr sollt Standleuchten hier und dort aufstellen und zwei Wandleuchten an der Musikanlage anbringen. Außerdem braucht Ihr gelbe Vorhänge: Holt die Sonne herein. Ihr braucht mehr Pflanzen, aber Pflanzen, die die Dunkelheit vertragen! Und aufräumen müsst Ihr! Ihr habt alles so zugestellt mit Krimskrams. Innere Ordnung wird bedingt durch die äußere Ordnung und umgekehrt. Es entlastet auch, wenn ihr mal was wegwerft, was ihr nicht mehr benötigt. Zum Beispiel das da." Sie zeigte auf einen Stapel alter Zeitschriften. Das rief mich sofort auf den Plan. „Da wollte ich den einen und anderen Artikel noch mal lesen." „Seit wann liegen die Zeitungen da? Länger als ein Jahr?" Ich nickte. "Was willst du dann noch lesen. Wenn es dich ein Jahr lang nicht interessiert hat, kann es dir nicht so wichtig sein. – Ihr werdet sehen: Es tut gut aufzuräumen! Ordnung ist das halbe Leben? – Nein! Ordnung ist das ganze Leben! – Chaos und Ordnung ist gleich Bewegung. Bewegung ist wichtig! Ihr müsst euer Heim annehmen. Es euch schön machen, damit ihr euch Zuhause wohl fühlt." Sie gab uns einige sogenannte Entstörkarten, die wir unter jedes elektronische Gerät legen sollten, damit das Stromfeld entzerrt wird. Wie das vor sich gehen sollte, allein durch die bizarre Zeichnung auf einem Stück Papier, war mir schleierhaft. „Ihr müsst immer mal was ändern. Anna, fange an Ordnung zu machen, auch wenn es dir nicht gut geht. Danach wird es dir gut gehen."

Die nächste Stunde bei Dolores hatten Alexander und ich wieder gemeinsam. Er sprach ein Problem an, das er mit einem Studenten hatte. Er hatte ihn im Cafe kennen gelernt. "Phuong ist bald mit dem Studium fertig und möchte Dichter werden. Wir haben uns öfter unterhalten. Ich habe ihm ein Buch geliehen und als ich

es wiederbekam, hat die erste Seite mit dem Foto des Autors gefehlt. Ich habe ihn sofort darauf angesprochen. Er leugnete, dass er es herausgerissen hat. Ich konnte ihm das Gegenteil nicht beweisen. Er sagte, als ich ihn vor ein paar Tagen traf, er wolle mich öfter treffen und mit mir über Dichtung und Literatur sprechen, weil ich mich so gut darin auskenne. Ich fühle mich einerseits geschmeichelt, andererseits aber habe ich nicht das Gefühl, dass er mich tatsächlich respektiert." Dolores sah Alexander konzentriert an. „Dieser Phuong hat das Bild aus dem Buch gerissen. Es liegt auf dem Tisch neben seinem Bett. Er hat dich angelogen." Dolores bat ihn, die Augen zu schließen. „Lass das Gespräch noch einmal Revue passieren. Was fällt dir auf?"
"Phuong sagte zu mir, er wolle mich anzapfen. Er wolle mich zweimal pro Woche treffen, um von mir zu lernen."
Ich hatte Phuong einmal kennen gelernt und mich mit ihm unterhalten. Er war ein Mensch, der bei einem Gespräch nicht anwesend zu sein schien, obwohl er vor einem sitzt und der seinen Gesprächspartner nachher mit einem Gefühl der Leere zurücklässt. "Was hast du empfunden, als du diesen Vorschlag hörtest?" fragte sie Alexander. "Ich war geschmeichelt, aber mir stieß auch sein Ton auf. Er war bestimmend. Außerdem hat es ihn überhaupt nicht interessiert, als ich ihm von der CD mit der Vertonung meiner Gedichte erzählte, die gerade herausgekommen war."
"Er zeigte kein Interesse an deiner Arbeit", wiederholte Dolores. „Es geht natürlich nicht, dass man sich jemandem umsonst zur Verfügung stellt und dieser einen nicht respektiert."
Sie beugte sich noch ein wenig mehr vor und sagte

eindringlich zu Alexander: „Dein Vermögen darfst du nicht verschleudern. Das ist dein Kapital. Du musst lernen Grenzen zu setzen. Denk an einen Vorgarten mit einem Zaun. Bis zum Gartenzaun können die Menschen kommen, aber keiner darf da rüber steigen und in deinem Vorgarten herumtrampeln. Mach diesem Phuong klar: Ausführliche Gespräche gibt es nur gegen Honorar. Klär das heute mit einem Telefonat und lass dann dieses Gespräch nachwirken. Merke dir: 1. Deine Zeit ist dein Eigenkapital. Du bist selbstständig. Deine Zeit ist beschränkt. Du hast nur 24 Stunden am Tag zur Verfügung, wie jeder andere auch. 2. Das Wissen ist dein Eigenkapital. Dein Vermögen. Du nimmst dich selbst zu wenig wahr. Du hast einen Schutzpanzer, damit du die feinen Schwingungen nicht bemerkst. Aber du spürst dann doch die gröberen Schwingungen des Ergebnisses. Klär in Zukunft solche Dinge immer sofort. Ein Telefonat kann man immer schnell machen. Was diesen Phuong angeht: Du solltest keine Hydra nähren. Mach dich nicht mehr klein. Sich klein machen ist wie ein kleiner Selbstmord. Du bist eine Kapazität. Du bist eine menschliche Größe. Hab Mut zu dir zu stehen. Den Wert, den du für dich selbst haben willst, musst du selbst bestimmen. Das darfst du keinem anderen in die Hand geben. Du musst jetzt lernen, dich selbst zu fühlen, dich selbst wahrzunehmen. Es ist wichtig, die eigene Wertschätzung zu leben! Freunde zu erkennen und zu erkennen wer bloß ein Bekannter ist. Keine Blutsauger nähren. Geh friedfertig mit dir selbst um."
Phuong gewann ein Jahr später für seine Gedichte einen Kunstpreis unserer Stadt. Wenige Monate später brachte er sich um.
Auch ich lernte aus den Gesprächen, die Alexander mit Dolores führte. Es war für uns nicht einfach, in einer

Gesellschaft zu bestehen, in der Anständigkeit als Schwäche galt.

Ich hatte meine Ersparnisse aufgebraucht und es war abzusehen, dass ich Dolores bald nicht mehr bezahlen konnte. Also musste ich mich noch mehr bemühen, möglichst bald wieder mindestens so weit hergestellt zu sein, dass ich die restlichen Meter alleine weitermachen konnte. Aber so weit war ich noch lange nicht.

Die Heilerin arbeitete mit mir intensiv an meinen Themen. Sie stellte mir Aufgaben, mit denen ich mich die restliche Woche über beschäftigen sollte. Sie strukturierte meine Probleme und ich arbeitete alles ab. Wir bearbeiteten jetzt intensiv mein wichtigstes Thema: Angst. Aber was auch immer ich tat, es führte nie zur Reduzierung oder gar Auflösung meiner Ängste. Stattdessen kamen neue Ängste hinzu. Dolores forderte viel und allmählich begann ich, mich vor jeder Begegnung mit ihr zu fürchten, weil ich wusste, dass ich ihren Ansprüchen nicht genügen konnte. Alexander behandelte sie immer respektvoll, nur mich begann sie ständig zu kritisieren und meine Motivation in Frage zu stellen. Wenn ich sie darauf ansprach, sagte sie nur: „Ich spiegel dir jemanden. Kannst du dir denken, wen?" Nach kurzer Überlegung schüttelte ich den Kopf. „Dann überleg mal genau. Es hängt von dir ab, wie schnell du weiterkommst." So ein Satz ließ mich einerseits ratlos zurück und machte mir andererseits meine Unzulänglichkeit schmerzhaft bewusst. Dolores setzte mich nun ständig unter Druck. Sie meinte, ich würde Gott und also auch sie an der Nase herumführen. „Du gibst nicht alles! Du musst viel besser mitarbeiten!" Sie schien manchmal eine große Wut auf mich zu haben. Ich bemühte mich, aber nie war es gut genug. Ich verkrampfte mich immer mehr. Mein ganzer Körper war ständig angespannt. Ich zog die Schultern hoch und ging mit hochgezogenen Schultern umher. Immer war ich auf der Hut und ich entwickelte Schonhaltungen, um meine Schmerzen zu lindern. Immer wieder erinnerte mich Alexander daran, die Schultern locker zu lassen. Es gelang mir nicht. Es gelang mir gar nichts. Es war wie verhext. Mich verließ schließlich der Mut und die Hoffnung. Ich ließ den Kopf hängen. Meine Schritte draußen wurden unsicher. Ich traute dem Boden unter meinen Füßen nicht mehr. Bei jedem nächsten Schritt, wenn ich meinen Fuß auf die Erde setzen wollte, bei jedem Schritt, bei jedem Tritt verwandelte der Boden sich in ein schwarzes Loch, das mich zu verschlucken drohte.

Ich stürze.

Es war Furcht, die mich zurückschrecken ließ. Mein Gang wurde so unsicher, dass ich mich an mir selber festhalten musste. Wegen der Schmerzen hatte ich wenig Kraft. Wenn ich ging, steckte ich meine Hände in die Hosentaschen und klammerte mich mit den Daumen am Bund fest. Das gab mir Sicherheit beim Gehen. Ich hatte sämtlichen Halt verloren und war auf mich selbst zurückgeworfen, aber ich konnte mir nicht helfen. Im Laufe der Zeit war ich schließlich nicht mehr fähig, freihändig zu gehen. Das machte mir noch mehr Angst, denn ich wollte nicht, dass Dolores mich so sah. Spaziergänge waren für mich nur noch eine qualvolle Angelegenheit. Ich setzte einen Fuß vor den anderen. Schweißtreibend, wie im Fieberwahn, blieb ich alle paar Meter stehen und pausierte, weil ich nicht mehr konnte. Ich hätte mich am liebsten fallen lassen und wäre gerne einfach liegen geblieben. Mein Körper streikte. Was geschah mit mir? Weshalb? Es war, als wäre ich in ein Karussell eingestiegen, das mich immer heftiger umherwirbelte. Es lag nur an mir, dass ich keine Fortschritte

machte und alles schlimmer wurde. Machtlos gab ich meiner Schwäche nach; seelisch und körperlich verkrampft. Für meinen Stillstand war ich selbst verantwortlich. Und ich war der Überzeugung, wenn Dolores mir nicht helfen konnte, dann konnte es niemand. Sie hatte mich von Anfang an eindrücklich gewarnt, dass es ein harter, steiniger Weg zur Gesundung werden würde. Ich hatte mich dafür entschieden. Trotz allem Stress, den sie verbreitete und trotz, dass sie mich manchmal ungeduldig und despektierlich behandelte, konnte ich sie nicht aufgeben. Ich musste durchhalten. Am Ende würde meine Gesundung stehen. Ich musste da durch, egal wie.
„Formuliere neue Glaubenssätze!" Aber die „Umprogrammierung", wie Dolores es nannte, gelang mir nicht. Der Radius, in dem ich mich bewegte, wurde immer kleiner. Ich entfernte mich jetzt von meinem Zuhause nur noch wenige hundert Meter. Vor allem die Angst hielt mich zurück. Die Angst, dass ich es nicht zurück schaffte, wenn ich weiter weg gehen würde. Je mehr ich mich von meiner Wohnung entfernte, desto schutzloser wurde ich. Über so etwas denkt kein Gesunder nach, ich aber musste überlegen, ob ich es ohne Hilfe auch wieder zurückschaffte.
Ich konnte an gesellschaftlichen Ereignissen nicht mehr teilnehmen. Konzerte besuchen? Vergiss es. Ins Kino gehen? Unmöglich. Ich zog mich immer mehr zurück. Irgendwann aber wurde auch das ein Thema bei Dolores und sie forderte von mir, dass ich eine bestimmte Lesung besuchen sollte, die sie ausgesucht hatte. Ich hatte kein Interesse an Mundartgeschichten, deswegen wollte ich die Lesung nicht besuchen. Es war ein innerer Kampf, mich berechtigt zu fühlen, diesen Vorschlag zurückzuweisen. Also überlegte ich hin und her, ob meine Ablehnung meinem freien Willen folgte oder ob

es nur eine Selbstverhinderung und Vermeidungsreaktion war, wenn ich den Besuch der Mundartlesung ablehnte. Ich verkroch mich gerne in mein Schneckenhaus, das wusste ich. Es war schwer für mich, meine eigenen Gefühle zu erkennen. Wollte ich nicht zur Lesung, weil ich keine Lust hatte oder weil es mich nicht interessierte? Das eine bedeutet für mich, mich dem Leben zu verweigern, das andere war eine natürliche Entscheidung. Ich entschied mich gegen die Lesung und wollte mir etwas aussuchen, das mich interessierte. Als ich Dolores anrief, um ihr zu sagen, dass ich die Lesung nicht besuchen werde, weil mich Mundart überhaupt nicht interessierte, akzeptierte sie es, zu meiner Überraschung, sofort und sagte: „Du hast eine verständliche Begründung geliefert. Das kann ich akzeptieren. Ich wollte, dass du die Lesung besuchst, weil es für dich bedeutet, dass du raus aus deinem Schneckenhaus kommst und du dich am Leben beteiligst. Du musst endlich deine Grenzen überschreiten. Also, dann such Dir etwas aus, was du magst." Ich besuchte ein Kirchenkonzert. Es kostete mich Überwindung. Mit der Straßenbahn musste ich zwei Stationen fahren und dann einige hundert Meter zu Fuß gehen. Ich konnte nur sehr langsam gehen. Weil ich mich auch schwach fühlte, war ich mir meiner Verwundbarkeit sehr bewusst. Ich war wie ein Eremit, der sich nach langer Zeit wieder unter Menschen wagte. Die Kirche war voll Menschen, die alle auf den Beginn des Konzerts warteten. Die Orgelmusik von Bach berührte mich sehr. Von den Besuchern war mir niemand bekannt und so ging ich nach dem Konzert, ohne ein Wort mit jemandem gewechselt zu haben, nach Hause.

In dieser Zeit machte ich mir viele Gedanken über Dolores. Ich wollte diese Frau begreifen. Aber je länger ich über sie nachdachte, desto weniger klar wurde mir, wer Dolores wirklich war. Sie „spiegelte" oft andere Personen. Zu diesem Zweck verstellte sie sich und schlüpfte in die Rolle eines anderen, um etwas zu verdeutlichen. Mittlerweile wusste ich immer weniger, wer Dolores wirklich war. Was für ein Mensch war sie? Was war ihr Charakter? Wer war sie hinter all diesen Fassaden, die sie aufbaute? Ich wusste es nicht. Ich wollte es wissen und rief sie an. Ich druckste nicht lange herum. „Dolores, ich habe eine Frage an Dich." „Frag!" sagte sie freundlich. „Du spiegelst uns allen oft Personen aus unserem Umkreis oder aus unserer Vergangenheit, dabei schlüpfst du in alle möglichen Rollen. Mittlerweile frage ich mich: Wer ist Dolores? Wer bist du wirklich? Wer ist die wahre Dolores?" Am anderen Ende der Leitung entstand eine Pause, dann hörte ich sie in einem munteren, leichten Ton sagen: „Ich bin das alles. Es gibt keine besondere Dolores. Ich bin alles das, was du kennst." Ich brauchte nicht nachzuhaken; ich würde keine präzisere Antwort bekommen.

Dolores predigte immer wieder, wie wichtig es sei, sich zu positionieren, sich zu präsentieren; aufzutreten und sein Profil deutlich zu zeigen, sei es in Form von einer Meinung, die man vertritt oder Botschaften, die man von sich gibt. Ich war jemand, der immer zurücksteckte, um andere nicht zu verärgern. Andere sollten sich in meiner Gegenwart wohl fühlen. Ja, ich stellte mich sogar dumm, um niemanden zu übertrumpfen. Ich hatte gelernt mich anzupassen, um nicht anzuecken.

Mit einer Amerikanerin, die schon länger in Deutschland lebte, war ich seit mehreren Jahren befreundet. Ich hatte sie bei den Buddhisten kennen gelernt. Sie hatte keine richtige Ausbildung und hangelte sich von Job zu Job. Ein buddhistischer Kollege vermittelte ihr eine

Verbindung zu einer Agentur, durch die sie plötzlich viel Geld verdiente. Ich dagegen hatte immer noch Geldprobleme. Ich konnte mir nicht mal einen guten Haarschnitt leisten. Sie aber konnte sich jetzt teure Kleidung leisten; die teuersten Kosmetikstudios besuchen. Sie ging zu den teuersten Friseuren der Stadt und plauderte über ihre neuesten Entdeckungen. Ich fand es interessant, die besten Adressen der Stadt zu kennen, falls ich mal zu Geld kommen sollte. Als ich sie also einmal fragte, wer ihren neuen Haarschnitt, der mir gut gefiel, gemacht hatte, winkte sie ab: „Den kannst du dir sowieso nicht leisten." Sie sah mich mitleidig an. Ich sagte nichts und dachte: Sie meint es nicht so. Gekränkt war ich dennoch. Ich hatte schon als Teenager begonnen, eine übertriebene Solidarität mit denen zu haben, die abfällig von mir dachten. Diese Art von Solidarität war in Deutschland in meiner Generation weit verbreitet. Auch hier hatte Dolores einen Rat: „Du musst dich bei dieser vermeintlichen Freundin positionieren. Du kannst dich nicht so behandeln lassen, sonst bestätigst du ja ihre Meinung von dir. Du musst Sie stoppen. Du musst dem etwas entgegen setzen. Dadurch positionierst du dich."

„Ja aber, dann wendet sie sich womöglich von mir ab."

„Ja und? Brauchst du das, dass man auf dir herumtrampelt? Hältst du das für Freundschaft?"

„Nein."

„Du setzt dich selbst in ein Gefängnis, wenn du dich nicht positionierst. Man muss sich der Konfrontation stellen und gleichzeitig bemüht sein, einen Ausgleich zu schaffen. Diplomatie ist das Zauberwort. Du hast ihr nicht gesagt, dass du sie nicht nach ihrem Urteil gefragt hast, ob du dir den Friseur leisten kannst oder nicht. Du hast das nicht getan, dadurch hat sich in deinem Körper eine Spannung aufgebaut, die für dich momentan zu noch mehr Schmerzen führt. Du musst das klären. Ruf sie an und sag ihr, dass das höchst unschön war, wie sie sich benommen hat. Damit gibst du es an ihre Adresse zurück und bist selbst entlastet."

Es fiel mir wirklich sehr schwer, diesen Anruf zu machen. Ich schob es erst mal vor mich her. Frau Döbrink gab mir weitere Aufgaben für die laufende Woche. Sie wiederholte, dass ich mich mit meinem Zuhause beschäftigen sollte. „Richtet es Euch schön her. Sei beschwingt, wenn du aufräumst, aber überfordere dich nicht. In dein Leben muss die Lebenskunst hinein." Dann sollte ich mir ein pflanzliches Arzneimittel zur Unterstützung meiner Lymphe besorgen. Sie schrieb mir den Namen auf einen Zettel. Ich besorgte mir das Mittel sofort und nahm es in der Dosierung ein, die mir Dolores aufgeschrieben hatte.

In der nächsten Stunde bei Dolores besprach sie mit Alexander und mir gemeinsam, wie die Hypothek der Elternschaft zu beachten sei, die man als Sohn oder Tochter auf sich genommen hatte. „Man nimmt von den Eltern Verhaltensweisen und Verhaltensmuster an", meinte Dolores. „denn Kinder lernen durch hingucken und nachahmen." Ich wusste sofort, was sie meinte. Mein Vater. Seine Kindheit war geprägt durch die Trunksucht und Gewalttätigkeit seines Vaters. Seine Jugend hat er im Krieg verbracht, er hatte sein Zuhause, seine Heimat verloren. Seine gesamte Familie musste am Ende des Krieges flüchten, die beiden Schwestern, die Mutter, selbst seine Großmutter, wurde vergewaltigt. Alle landeten im 300 Kilometer entfernten Radebeul bei Dresden. Er selbst hatte sich dann später als einziger aus seinem engsten Familiekreis rechtzeitig vor dem Mauerbau in den Westen abgesetzt. Seitdem war er von seiner

Familie durch den Eisernen Vorhang getrennt, – bis zum Mauerfall 1989. Seine Eltern und seine Schwestern waren all die Jahre in der DDR eingesperrt. Und das Beste an allem: Die Mehrheit der West-Gesellschaft sagte damals: Richtig so! "Anna, du hast die Opferrolle deines Vaters übernommen. Er hat dir den Auftrag gegeben, seine Interessen weiterzuverfolgen, auch nach seinem Tod. Das war sein Vermächtnis an dich, das weißt du. - Was ist dein Verhaltensmuster?", fragte sie mich und beantwortete die Frage gleich selber: „Es ist: Masochistisch mit sich selbst umzugehen. - Du musst bewusst mit dir umgehen!" forderte mich Dolores auf. Auch Alexander gab sie einige Ratschläge. Zum Schluss meinte sie, wir sollten die eigenen Verhaltensweisen und –muster wahrnehmen und humorvoll auflösen und nicht zu einem neuen Drama machen. „Ihr müsst die Vergangenheit entmachten und Euch achten. Die gnadenlose Eigenreflexion ist die Schmiere für das neue Leben! – Gewöhnt Euch an: Offen zu kommunizieren, freundlich zu sein, verbindlich zu sein." Zu Alexander gewandt, sagte sie: „In deinem Bauch sitzt der Vater. Wenn du das spürst, schau genau hin und frag dich: Was ist das? Reflektiere!" Dann hielt sie mir einen Vortrag über Angst. "Die Angst musst du entmachten! Die Angst ist das Vernichtendste, das wir in uns tragen. Die Angst nimmt die freiheitliche Selbstbestimmung. Die Angst ist ein Diktator!"

Ich bekam noch eine Akupunkturnadel in jeden Unterschenkel, die ich am nächsten Tag herausziehen sollte. Zur Entgiftung sollte ich ein Salzbad nehmen mit 40 kg Salz.

Bei jeder Medikamentengabe durch die Heilerin und jeder seelischen Übung, jedem Salzbad, jedem Ritual, das ich machte, hoffte ich immer noch, dass sich meine Beschwerden verbessern oder sogar auflösen würden. Aber die Hoffnung erfüllte sich nicht. Meine Schmerzen blieben stark und dieser Zustand zerrte an meinen Nerven. Immer öfter warf mir Dolores vor: „Du arbeitest nicht genügend mit. Du musst dich viel mehr anstrengen!" Dass ihre Heilmethoden nicht sehr erfolgreich waren; dass es nicht allein an mir liegen konnte, auf den Gedanken kam ich nicht. Schließlich war sie eine Heilerin.

Dolores wollte ihr neues Projekt, das Betreiben einer Landhausgaststätte vorantreiben. Die Idee trug sie schon einige Zeit mit sich herum. Alle sollten beteiligt werden. Sie startete die Suche nach einem geeigneten Objekt. Das Haus musste groß genug sein für eine Landhausgaststätte, an die sich ein kleiner Hotelbetrieb anschließen sollte. Alle Patienten machten sich auf die Suche nach einem passenden Haus, das man kaufen oder mieten konnte. Margarethe wollte das Geld dafür zur Verfügung stellen. Sie nahm eine Hypothek auf ihr schuldenfreies Mietshaus auf und Dolores und sie gründeten eine kleine Firma. Dolores wurde die Geschäftsführerin. Es fehlte nur noch das geeignete Haus.

Normalerweise hätte ich von solchen Plänen gar nichts mitbekommen, da Dolores mich nicht in den innersten Kreis von etwa zehn Personen, aufnehmen wollte. Ich bot zwar an, bei dem Projekt – wenn es soweit war – mitzumachen, aber mein Angebot stieß bei Dolores auf wenig Interesse. Ich sah ein, dass ich in meinem Zustand wahrscheinlich keine Hilfe sein konnte. Wer wollte an der Rezeption in ein müdes, schmerzverzerrtes Gesicht glotzen. Nein, das Team sollte dynamisch, gesund und fröhlich sein, so wie es in der restlichen Berufswelt verlangt wurde. Alexander verbrachte mehr

Zeit bei Dolores, als in seinem Atelier zu Hause. In deren 170-Quadratmeter großem Zuhause mit Garten gab es genug zu tun. Alexander konnte mit den Eigenheiten der Heilerin gut umgehen, auch wenn er manchmal über Dolores' Ideen den Kopf schüttelte. Sie bestimmte alles in Haus und Garten. Die beiden Mitbewohnerinnen und vor allem Margarethe, die alles bezahlte, hatten nichts zu sagen. Dolores hatte jeden Tag neue Ideen und jede Woche wurden das Haus und der Garten umgestaltet. Die Pflanzen im Garten mussten regelmäßig umgesetzt und die Möbel im Haus alle sieben Tage umgestellt werden. Sie brauchte jede Woche eine einschneidende Veränderung in ihrer Umgebung. Alexander hatte von Pflanzen Ahnung und wusste, dass es den Pflanzen nicht gut tat, immer wieder umgesetzt zu werden. Dass ausgerechnet die Heilerin keine Ahnung davon zu haben schien, war merkwürdig. Aber Einwände ließ sie nicht gelten. Es musste alles immer so gemacht werden, wie sie es wollte.

Mit ihrer Assistentin Clara Spanisch und mit Margarethe hatte Dolores zwei Mitbewohnerinnen, die sich gerne unterordneten. Aber ich selbst wagte ja auch nicht, Dolores zu widersprechen. Ich sagte einmal leise zu Margarethe: „Ich könnte nie mit Dolores zusammenwohnen. Das wäre purer Stress für mich. Ich könnte mich ja gar nicht in ihrer Gegenwart entspannen." Margarethe, die immer freundlich war, sagte: „Ich will mich weiterentwickeln und deshalb will ich kein ruhiges, entspanntes Leben. Dolores treibt mich immer vorwärts, damit ich mich spirituell entwickele. Und das ist mir wichtig. So möchte ich meinen Lebensabend verbringen." Auch, wenn das Zusammenleben mit Dolores sie sehr viel Geld kostete, war Margarethe zufrieden und glücklich, dauernd in der Nähe der Heilerin sein zu dürfen. Es dauerte nicht lange, und die ersten Beschwerden der Nachbarn trafen ein. Die Trommeln lärmten, der Sound aus dem Keller war zu laut. Zähneknirschend schränkte Dolores diesen Part ihrer Therapie ein. Sie wollte keinen Ärger und gab nach. So entkam ich dem Getöse. „Die Töne sind mir zu schräg", sagte ich einmal leise in vorsichtigem Ton. Dolores sah mich ernst an. „Dissonanzen sind nichts Schlechtes. Du musst lernen, dich auf neue Situationen einzulassen. Wenn du dich immer nur sperrst, wirst du dich selbst um Erfahrungen bringen. Ich habe dir schon mal gesagt: Du zimmerst dir dein eigenes Gefängnis." Ich bemerkte, dass Dolores eine Begegnung auf Augenhöhe nicht zuließ, aber ich beurteilte es nicht. Ich glaubte immer noch, dass sie das Beste für mich wollte. Dass ich immer noch Schmerzen hatte? Meine Schuld, ich hatte nicht gut genug mitgearbeitet. Dass ich immer noch mental „am Boden" war? Meine Schuld, ich machte nicht genügend Geistes- und Seelenarbeit, um optimistisch und froh mein Leben zu gestalten. Das war ganz klar meine Schuld. Ich verkrampfte mich und schleppte mich weiterhin durch meine von Dolores verordneten Spaziergänge. Immer noch waren die Spaziergänge für mich eine qualvolle Angelegenheit. Ich setzte einen Fuß vor den anderen, blieb alle paar Meter stehen und pausierte, weil ich nicht mehr konnte. Ich hätte mich am liebsten fallen gelassen und wäre gerne einfach liegen geblieben. Mein Körper streikte. Ich wagte schon nicht mehr Dolores ehrlich davon zu berichten, wie es mir mit all dem ging, weil ich wusste, dass sie sich aufregen würde.

Alexander erwähnte ihr einmal gegenüber, dass ich schleppend ging und vor Schmerzen kaum laufen konnte, wenn ich mit ihm spazieren ging. Sie explodierte fast:

"Sie macht nicht, was ich ihr sage! Sie benutzt diese Krankheit, damit wir alle Rücksicht auf sie nehmen. Ich habe ihr hundertmal gesagt, sie muss den Schmerz überwinden. Ich habe ihr tausendmal gesagt, sie soll einfach gehen, ohne an den Schmerz zu denken! Aber sie tut es nicht! Sie weigert sich! So kann ich nicht arbeiten. Sie muss gehen, als wäre der Schmerz nicht da. Sie darf nicht auf ihre Blockaden hören. Sie arbeitet nicht richtig mit!" Alexander berichtete mir über ihren Wutausbruch. Das machte mir Angst vor einer nächsten Begegnung. Ich hatte keine Lust, mir diese Tiraden anzuhören. Warum hatte er es ihr gegenüber überhaupt erwähnt!

Die Körpertherapie, die Knochenbrecherstunden waren für jeden ihrer Patienten schmerzhaft. Für mich auch, aber ich musste da durch. Wenn ich jemals wieder normal leben wollte, musste ich da durch. Ich zweifelte an mir, aber niemals an der Heilerin. Sie war sehr streng und ich glaubte, dass müsse sie sein. Ich musste einfach mehr tun, mehr Körperübungen, mehr Spaziergänge, mehr schöne Dinge tun, mehr kommunizieren mit Menschen, schöne Veranstaltungen aufsuchen, aber ich konnte nicht. Es war wie verhext. Je besser ich es machen wollte, desto weniger gelang es mir.

Ich wurde immer unsicherer auf den Beinen und konnte meine große Furcht zu fallen nicht überwinden. Ich fragte mich, ob ich jemals wieder freihändig würde gehen können. Mittlerweile hatte ich eine andere Haltetechnik entwickelt: Ich hielt mich an meinem Hosengürtel fest oder ich steckte die Hände in die Taschen und krallte mich am Taschenfutter fest. Nur so konnte ich gehen. Ich hatte eine unbestimmte Angst zu fallen. Die Angst zu fallen, zu sterben, vernichtet zu werden. Ich traute es mir nicht mehr zu freihändig zu gehen. Wieso? Das wusste ich nicht.

An einem Sonntag ging ich mit Alexander in einen nahegelegenen Park. Wir liefen langsam nebeneinander her. Ich musste öfter stehen bleiben. Endlich waren wir im Park angekommen. Wir standen unter den großen Bäumen, dazwischen Rasen. Unerklärlicherweise zog es mich zu Boden; ich dachte, ich könne keinen einzigen Schritt mehr gehen. Ich wollte mich fallen lassen und einfach liegen bleiben. Ich hielt mich an Alexander fest und wagte nicht seine Hand loszulassen. Es waren nicht nur die Schmerzen, es waren die Nachwehen der Rückerinnerung an das Geschehen von damals. Trotz, dass es Jahre her war, war die Konfrontation mit der Prügelsituation wie ein Erdbeben in mein Leben gedrungen und die Nachbeben erlebte ich immer noch. Ich war erschüttert. Manchmal wälzte ich mich nachts im Bett herum. Wenn ich nassgeschwitzt aufwachte, überwältigte mich eine unbestimmte Todessehnsucht.

Alexander konzentrierte sich, genau wie ich, fast ausschließlich auf sich selbst. Wir mussten beide, jeder für sich, unsere Geschichte durcharbeiten. Er war gesund, aber er musste oft Rücksicht auf mich nehmen. Ich bemerkte das wohl, aber ich konnte es nicht ändern. Und in diese Kerbe schlug Dolores: „Du bremst deinen Mann aus. Er kann nicht wie er will, weil er auf dich Rücksicht nehmen muss. Ihr könnt nirgends zusammen hingehen, weil du dich nicht bewegen kannst. Du bist in deinem inneren Gefängnis und ziehst deinen Mann da mit hinein. Mach endlich etwas, *beweg* dich!" Ich stand bereits vor einem Berg von Selbstvorwürfen. Die Bemerkung von Dolores machte meine Unzulänglichkeit und Nichtsnutzigkeit noch deutlicher. Ich wollte mich ändern, konnte es aber nicht.

Alexander war immer noch täglich bei Dolores von morgens bis abends beschäftigt. Er verdiente jetzt ausreichend Geld. Aber ein Viertel des Geldes mussten wir monatlich für Medikamente ausgeben, die Dolores uns beiden verordnete, aber uns ging es trotzdem finanziell so gut wie lange nicht mehr. Allerdings hatten wir auch keine großen Ansprüche.

Warum aber ging es mir körperlich und seelisch immer schlechter? Ich konnte nicht begreifen, dass ich keinen Schritt weiter kam. Ich zog mich zurück. Ich konnte nicht anders. In Gegenwart von anderen Menschen fühlte ich mich nicht wohl. Ich war am liebsten allein. Die Welt wurde mir fremd. Meine einzige Verbindung zur Außenwelt war Alexander und Dolores und die anderen Patienten, die ich manchmal bei ihr traf. Wir alle waren, jeder für sich, auf unserer ganz eigenen „Seelen"-Reise in der Welt der Heilerin.
Eines Nachmittags bekam ich plötzlich Bauchkrämpfe.
Als sie vorüber waren, musste ich an meinen Vater denken. Trauer rieselte wie Schneeflocken in meinem Körper herab. Ich rief Dolores an. „Nimm einen Kochlöffel und ein dickes Kissen und schlage auf Deinen Vater ein. Gib ihm alles zurück! Und dann sag: So, jetzt sind wir quitt! Deine ganze Wut muss raus. Lass sie raus!" Ich nahm ein Kopfkissen und einen Holzlöffel, aber ich hatte keinen Impuls zuzuschlagen. Mir tat alles, was geschehen war, leid. Es gab keine Wut, der ich folgen konnte. - Die Momente, in denen man sich selber zusieht, sind am wenigsten echt. Ich schüttelte das Theater also ab und schlug nun doch zu. Erst zögernd, dann immer fester. Ich heulte und schrie: „Ich will es nicht tun, aber ich muss." Und ich schlug weiter, immer heftiger zu. Unter Tränen. Dann ging ich in die Knie und schlug noch verbissener zu als vorher. Ich unterbrach

mich, heulte und sank zusammen. Ich richtete mich wieder auf, ernüchtert, und schlug wieder mit dem Holzstück auf das Kissen. Diesmal ohne eine Regung, ohne ein Gefühl. „Hier hast du alles zurück!" Und dann, als ich das Gefühl hatte: Jetzt ist es gut, empfand ich nur noch eine sich ausbreitende Leere. Ich wischte mir die Tränen weg: „Jetzt sind wir quitt. Jetzt ist es vorbei." Ich sprach vor mich hin, als wäre irgendjemand im Raum, der mir zuhörte. Es war niemand da.
Ich hatte Ellen, eine amerikanische Freundin, in einem Cafe getroffen. Wir hatten uns ein paar Wochen nicht gesehen und sie fragte mich, was ich so mache. „Ich schreibe endlich weiter an meinem Buch über die DDR. Ich habe letztes Jahr sieben Frauen interviewt über den ganz normalen Alltag in der DDR. Jetzt bringe ich die Gespräche in eine lesbare Form", erzählte ich und wollte ihr von den unterschiedlichen Erlebnissen der Frauen erzählen. Ohne darauf einzugehen oder mir irgendeine Frage dazu zu stellen, unterbrach sie mich und erzählte, dass sie, als sie letztes Jahr in Leipzig war, mit einer Bäckereiverkäuferin gesprochen hatte. Die hätte ihr unglaublich viel über das Leben in der früheren DDR erzählt. Sie redete ununterbrochen über diese Begegnung. Aber nichts von dem war besonders erwähnenswert. Ich hatte den Eindruck, dass Ellen nur reden wollte. Auch nach einer halben Stunde hatte sie ihren Monolog noch nicht beendet. Ich kam nicht dazwischen. Sie schnurrte ihre Sätze aneinander, wie ein Rennauto, das Runde um Runde auf einer Rennstrecke dreht. Ich musste die Zielflagge hissen.
Mitten in einem ihrer Sätze ohne Punkt und Komma und ohne Atemholen, rief ich abrupt den Kellner und bezahlte. Ellen sah mich überrascht an. Ich beugte mich zu ihr vor: „Weißt du, ich habe von meinem Buchpro-

jekt erzählt. Du bist mir ins Wort gefallen und zwar genau vor einer halben Stunde und seitdem hast du nicht aufgehört zu reden von deinem Bäckereibesuch in Leipzig. Und ich kann dir folgendes dazu sagen: Ich habe nie irgendetwas Langweiligeres gehört. Rede weiter, wenn es dir so unglaublich viel Vergnügen bereitet. Ich höre dir allerdings nicht mehr zu. Ich gehe jetzt und ich empfehle dir mal Folgendes zu tun, nämlich das zu üben, was du am wenigsten kannst: ZUHÖREN!" Sie sah mich sprachlos an. Ich ging. Warum hatte ich das nicht schon viel früher gemacht! Ich humpelte aufgeregt nach Hause. Dann kam, was kommen musste: Eine halbe Stunde später, fragte ich mich, ob ich nicht zu weit gegangen war. In der nächsten Sekunde wischte ich den Einwand vom Tisch. Es war gut so und überfällig. Dann nahm ich das Telefon und wählte die Nummer von Dolores, um ihr von dem Vorfall zu berichten und zu hören, was sie von dieser Begegnung hielt. „Gratuliere, Du hast dich positioniert! Du hast wahrgenommen, dass es nicht richtig ist, wie sich diese Ellen dir gegenüber verhalten hat. Was soll das für eine Freundschaft sein, bei der sich die Freundin nicht für einen interessiert? Du hast es ganz richtig gesehen. Du hast eine gute Eigenwahrnehmung. Jetzt warte ab, ob sie sich entschuldigt oder darüber sprechen will. Wenn sie eine wirkliche Freundin ist und Wert auf deine Freundschaft legt, dann wird sie sich melden." - Ich habe nie mehr etwas von Ellen gehört.

In der nächsten Sitzung, die ich bei Dolores zusammen mit Alexander hatte, warf sie mir wieder vor, ich würde nicht genügend mitarbeiten und mich nicht genug bewegen. „Und das holen wir jetzt nach!" Sie befahl mir in ihrem Flur auf und ab zu gehen, während sie sich mit Alexander zu einem Plausch ins Zimmer setzte. Ich marschierte auf ihrem engen, drei Meter langen Flur über fünf Minuten lang hin und her und warf nach jeder Kehrtwende im Vorbeigehen durch die offene Tür einen kurzen Blick ins Zimmer. Sie saßen dort am Tisch, tranken Kaffee, unterhielten sich, während ich wie eine Idiotin hin und her lief. Dolores warf mir prüfende Blicke zu, um zu sehen, ob ich ihre Anordnung auch richtig befolgte. Ich hütete mich davor, wütend zu werden. Nach etwa zehn Minuten rief sie mich rein und beendete meine Flurwanderung. Sie setzte mir eine Akupunkturnadel an die Außenseite jedes Oberschenkels. Am nächsten Abend sollte ich sie ziehen und dann ein 45 Kilo Salzbad nehmen.

Als ich in der Wanne lag, wurde ich überfallartig traurig und heulte. Dann aber versuchte ich mich gegen diese Traurigkeit zu stemmen. Ich hatte die Stimme von Dolores im Ohr: "Gut zu sich zu sein, kann man sich nicht nur vornehmen, man muss glauben, dass man es verdient."

Am nächsten Tag konnte ich wieder etwas besser gehen. Ich hatte im Ohr, was Dolores nach der letzten Behandlung zu mir gesagt hatte: "Deine Strukturen sind soweit wieder gut. Noch nicht alles, aber du kannst ganz normal gehen." Also versuchte ich normal umherzugehen. Es war ein kalter, windiger Nachmittag. Bei dieser gemeinsamen Sitzung begann die Heilerin ein Gespräch mit Alexander über die Zeit, als er ein kleiner Junge, im Alter von sechs Jahren, war. Alexander hatte damals mit seiner Familie in Wartal gelebt. In dem alten, großen Fachwerkhaus, in dem unten die Schule untergebracht war, bewohnten sie die oberen zwei Etagen. Alexander beschrieb das Dorf und das Leben dort. Dolores hörte aufmerksam zu. „Da ist etwas geschehen damals. Kannst du dich erinnern?" fragte sie.

Alexander schaute sie irritiert an.

„Etwas, das mit deinem Vater zu tun hat." Alexander schaute angestrengt zu Boden. „Schließ die Augen. Du wirst es gleich sehen." Zum ersten Mal schaute ich zu, wie die Heilerin jemanden in Trance versetzte. Sie begann vor seinen Augen einen imaginären Vorhang mit schnellen Bewegungen beiseite zu schieben. „Was siehst du?" fragte sie leise. Alexander begann etwas langsamer zu atmen. "Dunkelheit. Es ist dunkel", sagte er. Seine Augen waren geschlossenen. Im nächsten Augenblick wirkte er erschrocken. Angst und Tränen stiegen in ihm auf.
"Was ist passiert?" fragte Dolores ruhig und mit fester Stimme.
"Ich weiß es nicht."
"Schalte den Kasper aus. Lass dein mittleres Selbst sprechen. Du kannst es."
Nach einer Weile sagte er: „Ich sehe eine Treppe, eine steile Treppe. Es ist die Treppe in dem Haus, in dem wir wohnten."
"Ja?"
"Ich stürze die Treppe herunter." Er weinte erschrocken.
"Ja. Weshalb? Was ist geschehen?" Dolores' Stimme wirkte vollkommen unaufgeregt.
Alexander hielt inne, dann antwortete er mit stockender Stimme: "Ich habe etwas gesehen."
"Ja. Was war es?"
Alexander atmete tief ein und eine Weile war absolute Stille. Dann begann er zu erzählen, was er gesehen hatte. Seine Augen waren immer noch geschlossen.
"Ich spiele am Fuß der Treppe. Da höre ich ein Geräusch. Es kommt von oben. Ich bin neugierig und gehe langsam die Treppe hinauf. Ich schaue durch den Spalt. Ich schiebe die Tür ein wenig weiter auf, damit ich sehen

kann----." „Was siehst du?" fragte Dolores nach einer langen Pause des Schweigens. Durch seinen Körper ging ein kleiner, unmerklicher Ruck.
"Mein Vater ist da."
"Ja. Was macht er?"
"Er ist auf dem Bett."
"Ja. – Wer ist noch da?"
Nach einigem Zögern antwortete Alexander: "Ich kann es nicht erkennen." Totenstille. Der Atem stockte. Alle Kraft schien aus seinem Körper zu weichen, dann setzte er wieder an und seine Stimme war deutlich und fest. „------Es ist ----meine Schwester ---------- Ihr Nachthemd ist hochgeschoben."
"Wo ist dein Vater?"
"Er liegt über meiner Schwester und er macht irgendetwas."
Nach einer kurzen Zeit des Schweigens, fragte Dolores: "Was macht er?"
Alexander schwieg, dann zitterte seine Stimme und er wiederholte: "Ihr Nachthemd ist hochgeschoben. Er ist über ihr." Seine Stimme wurde plötzlich fest und laut: „Er holt sich einen runter." ----- Er weinte leise. „Meine Schwester sieht mich. Ihr Gesicht ist bewegungslos ernst. Hanna ruft: „Da ist Alexander." Mein Vater dreht seinen Kopf zu mir. Er springt auf, kommt auf mich zu. Ich verliere das Bewusstsein."
"Dein mittleres Selbst hat alles mitbekommen. Was geschieht weiter?"
Ich sah wie Alexander heftig atmete. Sein Gesicht hatte einen ängstlichen Ausdruck. Er hatte die Augen immer noch geschlossen.
"Als ich an der Treppe oben bin und sehe, was mein Vater macht, kommt meine Mutter von unten. Sie ruft: 'Was ist da los?' Ich höre das Knarren der Holztreppe.

Sie kommt schnell die Treppe hoch. Sie ist hinter mir. Sie drängt sich vor mich. In dem Moment stößt mein Vater sie zurück und knallt die Tür zu. Meine Mutter und ich fallen nach hinten die Treppe herunter. Mein Vater verrammelt oben die Tür. Als ich wieder zu Bewusstsein komme, laufe ich und hole den Schürhaken und gebe ihn meiner Mutter. Sie schlägt mich damit. Ich habe etwas gesehen, das ich nicht hätte sehen dürfen. Ich habe etwas Verbotenes getan und muss betraft werden. Sie schlägt mich mit dem Schürhaken."

Mir stiegen Tränen in die Augen, als ich das hörte. Ich sagte nichts. Alexander öffnete nach einer Weile langsam die Augen. Dolores sah ihn an. Wir schwiegen eine Weile. Wir warteten auf die ersten Worte von Alexander. Er begann zögernd. „Mein Vater hat meine Schwester missbraucht."

"Wusstest du das oder hast du es verdrängt?"

„Ich wusste es nicht mehr. Ich weiß nicht wieso, aber dieses Erlebnis hab ich total ausgeblendet." Schweigen.

„Es gab nur so ein merkwürdiges Foto, von dem ich mir nie erklären konnte, wie es zustande kam. Aber jetzt verstehe ich es. Ich hab es zu Hause. Das Foto zeigt mich, wie ich lachend rückwärts auf unserer Treppe liege und posiere. Ich hänge auf der Treppe mit dem Kopf nach unten, so wie damals, als mein Vater mich die Treppe hinuntergestoßen hatte. Ich habe damals öfter diese Szene als Kind nachgestellt. Und ich lache dabei."

Keine Empörung war in seiner Stimme zu hören, aber Dolores ließ seine fehlende Empörung in ihrer Stimme hören. Sie nickte: „So ist das. Das Kind kann dieses Ausmaß, die Härte einer solchen Beobachtung nur ertragen, indem es die Situation nachahmt. Du siehst, was dein Vater für ein Verbrechen begeht und er bestraft dich dafür. Er stößt dich und deine Mutter die Treppe

hinunter, damit er weitermachen kann."
"Und ich musste noch den Schürhaken holen, mit dem mich meine Mutter schlägt, weil ich etwas gesehen habe, was ich nicht hätte sehen sollen."
„Ist das nicht pervers, verdreht?"
„Ja."
„Deine Mutter wollte nicht hinsehen. Vielleicht hast du etwas aufgedeckt, wovon sie glaubte, es besser nicht wissen zu wollen." Alexander schwieg.

-

„Du hast gesehen, was dein Vater deiner Schwester angetan hat." „Ja, sie muss damals dreizehn Jahre alt gewesen sein."
Ich war erschüttert. Der anständige, Mann, der anderen gegenüber so hochmütig sein konnte, hatte... Dieser Mann, der oft herablassend und abschätzig gegenüber seinen Kindern war und auch mir gegenüber gewesen ist. Der, wenn er Menschen nicht als gleichwertig erkannte, sie behandelte, als wären sie Luft... Ich konnte nichts mehr sagen. Schweigend gingen wir nach Hause. Später fragte ich ihn: "Meinst du deine Schwester erinnert sich daran?"
„Ich weiß es nicht. Sie hat nie darüber gesprochen."
„Du kannst sie nicht fragen."
„Nein, das kann ich nicht. Ich kann höchstens meine Geschwister fragen, ob sie davon wissen."
"Wirst du das tun? Ich meine, wie können wir sonst sicher sein, ob es wirklich alles so geschehen ist?"
"Ich hatte es vor Augen. Ich habe mir das nicht ausgedacht."
„Ja, da bin ich sicher. Auch ich habe mein Erlebnis, als mein Vater mich prügelte mit eigenen Augen gesehen und auch mir werden einige Dinge verständlich, die ich früher nie einordnen konnte." „Ja, mir auch. Dieses

Foto, das es von mir gibt: Ich liege am unteren Treppenabsatz mit dem Kopf nach unten und den Beinen nach oben. Das war auf der Treppe, auf der es passiert ist, die mich mein Vater heruntergestoßen hat. Ich fand es immer seltsam, dass ich so verdreht kopfüber auf der Treppe lag. Ich habe nie begriffen, wie ich auf diese Idee gekommen bin, mich so hinzulegen." „Und wer hat das fotografiert?" „Ich weiß es nicht mehr. – Ich habe mich öfter so auf die Treppe gelegt, als wäre es ein Spaß." Er begann das, was er schon bei Dolores gesagt hatte, zu wiederholen, so wie man unfassbare Dinge wiederholt, um sich der neu erinnerten Realität zu vergewissern.

Wir schwiegen eine Weile, dann meinte er: „Ich werde meinen Bruder in Hamburg anrufen. Vielleicht weiß der etwas." Aber sein Bruder wusste nichts. Alexander bat ihn, Hanna nichts zu sagen.

Natürlich kamen mir manchmal Zweifel, ob wirklich alles stimmte, was er und ich aus unserem verdrängten Unterbewusstsein ausgegraben hatten. Man tauchte in die Vergangenheit ein und konnte in inneren Bildern, wie in einem Film sehen, was geschehen war. Die Ereignisse schienen wie in einem Archiv im Körper und in der Seele gespeichert zu sein und ich und auch Alexander konnten sie nun zum ersten Mal nach so langer Zeit hervor holen und betrachten.

Diese Art Trance, in der man sich befand, war keine völlige Abwesenheit. Ich war nicht im Tiefschlaf. Ich war in einem Zwischenraum, zwischen Wachzustand und Schlaf: Ein Zustand, den ich vorher noch nie erlebt hatte. Ich habe all das vor meinem inneren Auge gesehen und es fühlte sich wie eine Widerbelebung der Vergangenheit an. Ein Schleier wurde weggezogen und ich sah die Geschehnisse und war gleichzeitig mittendrin. So, als würde das Unterbewusstsein preisgeben, was es, wie ein Geheimnis, all die Jahre gehütet hatte. Alles machte plötzlich Sinn, so als würden fehlende Bausteine in ein Puzzle fallen und das Bild vervollständigen. Alexander ging es ebenso. Er und ich wollten gerne herausbekommen, ob sich seine Schwester an dieses traumatische Erlebnis, dem sexuellen Missbrauch durch den Vater, erinnern konnte. Zwei Wochen später kündigte sie zufällig ihren Besuch an. Sie wollte, bevor sie eine Freundin besuchte, die in der Nähe von uns wohnte, vorher bei uns vorbeikommen. Alexander und ich einigten uns darauf, dass wir sie nicht einfach fragen konnten wegen dieses Erlebnisses, denn wenn sie alles verdrängt hatte, könnte unsere Frage einen Schock auslösen oder eine extreme Abwehr.

Ich weiß nicht mehr, wie es dazu kam, aber als seine Schwester da war, holte Alexander ein Album mit alten Familienfotos hervor. Wir sahen sie uns an. Es waren auch Fotos von ihr in diesem Fotoalbum. Was mir auffiel, war, dass Hanna damals ein auffallend hübsches, junges Mädchen war. Sie hatte schöne Kleider an, die ihre Weiblichkeit betonten. Ihre dunklen langen, lockigen Haare umrahmten ihr hübsches Gesicht und unterstrichen ihre schönen Augen. Sie strahlte in die Kamera. Wir blätterten weiter im Album. Auf der nächsten Seite tauchte wieder ein Foto von ihr auf. Diesmal hatte sie eine extreme Wandlung durchgemacht. Keine Weiblichkeit mehr. Die Wandlung war überraschend brutal. Von der hübschen, jungen Frau war wenig übrig. Sie hatte alles Weibliche an sich verborgen. Zu sehen war ein drastisch verändertes Mädchen, das kein fröhliches, anmutiges Lächeln mehr zeigte. Ihr Gesicht war ernst, die Haare ganz kurz geschnitten. Sie lächelte nicht. Sie hatte kein Kleid mehr an, sondern eine Hose und ein langer, weiter Pulli verdeckten ihre weiblichen Kurven. Ihre Kleidung wirkte trist und burschikos. Zwischen den beiden Fotos lag kein halbes Jahr. Irgendetwas Einschneidendes musste in der Zwischenzeit geschehen sein. Es war für mich offensichtlich, dass sie ihre Weiblichkeit abrupt unterdrückt hatte. Natürlich dachte ich sofort an den Missbrauch. Die Reize mussten weg; die weibliche, weiche Ausstrahlung, die das Interesse des Vaters ausgelöst hatten und weiterhin auslösen konnten, mussten verschwinden.

Ich hätte Hanna gerne auf diesen Unterschied in den Fotos hingewiesen und gefragt, was da vorgefallen war, aber ich wagte es nicht. Stattdessen sprach ich mit Alexander darüber, als seine Schwester wieder gegangen war. "Hast du den Unterschied auf den Fotos bemerkt? Wie sie ihre Weiblichkeit plötzlich kaschiert hat? Der Vater sollte sie in Ruhe lassen." Alexander sah es genauso, aber auch er hatte Hanna nicht darauf ansprechen können. Es konnte nicht anders sein, als dass der sexuelle Missbrauch der Grund für ihre drastische Veränderung gewesen war. Ist es also wahr, was Alexander während der Rückführung gesehen hatte? Eine schöne junge Frau verwandelte sich in ein Schattengewächs, - wegen dem Vater.

Aber auch dieses seltsame Foto, das wir im Album fanden und auf dem Alexander zu sehen war, wie er kopfüber auf dem Treppenabsatz lag, war kein gewöhnliches Spaßbild. Er lacht auf diesem Foto; ein Lachen mit einem seltsam erschrockenen Blick.

Als ich vor Jahren das Foto zum ersten Mal sah, ohne von dem Geheimnis zu wissen, hatte ich mich gewundert und Alexander damals gefragt, wieso er sich so seltsam auf die Treppe gelegt hatte. Es sah sehr merkwürdig aus. Er sagte damals, er wüsste es nicht mehr. Aber er hätte sich öfter so hingelegt, zum Spaß und einmal sei er dabei fotografiert worden. War es die Verharmlosung eines dramatischen Ereignisses, der Versuch ein schreckliches Erlebnis zu bannen?

Wie konnte sein Vater damals noch in den Spiegel schauen? Wie konnte er sich noch ernsthaft in der Öffentlichkeit als guten Menschen feiern lassen? Wie konnte er weiterhin – ohne Skrupel - so überheblich seinen eigenen Kindern gegenüber treten und sich gleichzeitig als inbrünstig guten Menschen hinstellen?

Auch mir gegenüber hat er sich wie ein eingebildeter Gockel verhalten. In der Öffentlichkeit, in Zeitungen, ja sogar im Fernsehen wurde das Ehepaar damals als ein Beispiel vorbildlicher, sozial engagierter, alternativer Bürger gezeigt, denen nichts wichtiger war, als anderen zu helfen.

Hatte der Vater keine Angst, dass seine Kinder ihn verraten würden; dass sie irgendwann das gute Bild von ihm in der Öffentlichkeit zerstören, die Wahrheit über ihn verbreiten und ihn enttarnen würden? Er musste seine Kinder frühzeitig „abrichten", damit er einigermaßen sicher sein konnte, dass sie niemals die Wahrheit über ihn an andere preisgaben. Ich glaube nicht mal, dass er das bewusst tat. Es war etwas, was sich aus seiner eigenen Handlung zwangsläufig ergab, weil er nicht die Selbstreflexion suchte und sich nicht seinen Taten stellte. Er ordnete alles seiner eigenen persönlichen Wahrheit, seiner eigenen verdrehten Ethik und Moral unter, sodass er sein Handeln vor seinem Gewissen umständlich rechtfertigen konnte. Er setzte den „Selbstschutz" an erste Stelle, damit die dunkle Seite seiner Persönlichkeit nicht bekannt wurde. Aber wir konnten ihn nicht mehr zur Rechenschaft ziehen. Er war tot.

Die Rückführungen verwirrten mich. Ich steckte immer mal wieder im Zwiespalt. Die Frage war immer wieder, ob alle Rückführungen reale Ereignisse zeigten oder nur Phantasiegebilde waren. Ich suchte das Für und Wider herauszufinden. Es gab einige Indizien, die dafür sprachen, dass sich wenigstens die beiden großen Rückführungen von Alexander und mir in der Vergangenheit so zugetragen hatten. Aber wieso hatte sich Alexander und wieso hatte ich mich nicht vorher daran erinnern können? Wieso war es bis jetzt so tief in unserem Unterbewusstsein vergraben? Kann so etwas sein?

Ich besorgte mir Fachartikel über dieses Thema. In der Traumaforschung gibt es hierüber eindeutige Forschungsergebnisse. Eine situative Amnesie zum Beispiel bezeichnet den Verlust der Erinnerung an eine bestimmte Situation oder an ein bestimmtes Ereignis. Eine unterdrückte, erinnerungspsychogene Amnesie ist die Unfähigkeit ein traumatisches Erlebnis, etwa eine Vergewaltigung, einen Missbrauch oder ein Verbrechen, abzurufen. Aber es gab auch Gegenstimmen von Fachleuten, die eine ausgeprägte Amnesie bestritten.

Mittlerweile sind der Kriminalistik einige Fälle bekannt, in denen das Opfer nach einer schrecklichen Tat, eine Amnesie erleidet, also eine Auslöschung der Erinnerung an die erlebte Tat und deswegen nicht zum Verbrechen befragt werden kann. Eine Schutzmaßnahme der Seele, wenn das Erlittene, wäre es im Bewusstsein geblieben, nicht verkraftet werden könnte. Es muss im Bewusstsein ausgelöscht werden, damit das Opfer weiterleben kann.

Mich beschäftigte, dass meine Mutter und meine Schwester sich nicht daran erinnern konnten, dass mein Vater mich so fürchterlich verprügelt hatte. Logen sie? Hatten sie es verdrängt?

Was ist mit Alexander? Ist das, was er in der Rückführung wiederbelebt hat, wirklich geschehen?

Diese Fragen hatten Alexander und mich in den folgenden Wochen nicht losgelassen und er hatte immer wieder den Anlauf gemacht, einen seiner Geschwister zu fragen, ob er oder sie sich an etwas Ungewöhnliches in der Kindheit erinnern konnte. Es gab kein sicheres Zeichen. Von allen sieben Geschwistern, gab es nur eine Schwester, die nichts Schlechtes über ihre Eltern hören wollte und nur Gutes von ihnen zu sagen wusste: „Die Eltern haben mir alles mitgegeben, was ich für ein gutes Leben benötige." Von all den sieben Kindern, sagte dies nur ein einziges: Hanna!

Hanna war sicher nicht die einzige, die noch als Erwachsene ihren eigenen Peiniger schützte.

Alexander wagte nicht an dieser ganzen Geschichte zu rühren.. Aber bei einem Telefonat mit seiner Adoptivschwester Karin, die mit Hanna ein enges, vertrauliches Verhältnis hatte, stellte er Karin endlich die Frage, ob sie etwas von einem Missbrauch durch den Vater wüsste. Karin erwiderte nur, sie wüsste es nicht. Jetzt legte Alexander die Karten auf den Tisch und erzählte ihr vorsichtig von dem traumatischen Erlebnis, das er als Kind erlebt hatte, nämlich dass er gesehen hatte, wie der Vater Hanna sexuell missbraucht hatte. Karin war keineswegs erschüttert: "Ja, ich weiß. Hanna hat es mir erzählt."

„Hanna weiß davon?"

„Ich kann es dir jetzt sagen, denn du hast es selbst gesehen. Ja, wir haben mal darüber gesprochen. Sie hat mir erzählt, was der Vater gemacht hat."

Hanna weiß davon! Alexander war geschockt. „Dann müsste sie auch erinnern, dass ich sie dabei gesehen habe und dass der Vater mich die Treppe runterstieß. Wieso hat sie nicht mit mir gesprochen?"

„Vielleicht kann Hanna nicht mit dir darüber sprechen, weil du ein Mann bist. Es ist doch ein Ekel vor dieser Tat, die man durchlitten hat. Ein Zeuge, der einen in so einer ekelhaften Situation gesehen hat; das mag als demütigend empfunden werden. Man muss vielleicht alles ausblenden, damit man überhaupt weiterleben kann. Sie war noch so jung. Sie konnte nicht einfach den Ort der Tat verlassen. Sie musste bis zur Volljährigkeit zu Hause ausharren. Mit einem Zeugen darüber zu sprechen, wäre für Hanna vielleicht quälend. Erst recht, wenn es der jüngere Bruder ist, vor dem man immer als starke Frau dastehen will." Ich schwieg und fühlte mich plötzlich nicht wohl damit, so viel über das Thema geredet zu haben. Ich urteilte wieder und hatte es mir doch abgewöhnen wollen. Jeder muss die Lösung selber für sich finden. Ich sollte mich nicht einmischen.

Aber, was mich an der Brutalität von Alexanders Vaters so erschütterte, war, dass er damals sogar den Tod seines kleinen Sohnes in Kauf genommen hatte, als er ihn die steile Treppe hinunter stieß. Alexander hatte Glück gehabt, dass er sich nicht schwer verletzt hatte. Zudem wurde der kleine Junge, der sich hatte nichts zuschulden kommen lassen, mit dem Schürhaken verprügelt. Er war ein unglücklicher Zeuge. Das Kind wurde bestraft und musste auch noch das Prügelwerkzeug selber holen und das Gerät übergeben, um sich damit schlagen zu lassen.

Auch ich hatte bis zur Entdeckung der Tat immer nur Gutes über meinen Vater sprechen können. Ich weiß nicht, ob Alexander in der Lage war, seine eigenen Verletzungen anzusehen, die ihm sein Vater zweifellos zugefügt hatte. Er schien es gut zu verkraften, aber vielleicht zeigte er auch nicht, wie sehr es ihn niederschmetterte.

Alexander konnte seine Eltern nicht mehr auf die Tat ansprechen. Der Vater war tot und die Mutter hatte Demenz. Er hatte für seinen Vater, als er noch lebte, alles Mögliche getan, ihm geholfen und ihn unterstützt, da und dort hin gefahren und dieser hochmütige Sepp hatte es nicht einmal mit einem Wort gewürdigt.
Der Fortschritt aber, der sich für Alexander und mich auf einer anderen Ebene ergab, war groß, denn wir hatten endlich die ewig fehlenden Puzzle-Stücke gefunden, die unser Leben in eine Schieflage gebracht hatten. Es existierten keine rätselhaften Erinnerungslücken mehr. Die Nachwehen dieser Offenbarungen dauerten an. Das Leben ging weiter.

Dolores schlug Alexander und mir vor, dass wir einen großen Sonntagbrunch bei uns im Wohnatelier machen sollten. Eingeladen werden sollten die anderen Patienten, wie auch Interessierte, die in unseren Kreis eingeführt werden wollten. Da ich kein geselliger Typ war, stellte diese Matinee für mich eine Herausforderung dar. Solche Treffen arteten oft in eine gegenseitige Taxierung aus. Wer war schöner, reicher, besser, intelligenter, erfolgreicher. Das Rangordnungsspiel, das ich von Gruppentreffen kannte. Es langweilte mich immer noch. Trotz meines inneren Widerstands bereitete ich mich vor. Ich begann aufzuräumen und überlegte, was ich zum Essen beisteuern konnte und fing mit den Vorbereitungen an. Die Matinee sollte am Sonntag um 10.30 Uhr beginnen und gegen 14.30 Uhr enden. Wir sollten für zum Teil wildfremde Menschen unser Zuhause öffnen und es waren ausschließlich Bekannte und Patienten von Dolores. "Du wirst eine große Erfahrung damit machen. Ich werde dir zeigen, wie man sich als Gastgeberin verhält und du wirst üben, dich zu positionieren. Du wirst sehen, es wird dir viel geben", meinte Dolores zu mir. Sie schien froh darüber zu sein, dass ich mich für eine neue Erfahrung öffnete. Ich war mir da nicht so sicher, aber na gut, ich hatte nun mal ‚Ja' gesagt und konnte es nicht rückgängig machen. Jeder sollte etwas zu essen und zu trinken mitbringen. Ich entschied mich einfache, traditionelle Sachen zum Brunch zu machen. Quark mit frischem Schnittlauch und Zwiebeln und einen kleinen Nudelsalat nach einem Rezept aus den 70er Jahren. Am Sonntagmorgen trudelten nach und nach die Leute ein. Die meisten von ihnen kannte ich nicht. Als alle da waren, zählte ich zwanzig Frauen. Alexander war der einzige Mann. Fast alle hatten etwas zu essen mitgebracht. Wir hatten für genügend Sitzplätze gesorgt. Die Stühle hatten wir in einem Kreis aufgestellt. Dolores brachte eine Heilpraktikerin mit, die sie gerade erst kennen gelernt hatte. Clara kam etwas später. Als jede einen Platz gefunden hatte, begrüßten Alexander und ich unsere Gäste. Ich war ein wenig aufgeregt, denn ich war es nicht mehr gewohnt vor so vielen unbekannten Menschen zu sprechen. Jeder stellte sich der Reihe nach vor und mir fiel auf, dass alle ständig auf Dolores starrten. „Ich heiße Bella. Ich kenne Dolores seit einem Jahr und habe lange bei ihr ein Coaching gemacht. Heute versuche ich mich mit einem Ledergeschäft selbstständig zu machen. Ich bin hier, um einen spirituellen Rat mitzunehmen." Oder „Ich heiße Miriam und bin Bürokauffrau. Ich möchte mein Leben grundlegend verändern. Dolores habe ich erst kürzlich zufällig kennen gelernt und schon nach der ersten Begegnung war ich total ermutigt." Oder: „Ich heiße Brigitte, bin gerade geschieden und jetzt alleinerziehend. Dolores habe ich vor genau vier Monaten kennen gelernt. Sie hat mir geholfen mein Leben neu zu organisieren. Ich bin jetzt nicht mehr so

ängstlich wie früher. Im Gegenteil. Ich hatte wieder Mut mich zu bewerben und mein Leben in die Hand zu nehmen, trotz des Pechs, das ich die letzten Jahre hatte. Vor zwei Tagen habe ich eine Halbtagsstelle gefunden, die ich haargenau mit den Schulzeiten meiner Tochter abstimmen kann. Dolores hat mich sehr unterstützt."
Andere waren von ihrer Freundin eingeladen worden und nur zufällig hier gelandet, ohne Genaueres zu wissen. Sie wollten sich überraschen lassen. Die Frauen teilten zum Teil intimste Dinge den anderen, völlig fremden Gästen mit. Die meisten kannten sich untereinander nicht. Die Zuhörenden honorierten die Offenheit jeweils mit Klatschen und freundlichen Blicken. Bis auf ein junges Mädchen waren alle in den späten Vierzigern. Als ich an der Reihe war, begann auch ich eine Lobhudelei auf Dolores, sprach von den Ärzten, die mir nicht weitergeholfen hatten und lobte Dolores für ihre Hilfe und Unterstützung in allen Bereichen meines Lebens. Obwohl ich während meiner wenigen Sätze mit starken Schmerzen zu kämpfen hatte, hoffte ich doch, dass es niemandem auffallen würde. Eine Frau fiel mir auf, die etwas Freches und Keckes an sich hatte. Erika kannte Dolores schon etwas länger. Sie war Fotografin und erzählte, dass sie mit Dolores ein Buch plane, in dem heilende Fingerübungen aus dem Thai Chi gezeigt werden sollten. Dolores wollte diese Fingerübungen darstellen und Erika wollte sie fotografieren. Nach der Vorstellungsrunde malten Alexander und Dolores jeder ein Bild auf ein großes Zeichenpapier, das sie nebeneinander an die Wand hängten. Jeder Gast sollte, der Reihe nach sagen, was er sieht. Ausnahmslos jeder Teilnehmer glaubte in der Zeichnung von Dolores eine hochspirituelle Botschaft aus höheren, göttlichen Sphären zu erkennen. Die Abhängigkeit und die Ergebenheit der

Frauen, Dolores gegenüber, war so auffallend, dass ich einen Pfeil dazwischen schießen musste.

Als ich an der Reihe war, sagte ich: „Auf dem rechten Bild ist ein Pfeil der nach oben zeigt, ein blauer Himmel und eine offene Landschaft. Auf dem linken Bild ist ein Riese in einer blau gemalten Eisenbahn, die nach oben in die Berge fährt. – Ich blieb ganz bewusst bei der Beschreibung dessen, was zu sehen war, weil mir diese allegorischen, mystischen Interpretationen, mit denen die Damen die einfache Bildgebung überinterpretierten, zu albern erschien. Ich wollte mit meinem Einwand dem spirituellen Geschwafel der Leute und ihrer Unterwürfigkeit vor einer vermeintlich großen Heilerin etwas entgegensetzen. Ich vergaß dabei ganz, dass auch ich, als ich mich vorgestellt hatte, Dolores auf ein Podest gehoben hatte. Als ich meine Sätze gesagt hatte, sah ich Dolores an: Verstand sie, dass ich einfach nur wollte, dass die Leute auf dem Boden blieben?

Dass Dolores dem naheliegenden Gefühl wegen der Anerkennung der Frauen, geschmeichelt zu sein, nachgab, habe ich damals keine Minute lang geglaubt. Als der offizielle Teil der Matinee beendet war, gingen manche; die meisten aber blieben und die Leute unterhielten sich zwanglos in der einen oder anderen Ecke unseres Wohnateliers miteinander. Ich sprach Dolores in einem günstigen Augenblick, als sie alleine war, an: "Mir ist aufgefallen, dass keine der Frauen eine wirklich eigene Meinung vertreten hat. Alle haben versucht die Bilder so zu interpretieren, wie es dir gefallen könnte und das finde ich schade." Sie gab mir Recht. Sie fiel also nicht auf Schmeicheleien herein. Gegen 14 Uhr waren alle Gäste wieder verschwunden, bis auf einen „harten Kern". Das waren die, die mit Dolores besonders eng verbunden waren. Dolores verlor einige Worte über Erika, die Fotografin: „Habt Ihr gesehen, als ich gekommen bin, habe ich meine Tasche auf den Sessel gestellt, auf den ich mich später setzen wollte und bin dann noch mal in die Küche gegangen, um Irma zu begrüßen. Als Erika kam, ging sie zielstrebig auf diesen Sessel zu, - sie sah, dass ich ihn mit meiner Tasche besetzt hatte und stellte die Tasche einfach runter und setzte sich in den Sessel. – Sie wusste, dass das meine Tasche ist. Das war ganz eindeutig ein Affront gegen mich. Aber ich habe nichts gesagt und mich auf den kleinen, unbequemen Klappstuhl gesetzt." Auch die anderen saßen auf einfachen Stühlen. Es gab nur zwei große, weiche Sessel und auf den hatte sich Erika und ihre kleine Tochter gesetzt. Dann erzählte uns Dolores: „Erikas Mann verdient sehr viel Geld. Sie selbst kommt aus einem reichen Elternhaus. Sie kümmert sich aber nicht um ihren Mann und der hat sich deswegen seiner Sekretärin zugewandt, aber noch ist nichts passiert. Allerdings läuft alles darauf hinaus, dass es zu einer Affäre mit der Sekretärin kommt, wenn Erika so weiter macht. Sie ist dabei ihren Mann zu verlieren, aber sie gibt nichts drum. Ich habe Erika gewarnt." Dolores schien das zu bedauern. „Seht ihr, wohin das führt, wenn ihr nicht auf mich hört?" Dann vertraute uns Dolores an, dass sie befürchtete, dass diese Erika sie verraten könnte, denn sie wusste, dass Dolores keinen Heilpraktikerschein hatte und sie nicht so arbeiten durfte, wie sie es tat. Schon einige Male vorher, hatte Dolores geäußert, dass sie fürchtete bei den Behörden angeschwärzt zu werden.

Am Abend des folgenden Tages rief Dolores aufgeregt bei uns an. Alexander ging ans Telefon. „Ja? – Hallo Dolores.................Meinst du wirklich? ....Gut ich komme sofort. ....Ja, ich komm mit dem Auto." Er wurde hektisch. „Was ist los?" fragte ich und dachte, es sei etwas Schlimmes passiert. „Das war Dolores. Sie sagt, sie hätte die Eingebung von oben bekommen, dass Erika etwas gegen sie im Schilde führt. Die ganzen Unterlagen, Spritzen und Medikamente müssen aus ihrer Wohnung raus. Das Ordnungsamt wird kommen und alles durchwühlen. Sie sagt, wir sollen unsere gesamten Unterlagen vernichten. Deine Tagebücher. Wirf sie weg. Ich fahr jetzt mit dem Auto zu Dolores. Sie will alles wegbringen, was für sie gefährlich werden könnte, die Spritzen, die Patientenkarten, die Medikamente. Alles sollte woanders untergestellt werden, damit die nichts finden." Ich suchte meine Unterlagen zusammen; alle Notizen, die ich mir während der Behandlungszeit bei Dolores gemacht hatte. Ich überlegte kurz. Ich wollte sie nicht wegwerfen. Ich hatte alles aufgeschrieben. Zwei Bücher voll. Fast jeden Tag hatte ich festgehalten. Ich dachte, dass ich das alles doch noch brauchen werde. Es wäre zu schade, es wegzuwerfen. Ich versteckte es bei uns im Keller. Nach Mitternacht war Alexander zurück.

„Habt Ihr alles weggeschafft?"

„Ja, wir haben das Zeug an verschiedenen Orten untergebracht. Eine Kiste bei Monika, eine bei einem Pfarrer, den Dolores von früher kennt und den Rest bei einer Bekannten von ihr."

Am nächsten Abend rief Dolores an und gab Entwarnung. Sie sagte, sie wollte uns nur testen, ob wir wirkliche Freunde sind, die ihr auch in schlechten Zeiten beistehen.

Am nächsten Tag kamen bei uns mit der Post drei verschiedene Medikamente an, die ich auf Wunsch von Dolores bei einem Bonner Labor bestellt hatte. Ich brachte sie zu meinem Termin bei Dolores mit. Sie stampfte die Kügelchen klein und reichte sie mir in einem kleinen Glas mit Kaffee. Sie hatte die gesamten Kügelchen aus den drei kleinen Fläschchen vermischt. Ich wusste nur, dass man von den Mitteln immer nur fünf Kügelchen nahm, aber nicht das gesamte Fläschchen und dass man keinen Kaffee trinken sollte, wenn man sie zu sich nimmt. Aber die Heilerin verlangte auch später, dass ich ein ganzes 10 Gramm-Fläschchen auf einmal nehmen und dann beobachten sollte, was geschieht. „Wird es schlimm?" fragte ich ein wenig ängstlich. „Nein, überhaupt nicht", sagte sie, aber es beruhigte mich nicht. Und sie ergänzte: „Es gilt nun zu lernen, das Leben zu lieben. – Nimm es schnell in einem Zug. Trink es einfach aus." Ich schluckte die braune Brühe mit dem C220-Mittel und dem C30-Mittel herunter.

Ich sah Dolores an, die entspannt vor mir auf einem Stuhl saß. „Schau auf mein drittes Auge." Sie zeigte auf ihre Stirn. Ich sah also auf ihre Stirn. „Schließ die Augen, denn sonst nimmst du alles drum herum wahr." Ich schloss die Augen. „Sag Bescheid, wenn eine Botschaft kommt." Es kam nichts. Plötzlich kam das Bild eines Einhorns. Dann: Schönheit, Selbstliebe und ich spürte wie Gold an meinem Körper herunterlief.

"Ja, so ist es", sagte Dolores, als ich ihr das beschrieb, „Zelebrier das Leben! Sag dir: Ich will leben! Versprich es dir! Schluss mit der Todessehnsucht. Sag dir: Ich begrüße mein neues Leben. Ich will leben! - Das Leben, das Gott dir geschenkt hat, darfst du nicht mit den Füßen treten. Genießen! Leben!"

Während dieser Sitzung bei der Heilerin tauchte plötzlich ein anderes Bild vor meinen Augen auf. Ich stand in einer schönen Landschaft und streckte die Arme gen Himmel. Ich freute mich endlos und wie ich mich freute! Ich fiel Alexander um den Hals und ich dachte: Ich habe mich in meinem ganzen Leben noch nie so gefreut! Einige Zeit später an diesem Tag, ging es mir aber plötzlich wieder schlechter. Am Abend wollte ich die notwendige weitere Körperübung des Tages machen, aber es ging einfach nicht. Ich zögerte, aber nach einigem Hin- und Herüberlegen rief ich Dolores an. „Ich habe deinen Anruf erwartet," meinte sie. Ich war überrascht. Als ich ihr den Verlauf der Übungen und meine Schmerzen beschrieb, sagte sie streng und bestimmt: „Schluss mit der Angst. Jetzt geht es um die Entmachtung der Angst! Weg damit! Du kannst dich bewegen!" Halbwegs ermutigt ging ich zurück zu meiner Körperübung. Und da kam sie, die Angst, wie ein riesiger, großer, schwarzer Ballon, der mich erdrückte, überrollte und platt walzte. Und dann musste ich schreien, weil mir sonst die Angst die Kehle zugedrückt und mir die Luft abgeschnitten hätte. Ich schrie, wie in einem schlechten Theaterstück. Irgendwann wich das Gefühl der Angst, einem Entsetzen. Eine schwarze Wolke kam auf mich zu. Ich packte hin und drückte ihr den Hals zu, erwürgte sie und warf sie hinter mich. Ich schrie: „Fort mit dir! Schluss! Ich entmachte dich! Ich entmachte dich."

Auch den folgenden Tag kämpfte ich mit meinen Dämonen. Schließlich bat ich Gott mir zu helfen. Ich wollte Fortschritte spüren. Der Schmerz verdarb mir die Körperübungen. „Ich muss endlich einen Erfolg sehen!" Tatsächlich wurde der Schmerz sofort schwächer. Laufen konnte ich zwar nicht ‚normal', aber wenigstens tat es nicht mehr so fürchterlich weh. Als ich an jenem Tag wieder die Körperübung machte, merkte ich, dass ich Angst davor hatte, dass der Schmerz wieder auftauchen könnte. Ich krümmte mich schon, bevor der Schmerz sich zu melden begann. Ich war längst in der

Falle der Schmerzspirale gefangen. Immer wieder holten mich die unerträglichen Schmerzen ein.

Plötzlich bremste ich mich bei den Bewegungen wieder aus, weil ich Angst davor hatte, sie zu übermütig und ausschweifend zu machen. Ich fürchtete mich vor einem reißenden Schmerz, wie ich ihn schon öfter bei heftigen Bewegungen erlebt hatte. „Das ist ein Scheißtag," murmelte ich vor mich hin. „Ich werde immer weinerlicher und bin fertig." Ich rief Dolores an: „Wenn ich wüsste, dass ich in drei oder vier Wochen durch wäre mit allem – dann wäre es einfach. Dann würde ich loslegen. Aber es entmutigt mich, keinen Erfolg zu sehen." „Das, was sich so viele Jahre aufgebaut hat, kann nicht in so kurzer Zeit verschwinden. Aber in vier Tagen wird es dir schon spürbar besser gehen, wenn du so weiter machst." Ich fragte sie noch nach einer speziellen Übung für den ziehenden Schmerz links neben meiner Bandscheibe. „Da sitzt bei dir das Lebensvernichtende", sagte Dolores. „Mach die übliche Übung und dann wird der Körper automatisch in eine liegende Acht gehen.
Mach das so lange bis der Körper von selbst aufhört."
Am nächsten Tag hatte ich am ganzen Körper einen Ausschlag. Es war unerträglich, weil es wie verrückt juckte. Alles war gerötet. Natürlich rief ich sofort die Heilerin an. „Da kommt jetzt der Rest der allopathischen Medikamente heraus und der seelische Müll. Das Ganze ist eine Reaktion auf die Mittel im Kaffeeglas. Wasch dich mit Essigwasser. Das hilft gegen den Juckreiz. In einigen Tagen ist es vorbei." Das tröstete mich wenig, aber ich musste das durchhalten. Ich kratzte mich fürchterlich. Was sich aber schon zeigte, war, dass ich mich plötzlich besser bewegen konnte. Auch am nächsten Tag konnte ich mich immer noch gut bewegen. Endlich begann die Ernte meiner ganzen Bemühungen! Tags-

über hatte ich keinen Juckreiz, aber abends ging es wieder los. Nachts juckte es stark. Ich jammerte und heulte. Gegen 2.30 Uhr schlief ich ein und wachte erst am nächsten Tag gegen 13 Uhr wieder auf. Am folgenden Tag war das Jucken vollständig vorbei und meine Beweglichkeit war besser als alle Tage zuvor.

Einen Tag später fuhr Alexander zu gemeinsamen, alten Freunden. Sie wohnten am Stadtrand. Mir war der Weg zu mühselig und die Vorstellung still am Tisch sitzen zu müssen, schreckte mich ab. Ich konnte es immer noch nirgends lange aushalten. Ich musste immer die Möglichkeit haben, den Ort sofort verlassen zu können, ohne mich groß erklären zu müssen. Also blieb ich zu Hause. Es war eine Zeit der Isolation. Sie war notwendig. So konnte ich an diesem Abend ungestört meine Körperübungen machen und – wenn es sein musste - heulen und schreien, ohne jemanden zu stören. Glücklicherweise wohnte niemand über uns. Das Büro über uns war nur an Wochentagen besetzt. Ich gab Impulsen, die mir der Körper gab, nach, so wie es mir Dolores geraten hatte. Während der Körperübungen tauchten Bilder vor meinen Augen auf, es kamen Impulse, Verbindungen zu längst vergangenen Zeiten und Ereignissen. Die Geschichte meiner Familie, die Familiengeheimnisse, das mir Unbekannte - alles konnte sich melden. Ich sollte alles gewähren lassen, was sich zeigen wollte. Nichts wollte ich abblocken. Und so war es, dass ich Erlebnisse meines Vaters im Krieg, als er ein junger Soldat, ein Jugendlicher, war, nacherlebte. Es spielte sich ein Film vor meinen Augen ab. Ich begann plötzlich in einer fremden Sprache zu sprechen, die ich nicht kannte. Ich wusste nicht mehr, wer ich war. Es ging eine ganze Weile so bis ich zu jammern begann. „Ich weiß nicht, wer ich bin.

Ich weiß nicht, wer ich bin!" Ich begann zu heulen. Immer wieder geriet ich auf diese Tränenschiene. Es kotzte mich an, dass ich nicht aufhören konnte zu jammern. Im nächsten Augenblick merkte ich, dass ich nur noch sehr schlecht gehen konnte. Ich war wieder am Anfang. Warum bloß? Was machte ich falsch?

Alexander schien mit dem Schmerz um seine Erlebnisse in der Kindheit einfach und leicht umzugehen. Dagegen stellte Dolores mich immer wieder als Drama-Queen hin. Sie hielt mich für jemanden, der ein unglaubliches Theater um seine Not und seine Schmerzen machte. An jenem Abend rief ich Clara an, da Dolores immer noch außerhalb der Stadt weilte. „Bitte Beine in Schulterbreite hinstellen. Den Körper zwanzigmal hin und her bewegen, dann übernimmt der Körper automatisch die Bewegung. Nach fünf Minuten klappt der Körper nach vorne. Dann zeigt sich die Szene in der Küche, so wie sie sich damals zugetragen hat. Dann mit dem Po eine liegende Acht machen."
Irgendwie hörte sich das alles albern an, aber ich machte es. Als mein Körper nach vorne klappte, landete ich auf den Knien. Wie auf Knopfdruck, heulte ich, denn ich war wieder in der Küche. Ich war auf allen Vieren. Da trat mein Vater noch mal heftig zu. Er trat mir mit voller Wucht in den Arsch. Ich heulte und jaulte auf. Schläge prasselten auf mich ein und ich klappte zusammen. Diese bestimmte Stelle meines Rückens, gegen die er damals immer wieder getreten hatte, tat mir nun seit Jahren sehr weh. Als ich eine Woche später Dolores von diesem Erlebnis erzählte, sagte sie: „Du hättest querschnittsgelähmt sein können. Das alles war äußerst brutal. Du warst damals, als es passierte, an der Grenze. Es haben sich bei dir alle Kanäle geöffnet." "Jetzt verstehe

ich erst, warum ich immer ein Gefühl hatte, als ginge ein Schnitt durch die Mitte meines Körpers, zwischen Unter- und Oberkörper." Sie nickte. „Ja, das war eine sehr gefährliche Situation." Drei Tage später ging es mir immer noch schlecht. Am Samstag rief ich Clara Spanisch an, weil ich ein unerträgliches Ziehen im Bein hatte, das einfach nicht wegging. Dolores war wieder unterwegs. Es hieß, sie würde einen Patienten in Süddeutschland behandeln und so sollte mir stattdessen wieder ihre Assistentin helfen. „Das Ziehen im Bein hängt mit der „Küchenszene" zusammen. Da ist noch ein Rest. Bei der normalen Körperübung bitte noch mal gedanklich in die damalige Gewaltszene gehen und hinten in die Ecke schauen." Ich hatte sofort den Blick auf den Küchenschrank, der damals in der Ecke stand. Meine Schwester stand davor und schaute konzentriert auf das, was sich vor ihren Augen abspielte.

Ich fragte mich, ob diese Geschichte nie aufhörte. Irgendwann musste doch endlich mal Schluss sein.

Am Abend machte ich wieder die Körperübungen, aber zu der Schlüsselszene in der Küche konnte ich nicht vordringen. Ich wusste also nicht, was sich da Besonderes „in der Ecke" verbarg, von dem Clara gesprochen hatte.

Nachdem ich die Übung beendet hatte, war ich wie aufgekratzt. Ich kam auf die Idee meiner Schwester eine Email zu schicken, da wir nicht einfach so weitermachen konnten, als sei nichts geschehen. Ich fragte sie, was sie dazu zu sagen hat und schrieb, dass der Vater mich damals, als ich sechszehn Jahre alt war, fürchterlich verprügelt hatte und dass es in der Küche passiert ist. Ich schrieb, dass sie dabei war und sich erinnern müsste.

Es kam noch am gleichen Abend eine verletzende Email zurück. So war es immer zwischen uns. Als ich die Antwort von meiner Schwester las, setzten plötzlich bei mir stechende Schmerzen ein. Als ich Dolores später davon erzählte, schimpfte sie mit mir: "Wie oft willst du dir den Tritt noch abholen? Du merkst doch, was das mit deinem Körper macht!" Ich erwähnte, dass ich, was die Schlüsselszene in der Küche betraf, während meiner Übung, nichts in der hinteren Ecke sehen konnte. "Wir gehen jetzt mal in das Bild", sagte Dolores sehr bestimmt und entschlossen. "Hör, was die beiden flüstern. Dein Vater und Deine Schwester und sieh ihnen gnadenlos in die Augen." Zunächst mal sollte ich die Augen schließen und die Bilder kommen lassen. Ich versuchte es, aber es kam kein Bild, keine Idee, nichts. Irgendwann stoppte Dolores die ganze Bemühung. "Dein Verstand ist zu sehr eingeschaltet." Ich sagte etwas weinerlich: "Meine Schwester und mein Vater waren so eng." Ich hielt meinen Daumen und den Zeigefinger sehr dicht aneinander.
"Ja, das ist nicht alles. Da gibt es noch mehr." Ich sah sie an und weil ihre Antwort einen seltsamen Unterton hatte, kam mir ein unangenehmer Gedanke: "…..Das war -sexuell?", fragte ich zögernd. Sie nickte. Ich konnte es nicht fassen. "Ich mag meine Schwester, mein Vater…., ich…" Ich stockte, denn ich hatte nie denken können, dass so etwas zwischen den beiden vorgefallen war - obwohl sie so sehr eng verbunden waren. Eine Träne rollte mir die Wange runter. "Es ist das von deiner Schwester. Es ist nicht deines. Du musst es bei ihr lassen. Du musst dich um dich selber kümmern. Sieh mal, was das mit dir gemacht hat. Deine ständige Hinwendung zu anderen: Du vernachlässigst dich selbst. Du bekommst alles sofort körperlich ab. Du bist selbstver-

nichtend. Deine Schwester hat Überlebensgeist. Aber später wird sie das, was geschehen ist, einholen. Es ist gut und richtig, wenn du Empathie für andere empfindest, aber du darfst es nicht übertreiben, sonst kannst du selbst nicht mehr existieren. Es wäre gut, wenn du deinen Eigenanteil am Geschehen versuchst zu sehen. Das ist schon eine ganze Menge. Wenn das alle täten, dann sähe die Welt besser aus. Aber die meisten suchen die Schuld immer nur bei anderen. – Du hast die Opferrolle angenommen, genau wie auch dein Vater die Opferrolle inne hatte. Schreib deiner Schwester:
Ich kenne die Ursache Deines Verhaltens, dennoch möchte ich weder schriftlich noch mündlich Kontakt. Unterschrift."
Ich war überzeugt davon, dass Dolores die Sache klarer sah, als ich. Ich ging nach Hause. Alexander, der im Nebenraum mit Clara Übungen machte, blieb noch dort, denn er sollte mit Dolores seine neuen Bilder, die er mitgebracht hatte, besprechen. Er sollte die unbewusste Intention seiner Malerei erkennen. Von dieser Seite hatten wir seine Bilder und die Kunst anderer Künstler noch nie betrachtet.
Ich sollte sofort die Trommelmusik auflegen, wenn ich zu Hause war. Dolores gab mir eine CD mit. Zu Hause hörte ich den montonen Trommeln aufmerksam zu und merkte, dass eine große Wut in mir hochstieg. Ich schlug mit meinen Fäusten auf ein dickes Kissen ein. Da keiner da war, hatte ich auch keine Hemmungen. Ich spürte, dass die Wut, die sich in meinem Bauch festgefressen hatte, sich langsam löste. Als Alexander zurückkam, aßen wir zusammen und machten dann gemeinsam weiter. Wir schrieen und tobten über eine Stunde lang. Dolores hatte uns beiden ein 40 Kilo Salzbad verordnet, das wir am nächsten Morgen um 10 Uhr und

Alexander um 11 Uhr, je eine Stunde lang, nehmen sollten.

Irgendetwas ging mit mir vor, das ich nicht mehr lenken oder beeinflussen konnte. Wie ein übermächtiges Schicksal, dem ich mich nicht entziehen konnte. Ich musste da durch, und zwar nicht, wie ich es wollte, sondern, wie es für mich vorgesehen war. Ich war nicht mehr derselbe Mensch wie früher. Jeder Schwerkranke ist in einer eigenen Welt, die er vorher nicht kannte und die Gesunde nicht kennen.

Es gab ab und zu bei Dolores Treffen wegen des Landhausgasthofes und jeder, der zum engeren Kreis gehörte, bekam eine Aufgabe, die er später, wenn ein Haus gefunden war und das Projekt gestartet werden konnte, einnehmen sollte. Ich war immer noch nicht dabei. Ich bot mich mehrmals an, aber Dolores bezog mich immer noch nicht ein. „Du kannst nicht mitmachen, weil man nicht mit dir rechnen kann. Wie willst du dich bei der Arbeit bewegen. Du kannst kaum laufen. Du machst zu wenig Fortschritte."

Alexander und ich machten einige Male gemeinsam das Tam-Tam. Tam-Tam nannten wir die Trommeltrance, die wir öfter zu Hause durchführten. Alexander ließ hemmungslos seine Gefühle raus. Es beeindruckte mich, wie er mit seinen Eltern schimpfte: „...Entschuldigen könnt Ihr Euch ja nicht mehr. Du bist tot und Du hast Demenz!", schrie er. Ich bewunderte seine Freiheit und versuchte es ihm gleich zu tun. Meine Mutter hatte ich nie zuvor beschimpft, aber jetzt tat ich es: "Du dumme Kuh. Du Arschloch. Du hast dich sogar selbst als Opfer hingestellt! Die ganze Zeit! Und ich hab all die Jahre Rücksicht auf dich genommen!

Dich haben andere nie interessiert. Es ging immer nur um dich."

Als ich 33 Jahre alt war, hatte ich meiner Mutter, nach langem Ringen, endlich einen Brief geschrieben. Alles, was mir auf dem Herzen lag, quetschte ich auf sieben Bögen Papier. Den Brief trug ich ein Jahr mit mir rum, bis ich wagte, ihn meiner Mutter zu geben. Sie beschwerte sich, nachdem sie ihn gelesen hatte: „Ich konnte die letzten Nächte nicht schlafen. Musste das ausgerechnet jetzt sein? Ich hab genug Probleme."
Das war alles.
Meine Mutter signalisierte bis ins hohe Alter, dass sie keine Reklamationen wegen ihres Verhaltens gelten ließ. Sie sagte manchmal: „Ich habe alles verdrängt." Oft genug verhielt sie sich so, als wäre *sie* das Opfer. Ich fragte mich, ein Opfer von wem oder was? Sie war eine hässliche Stiefmutter.

Jahrelang hatte ich CD's gelauscht: „Anderen verzeihen", „Verzeihen ist Weisheit" „Verzeihen heilt", - immer und immer wieder hatte ich mir diese Anleitungen angehört und nachgesprochen. Einige Male glaubte ich, ich hätte es geschafft. Aber es stimmt nicht. Ich konnte nicht verzeihen, so sehr ich auch wollte.
Die Alles-oder-Nichts-Vorsätze oder laut verkündeten Entschlüsse, die mir Dolores vorbetete, wirkten bei mir nicht. Im Gegenteil, je größer die Ankündigung war, desto größer wurde der Druck und desto weniger gelang es. „Schreib deine geheimen Glaubenssätze auf ein Stück Papier," forderte Dolores mich auf. Meine Glaubenssätze zeigten die Symptome einer Kranken, die ihre Krankheit brauchte, wie Sauerstoff zum Leben. Ich will gerettet werden. Ich kann mir nicht selbst helfen. Ir-

gendwer soll kommen und mich retten. Ich brauche Zuneigung. Ich brauche Zuwendung. Ich will für mein Unglück entschädigt werden. Ein Mahnmal. Ein Opfer. Das Mahnmal bin ich. Wenn ich das alles loslasse, habe ich nichts mehr. Ich weiß nicht, wie ich das alles loswerden soll. Es hängt wie ein Betonklotz an mir. Wie kann ich das zerschlagen, den Dickschädel, die falsche Vorstellung? Es gibt keine Wiedergutmachung. Das macht mich verrückt.

Ich musste den Zettel Dolores vorlesen. Dolores machte etliche Kommentare hierzu. Dann sagte sie: "Ich bin jetzt gnadenlos, weil du es anders nicht kapierst." Ich hoffte auf Verständnis. Stattdessen musste ich Sätze aufschreiben, die sie mir diktierte: "Ich werde von der Umwelt wahrgenommen als: egozentrisch, egozentrischer Hypochonder, ein Krüppel, der du auch bist. Du wendest dich nicht mal dir selbst zu, geschweige denn anderen. Du vermeidest, das, was dir hilft. Betonkopf! Falsche Selbstwahrnehmung! Du hast viel Hilfe gesucht, einschließlich die deines Mannes, einschließlich Irma, einschließlich mir, der Heilerin, und trotzdem verweigerst du dich grandios, famos selbstzerstörerisch, vernichtend." Ihr Ton wurde heftiger: „Du gehst jeden Weg, wo dir Hilfe versprochen wird, aber du gehst nicht deinen innersten Weg, nämlich den der Selbstbefreiung." Jetzt äffte sie meine Stimme nach. Sie konnte ganz gut Stimmen imitieren: "Ich bin mein eigener Kerkermeister. Türen und Fenster, die sich öffnen, ignoriere ich und lebe mein selbstbestimmtes Kerkerleben." Jetzt wechselte sie wieder zu ihrer eigenen harten Stimme: „Eine Belohnung ist erst dann sichtbar, wenn du, Anna Breslau, bereit bist, aus diesem Kerker hervorzutreten. Davor warten hilfreiche Hände und Köpfe, um dir hinauszuhelfen, aber nicht, um dir in den Kerker hineinzuhelfen. Jesus sagt jetzt Amen."

Nach einer kurzen Pause hielt sie mir eine weitere Standpauke. Ich war bedient. Ihre Worte waren hart, aber ehrlich. Ich fragte mich, ob sie Recht hatte. Sie hatte nie einen Hehl daraus gemacht, dass sie gnadenlos war. Sie hatte mich erkannt, aber nur meine negative Seite. Sie urteilte nicht über mich, sie verurteilte mich. Ich übernahm ihr Urteil kritiklos, ja, gnadenlos.
"Eigentlich wollte ich dir keine Spritzen mehr geben. Aber jetzt scheint es mir doch notwendig. Sie werden dir helfen. Leg dich auf den Boden. Auf den Bauch. Entspann dich!" Sie gab mir rechts und links von der Wirbelsäule je eine Spritze. Sie knetete die Stellen mit den Händen. Teilweise tat es weh, aber es war noch einigermaßen erträglich. Dann stand ich auf. „Wie fühlt es sich an?" Ich empfand eine gewisse Erleichterung. Dann ging ich in die Körperbewegung. Dolores saß vor mir in einem Stuhl, schloss die Augen und dirigierte meine Bewegungen mit erhobenem Zeigefinger. Nach etwa zwanzig Minuten sollte ich die Bewegungen beenden. "Du gehst jetzt von hier zu Fuß nach Hause. Zu Hause nimmst du ein 50 kg Salzbad und du wirst ab jetzt jeden Tag zwei Stunden gehen.
Mir blieb die Luft weg. Von hier bis nach Hause zu Fuß gehen? Das wäre schon anstrengend, wenn man gesund ist. Es waren mehr als vier Kilometer. Als ich unten auf der Straße stand, wurde mir plötzlich heiß und kalt zugleich. Ich fragte mich, wie ich das mit meinen Schmerzen schaffen sollte? Es wurde gerade dunkel. Das war ein Gewaltmarsch. Jeder Schritt schmerzte. Die Strecke zur Straßenbahn konnte ich schaffen, aber vier Kilometer bis nach Hause? Dolores verabschiedete mich mit

den warnenden Worten: „Du weißt, dass ich sehen kann, ob du tatsächlich die ganze Strecke zu Fuß gehst."

Alle paar Meter blieb ich stehen. Unendlich langsam schlurfte ich die Straßen entlang und blieb immer wieder stehen, um mich auszuruhen. Ich achtete genau auf die Leute, die mir entgegenkamen. Wenn irgendeiner auf die Idee käme, mich zu attackieren - ich könnte mich nicht wehren. Gewalt auf den Straßen passierte jeden Tag in dieser Stadt. Einen Augenblick dachte ich daran heimlich mit der Straßenbahn nach Hause zu fahren, aber es kam natürlich nicht in Frage. Sie hatte mich gewarnt: Ich konnte sie nicht hintergehen.

Ich brauchte fast drei Stunden bis nach Hause. Alle Naselang blieb ich stehen, um Kraft zu schöpfen. Ich kann nicht mehr, waren die häufigsten Gedanken, die mir während des Gewaltmarsches durch den Kopf gingen. Es zog und zerrte unentwegt, als würde mein Körper sich weigern, mitzumachen. Ich konnte einfach nicht normal gehen! Es war nicht auszuhalten.

Als ich zu Hause ankam, war ich seelisch und körperlich erschöpft. Alexander war nicht da. Ich legte mich sofort ins Bett. Es war 22.00 Uhr. Ich starrte an die Decke und im Halbdunkel sah ich plötzlich diesen Kerkerturm. Er war eckig und ganz aus Holz und er hatte vielleicht eine Höhe von drei Metern. Er war einfach gebaut, ohne jegliche Verzierungen und hatte nur wenige Fenster, die untereinander versetzt und mit hölzernen Fensterläden versehen waren. Ich saß in diesem Turm und es war dunkel um mich herum. Ich musste raus hier. Ich stellte mir vor, dass ich alle Fenster nacheinander aufmachte. Angefangen vom obersten bis hinunter zum Fenster auf der Parterre. Dann öffnete ich die Tür und schritt hinaus. Eine Wiese mit Blumen umgab den Turm. Alles war wunderschön. Es war Frühling. Und Menschen waren da, verschiedenste Menschen, die alle selbstgemachte Dinge anboten. Ich sprach mit ihnen. Ich war neugierig und erfuhr was sie alles herstellten, machten und unternahmen. Während ich über diesen Markt schlenderte und mit dem einen oder anderen Handwerker ein paar Worte wechselte, merkte ich: Die Menschen sind nicht so schlecht, wie ich dachte. Die Szene verblasste und verschwand schließlich wieder vor meinen Augen. Zurück blieb der Gedanke: „Ja, ich möchte aus dem Kerker raus! Ich will ins Leben zurück. Ich schlief tief und fest und wachte erst wieder gegen elf Uhr am nächsten Tag auf. Ich machte mir eine Tasse Tee und aß ein Brot. Dann rief ich eine Freundin an, die ich schon lange nicht mehr gesprochen hatte. Dies war ein erster Schritt aus meinem Kerker raus, auf einen anderen Menschen zu. Das Gespräch war gut und sogar erkenntnisreich. Ich machte nach langer Pause wieder mal meine buddhistische Meditation. Ich hatte mich von jener buddhistischen Gemeinschaft bereits weit entfernt und keine Sehnsucht nach dieser Truppe. Seit ich bei ihnen Mitglied war – mehr als fünfzehn Jahre lang -, fiel das Wort LIEBE in all den Jahren nicht ein einziges Mal.

„Täglich zwei Stunden gehen", hatte Dolores gefordert. Ich wollte zur St. Peter-Kirche. Die Sonne schien. Die Kirche lag in der Nähe einer viel befahrenen, breiten Straße. Ich durchquerte den großen, begrünten Vorhof der Kirche. Dann ging ich hinein, zum Altar und kniete mich hin. Mein Blick fiel auf den Kreuzgang rechts und ich sah die Bilder von Jesus Christus, der das Kreuz trug. Die Darstellungen waren so realistisch, dass die Bilder mich magisch anzogen. Als ich davor stand, wurde mir so elend, als wäre ich selbst darauf zu sehen. Mir wurde übel und ich wollte gerade die Kirche verlassen, als ich eine Stimme hörte. Es musste ein sehr verzweifelter Mensch sein, der am Nebenaltar saß und laut heulte und jammerte. „Jesus Christus! Ich bin am Ende. Gott, hilf mir. Ich kann nicht mehr!" Die wenigen Kirchenbesucher sahen sich an; erschrocken über das Geheul. Aber niemand wagte zum Nebenaltar zu gehen, um sich um den Mann zu kümmern. Laut heulte er auf. Sein Jammern klang verrückt. Auch ich traute mich nicht zu dem Mann zu gehen und Hilfe anzubieten. Vielleicht hatte er den Verstand verloren. In seiner tiefen Verzweiflung war er wahrscheinlich nicht mal mehr mit ein paar guten Worten erreichbar. Er schrie immer wieder: „Hilf mir, Gott, hilf mir!" Ich gab mir einen Ruck und machte ein paar Schritte auf den Nebenaltar zu, - hier musste man einem unglücklichen Menschen seine Hilfe anbieten -, aber dann blieb ich wie angewurzelt stehen. Etwas hielt mich zurück. Ich machte sofort einige Schritte rückwärts, drehte mich um und ging. Dieser Mann war verrückt. Er könnte auf mich losgehen. Auf die Idee, den Pfarrer zu holen, kam ich nicht.

Ich verließ die Kirche und bog vom Kirchhof in die Straße ein. Die Sonne schien immer noch und ich fühlte einen Hauch von Lebendigkeit. Ich versuchte Schritt zu halten mit den Jugendlichen, die vor mir gingen. Das klappte sogar. Diesmal passte es mir nicht, dass die Ampel an der nächsten Ecke auf Rot sprang. Ich brauchte nicht, wie sonst, eine Pause. Mir fielen die ersten Schritte nach dem Stehen immer besonders schwer. Dann ging es wieder. Ich war nur noch ein paar Schritte von meinem Zuhause entfernt. Heute ging es mir endlich einmal gut.

Als ich die Haustür öffnete, bedauerte ich zunächst wieder in die dunklen Räume zu kommen. Draußen war es zu schön. Ich rief Dolores an und berichtete von meinem ersten aktiven Tag nach meinem Durchhänger. Sie freute sich für mich und trieb mich schon wieder an. „Mach größere Schritte und geh auch mal rückwärts."
Konnte sie nicht mal einen Erfolg stehen lassen,
mussten wieder neue Ansprüche her, die ich erfüllen musste?
Die nächsten Tage kämpfte ich mit mir. Ich hatte wieder mal nicht die Kraft für die Übungen und Spaziergänge. Nachts wachte ich auf und war sofort hellwach und im selben Augenblick wusste ich, was mein Vater damals, in der Ecke beim Küchenschrank, zu meiner Schwester über mich gesagt hatte, als ich auf dem Boden lag. ----
Ich lag lange wach. Es war noch dunkel draußen. Als der Morgen dämmerte, schlief ich wieder ein. Am nächsten Morgen wachte ich früh auf und konnte mich sofort an das eine Wort erinnern: „Abschaum." Am Abend erzählte ich es Dolores. Sie sah mich ernst, aber ohne Mitleid an: „Ja. Jetzt weißt du, dass du von denen keine Hilfe zu erwarten hast."
"Ja," antwortete ich ohne ein bestimmtes Gefühl. „Heute nimmst du um 23.23 Uhr ein 50 Kilogramm Salzbad." Mehr sagte Dolores nicht.
Alexander kaufte im Großmarkt wieder zehn 25 kg Säcke Salz. „Und wenn heute Nacht Bilder kommen, bitte sofort anrufen, egal wie spät es ist!" Sie wollte mir helfen die Bilder aufzulösen. Aber es kamen keine Bilder.
Am folgenden Tag ging ich mit Alexander spazieren. Dieser Spaziergang fiel mir sehr schwer. Ich hätte heulen und jammern können; einfach so. Ich wusste nicht, was mit mir los war. Ich wollte mich auf den sonnigen

Rasen, im Park vor der Kirche, auf den Boden werfen und nicht mehr aufstehen. Ich konnte keinen Schritt mehr gehen. Ich wollte sterben. Die Sonne blitzte durch die Baumwipfel des Parks. Ich konnte mich nicht zusammenreißen. Ich wollte nicht mehr weiter. Alexander war genervt, denn er wusste, genauso wenig wie ich, was mit mir los war. Nach dem Spaziergang schämte ich mich für meine Schwäche.

Es reichte mir, dass ich immer wieder mit dem Ereignis in der Küche konfrontiert wurde, aber vielleicht gehörte es zum Heilungsprozess dazu. Aus jedem Blickwinkel wurde mir das Ereignis gezeigt, so, als sollte ich diesmal wirklich alles sehen. Auch bei der folgenden Sitzung bei Dolores war es so. Ich sollte die Augen schließen. Dolores ließ mir in der Trance Zeit. Diesmal sah ich nicht das ganze Ereignis, sondern nur Bilder und kurze Ausschnitte:

Mein Arm tut weh. Ich sehe mich auf dem Boden liegen. Mein Arm tut so weh. Der Exzess ist vorbei oder hat eine Pause.

Mein Herz tut weh. Unfassbar, was ich gerade erlebt habe und was ich gehört habe. Es kann nichts Gutes mehr geben.

Großaufnahme. Spucke aus dem Mund. Eine Spinnwebe aus Spucke hängt aus dem Mund. Ich sehe es an der dicken Unterlippe herunterhängen. Mein Vater.

Ein umgekehrtes, schwarzes Kreuz wird hochgezogen. Es ist ein stückweit entfernt von mir. Ich sehe es. Während ich dort liege, geschieht es.

Ein Querschnittsbalken an meiner Lendenwirbelsäule.

Es tut weh. Es ist wie ein Querschnitt am unteren Rücken.

Die flüstern. Mein Vater flüstert meiner Schwester zu: Abschaum!

Mein Nacken tut weh. Meine Schwester macht es. Mit ihrem rechten Fuß, der Schuh; sie nimmt ein paar Schritte Anlauf und tritt in meinen Nacken. Mein Kopf ruckt kurz nach oben. Aber ich bin schon ohnmächtig. Ich öffne die Augen. Mir ist schlecht.
"Was ist in deinem Magen?", fragte Dolores.
"Ein Klumpen."
"Nimm ihn raus und falte ihn auseinander wie ein Stück Stoff. Zieh ihn glatt."
Ich tat so.
"Und stell dich drauf."
Ich tat so.
"Was spürst du?"
Ich fühlte.
"Ich spüre Kraft."
"Was noch?"
"Helligkeit. – Aber ich spüre noch einen Restklumpen im Magen."
"Hol ihn raus, zieh ihn glatt und stell dich drauf. --- Was spürst du?"
"Wie vorher."
Sie holte tief Luft und sagte dann mit ruhiger, sanfter Stimme. „Nimm Abschied von der Vergangenheit. Beginne das neue Leben. Jesus führt dich."
Ich wusste im Grunde genau, was sie damit meinte, aber ich wusste nicht, wie ich das machen sollte. Dolores forderte mich auf: „Rede mit deinem Körper. Sag ihm: Hilf mir Körper. Ich brauche Erleichterung, damit ich besser weitergehen kann. - Du bist auf dem Weg!" Ich hatte den Eindruck, dass ich den allerletzten Schritt zur Genesung nicht machen konnte. Wie sollte ich das machen: die Vergangenheit loslassen? Was war nur los mit mir? Ich wollte, dass alles anders wird, aber ich konnte die Aufgaben, die mir gestellt wurden, nicht erfüllen.

Oder wollte ich sie nicht erfüllen? Wollte ich Opfer sein und bleiben? Brauchte ich meine Schmerzen, weil sie meine seelischen Verletzungen zeigten und nach außen sichtbar machten? Am folgenden Montag hatte ich um 17 Uhr meinen nächsten Termin. Dolores war sehr ernst und distanziert. Sie sagte, ich solle mein neues Leben, das mir geschenkt wurde, ehren und etwas zurückgeben. „Die Hilfe, die dir zuteil wurde, solltest du zurückgeben. Entwickel deine Empathie." Die Hilfe, die mir zuteil wurde? Ich hatte immer noch Schmerzen! Aber mein Aufbäumen dauerte nur kurz. Ich fürchtete immer, sie könnte mir alles vor die Füße werfen und die Behandlung abbrechen.

"Leg dich auf den Teppich", sagte sie zu mir und zeigte auf den Wollteppich. Ich legte mich mit dem Bauch auf den Boden. Sie stellte ihre Knie auf meinen Rücken und drückte mich gegen den Boden. Die Rippen schmerzten. Ich hatte das Gefühl keine Luft mehr zu bekommen. „Stell dich nicht so an", zischte sie, „Du willst gesund werden, also beschwer dich nicht." Dann wurde ich gestoßen und geknetet, während ihr Knie mich noch heftiger gegen den Boden drückte. Ich riss mich zusammen und versuchte nichts zu fühlen. „Es tut weh!" schrie ich plötzlich, weil ich den Schmerz an den Rippen nicht mehr aushielt. „Es ist gleich zu Ende.", ächzte sie und drückte auch meinen Kopf gegen den Boden. Ich hatte Angst, aber ich versuchte die Angst in Schach zu halten. Als die Behandlung zu Ende war, sollte ich wieder die ganze Strecke zu Fuß nach Hause gehen. Aber ich kam nicht weit. Das Ziehen im linken Bein wurde schon nach wenigen Metern unerträglich. Mir war es jetzt egal, ob sie genervt reagierte oder nicht, ich rief Dolores auf meinem Mobiltelefon an. „Mach die Beine ganz breit. Knie durchgestreckt. Bleib einige sekundenlang so und dann geh weiter." Ich machte es so, wie sie sagte, aber es hörte nicht auf heftig zu ziehen. Ich rief noch mal an und sagte mit fester Stimme: „Es klappt nicht. Ich hab schlimme Schmerzen." „Komm zurück." Ich humpelte langsam zurück. Zurück bei Dolores, ging Clara mit mir sofort etliche Male die drei Stockwerke des Wohnhauses, in dem Dolores wohnte, rauf und runter und machte zwischendurch mit mir Übungen. Nach etlichen Malen Treppen-rauf-und-runter-laufen war ich erschöpft. Oben angekommen gingen wir wieder in die Wohnung. Dolores gab mir zwei Spritzen hinten rechts und links in den Rücken. Dann knieten sich Clara rechts von mir und Dolores links von mir auf den Boden und sie kneteten an mir herum. Währenddessen musste ich den Kopf unentwegt nach rechts und links drehen. Ich ließ alles mit mir geschehen, auch wenn es manchmal wehtat. Diesmal war ich stoisch.

Dann kam schon der nächste Patient zu Dolores. Er wurde ins Nebenzimmer geführt. Sie ging zum Patienten in den Nebenraum. Clara blieb bei mir und versuchte mich zu ermutigen: „Sag dem Ziehen: Hau ab! Punkt! Sag das dem Schmerz immer wieder!" Ich wiederholte die Befehle gegenüber meinen Schmerzen immer wieder entschlossen und vehement. Aber das Ziehen wurde schlimmer. Dann kam der Zeitpunkt, an dem ich losgehen musste. Ich konnte schließlich nicht die Nacht hier verbringen. Ich humpelte nach Hause. Ich musste es nach Hause schaffen, denn ich hätte ja auch nicht noch mal kehrt machen können. Nach einer halben Ewigkeit kam ich zu Hause an. Ich war kaputt. Dass ich die ganze Strecke gehen musste, sei keine Schikane, sagte Dolores später, es sei notwendig. „Die Wirkung

der manuellen Behandlung kann sich so, während du gehst, eine Stunde lang im Körper verteilen."
Am nächsten Tag war das Ziehen wieder da.
Ich ging mittlerweile sehr ungern zu den Terminen bei Dolores. Ich fürchtete immer mehr ihre körperlichen Behandlungen, die Schmerzen während der Knochenbrecherstunden und ihre Standpauken. Den anderen Patienten ging es genauso wie mir. "Widme dich verstärkt deiner Wesensbildung als Mensch. Du kennst dich selbst nicht gut genug und hast dich dir selbst wenig zugewendet, deshalb hast du auch keine Menschenkenntnis. Ich glaube, ich habe dir das alles schon mal gesagt." Es war schwer hinter die eigenen Machenschaften zu kommen. Dolores gab mir noch Kraft, indem sie mir die Hände auflegte. „Anna, geh nach der Behandlung zum nahegelegenen Weiher und geh dort ein bisschen im Grünen spazieren." Alexander kam mich abholen und wir gingen zu Fuß zum Park. Ich fühlte mich zwar kaputt, aber ich musste zum See. Mein Kopf war voll von Sätzen, wie: Ich schaffe es nicht bis da hin. Es ist viel zu weit. Mir tut alles weh. Ich kann nicht mehr weiter gehen. Ich kann nicht. Ich will nicht.
Die Sonne schien.
Wir standen endlich am Wasser. Genießen konnte ich den schönen Ausblick nicht. Ich wollte so schnell wie möglich nach Hause, denn meine Schmerzen waren unerträglich. Alexander übernahm die Rolle von Dolores: "Du denkst immer nur an deine Schmerzen. Jetzt reiß dich doch mal zusammen! Hör doch mal damit auf! Denk an etwas anderes. Komm, geh einen Schritt schneller, sieh dir die schöne Umgebung an." „Ich weiß, es sieht wie eine Verweigerung aus. Ich habe aber Schmerzen. Was soll an die Stelle des Schmerzes treten? Ich habe diese Schmerzen nun mal", platzte es aus mir

raus. Alexander schüttelte verständnislos den Kopf und sagte nichts mehr. Ich wusste nicht, was ich machen sollte, ich kam aus der Sackgasse einfach nicht raus.

Zwei Tage später war ich wieder bei Dolores. Sie führte mich ins Nebenzimmer. Ich bekam eine Spritze in den Nacken. Mein Nacken sollte beweglicher werden. Dann fragte ich sie, ob mein Vater nicht doch noch eine Chance bekommen würde. „Er hatte seine Chance und hat sie nicht genutzt. Es ist nun in Gottes Hand. Und wenn Gott entscheidet, musst du es akzeptieren. Du musst dich von deinem Vater lösen. Bleib jetzt ruhig liegen. Jesus wird zu dir sprechen. Trete in einen Dialog mit Gott. Ich bin nebenan." Sie verließ das Zimmer. Dieses Nebenzimmer war klein und mit wenigen Möbeln bestückt. Über dem breiten Futon lag eine Brokatdecke, mit ornamentalen Mustern. Neben dem Futon stand ein großes, rundes Tablett, auf dem eine Tischlampe stand. Gegenüber an der Wand stand eine schöne, antike Kommode. Alles war sehr gepflegt, sehr sauber und aufgeräumt.

Ich war sehr aufgeregt. Das war ich immer, wenn Dolores etwas ankündigte. Eine Weile lang geschah nichts. Dann - ich kann gar nicht beschreiben, was und wie es passierte -, hörte ich ein Wort, wie ein Hauch. Jesus sagte nur ein Wort: FRIEDEN.
Ich fragte Gott wegen meines Vaters und er nannte mich einen DICKSCHÄDEL. Er sagte: Du musst die Gesetze des Universums respektieren. Du kannst nicht alles nach deiner Fasson verändern. Was du meinst zu wissen, ist ein kleiner Ausschnitt allen Lebens und du weißt nicht, kannst nicht wissen, ob es richtig ist, was du meinst oder nicht, weil du das große Ganze noch nicht sehen kannst. Akzeptiere was ist.

Dann kam ein Erzengel, die Heilige Sophia, die Weise. Sie hatte drei Töchter mit Namen "Glaube, Hoffnung und Liebe" (Sophia wird von Jüdinnen und gnostischen Christen als allumfassender Geist, als Schöpferin allen Lebens verehrt). Ich spürte eine große, mütterliche Wärme. Sie sagte: Sorge für dich, dann kannst du für andere sorgen. Sei gut zu dir, dann kannst du gut zu anderen sein. Dann spürte ich mich, wie eingehüllt in grenzenlose Liebe. Als Dolores wieder hereinkam und etwas zu mir sagte, redete sie mich mit Irma an. Ich bemerkte, dass sie mich mit dem Namen meiner Bekannten, die auch bei ihr in Behandlung war, angesprochen hatte: „Du hast mich mit Irma angeredet."
„Warum wohl?", erwiderte sie mit einem leichten Lächeln. Intuitiv antwortete ich: „Irma ist jetzt gesund." "Ja.", sagte sie und rührte sich nicht, sondern sah mich intensiv an. "Ich bin es auch. Ich bin gesund." "Ja." Dolores ging wieder hinaus. Wieso hatte ich das gesagt? Dann kam Clara rein: „Gratuliere, Du hast es geschafft! Dolores bringt jeden, der krank ist zur Schwelle der Gesundheit. Bis dahin tut sie alles, um ihre Patienten an diese Schwelle zu bringen. Jetzt bist du gesund und kannst von hier aus selbst die letzten Schritte machen." Mein Nachhauseweg allerdings zeigte nichts von einer Spontanheilung. Ich hatte Schmerzen wie immer. Komisch, wie kann ich gesund sein, wenn ich solche Schmerzen habe? Was heißt das, dass ich ab jetzt die letzten Schritte selber machen muss? Was für letzte Schritte.

Turbulenzen

Die Schmerzen blieben unverändert stark. Wenn ich wirklich gesund wäre, wäre ich schmerzfrei! Was, ver-

dammt noch mal, machte ich falsch? War ich einfach nicht bereit meine Krankheit loszulassen?
Von meinem Ersparten war nichts mehr übrig. Dolores bot mir als Ausgleich für meine Behandlungsstunden an, für sie einen Job zu machen. Ich sollte Adressen in ihr Computeradressbuch übertragen. Am nächsten Morgen fuhr ich mit der Bahn zu Dolores. Ich hielt die Fahrt durch, obwohl das Durcheinander, die vielen hektischen Menschen mir zu schaffen machten. Alexander war mit unserem Auto schon zwei Stunden früher zu ihr gefahren, um in ihrem Garten zu arbeiten. Das Haus war aufgeräumt, ordentlich, sauber, so als wären die Bewohner weggefahren. Ich selbst bewunderte das, aber die akribische Ordnung wirkte auch ungemütlich. Dolores zeigte mir alles und ich begann an ihrem Computer zu arbeiten. Sie ging in die obere Etage. Mein Arbeitsplatz war in einem offenen Raum, der unmittelbar an die kleine Wohnküche grenzte. Um die Ecke lag das große, weitläufige Wohnzimmer mit Essecke.
Clara und Margarethe waren auch da. Beide räumten gerade in der Küche die Geschirrspülmaschine aus. Plötzlich hörte ich, wie die beiden Frauen sich zankten. Clara zischte Margarethe an. Ich wunderte mich; beide Frauen lebten in der unmittelbaren Umgebung von Dolores, einer Heilerin, und ich hatte mir vorgestellt, dass sie sehr nachsichtig und freundlich miteinander umgehen würden. Dieses Gezische schien wie aus einer Schlangengrube zu kommen. Eifersüchteleien? Bei dreien ist einer zu viel. Das wusste ich noch aus der Zeit mit meiner Schwester und meinem Vater. Plötzlich verließ Margarethe die Küche und verschwand in die obere Etage. Wenig später kam Dolores herunter und ging in die Küche. Dolores brüllte. Sie schrie Clara an und machte sie regelrecht fertig, laut, unflätig und herzlos.

Ich war schockiert. Als Dolores mit Clara fertig war, kam sie aus der Küche, sah mein entsetztes Gesicht und sagte in einem bestimmenden Ton zu mir: „Lass es nicht an dich rankommen! Es hat nichts mit dir zu tun, auch wenn es dich an Vergangenes erinnert! Ich musste Clara hier jemanden spiegeln, um etwas deutlich zu machen."
Schon war sie nach oben verschwunden. Dass Dolores jemanden spiegelte, bekam ab und zu jeder Patient zu hören. Immer wenn sie unflätig, herabsetzend und verletzend wurde, kam etwas später oft heraus, dass sie uns eine Person, die wir kannten, gespiegelt hatte. Manchmal erklärte sie das sofort, manchmal aber auch erst später oder gar nicht. Einmal rief ich sie nach einem solchen Ausbruch noch mal an und sagte: „Das war nicht gerechtfertigt." Dabei zitterte mir die Stimme. Ihre Reaktion war überraschend, denn ich hatte mit einer empörten Zurückweisung gerechnet. „Gratuliere!" rief sie stattdessen „Du positionierst dich! Wen habe ich dir also gespiegelt?" Ich war noch perplex und überlegte: „Meinen Vater?" „Richtig!"

Es war Frühsommer, als Dolores wieder eine der gefürchteten Knochenbrecherstunden bei mir und Alexander durchführte. Es war eine sehr schmerzhafte Behandlung. Ich lag auf der Behandlungsliege und sie forderte mich auf, ich solle meinen Kopf nach rechts und links wenden. Ich konnte nicht, denn schon seit über zwei Jahren war mein Hals blockiert. Ich konnte ihn nur wenige Zentimeter nach rechts und nach links konnte ich mich gar nicht drehen. Da schrie sie mich wütend an: "Dreh endlich den Kopf! Du bist starr und stur! Deine Halsstarrigkeit musst du ablegen, sonst wird Gott sich abwenden, denn dann ist dir nicht zu helfen. Dreh den Kopf endlich!" Ich versuchte es, es ging aber nicht. Ich konnte nicht. Mir wurde heiß und ich geriet in Panik.

Schweißperlen der Angst standen mir auf der Stirn. Ihre hasserfüllte Stimme war verletzend. Sie nahm meinen Kopf in ihre Hände und gab ihm einen Ruck. Es war ein Knacken zu hören. Ich erschrak und sie erschrak, das sah ich ganz deutlich. Sie ließ meinen Kopf los und trat einen Schritt zurück. Eine Sekunde lang blieb sie regungslos stehen, dann ging sie zum Fußende der Liege, hob meine Beine an und ließ sie aus der Höhe fallen. „Liegen bleiben. Nicht bewegen!", blaffte sie. Die Behandlung war zu Ende. Alexanders Behandlung, - er lag auf der Matte neben meiner Liege -, verlief dagegen unspektakulär.

Nach der Behandlung gingen Alexander und ich nach oben. Margarethe, Clara und Dolores saßen im Wohnzimmer. Sie hatten es sich in der Sitzecke gemütlich gemacht. Ich blieb stehen und wollte mich nicht setzen.

Dolores war in dieser Behandlungsstunde grob und verletzend gewesen. Ich konnte nicht verbergen, wie übel ich ihr das nahm. Als wir oben im Wohnzimmer waren, wollte ich sofort gehen, traute mich aber nicht, das zu sagen. Mir tat alles weh. Dolores warf mir hasserfüllte Blicke zu. Wenn ihr Blick mich streifte, verzog sie angewidert den Mund und ihre Augen verengten sich zu Schlitzen. Sie schaute mich geringschätzig von oben bis unten an. Ich musste sofort an meine Mutter denken. Sie hatte mich oft genug genauso angesehen. Endlich sagte ich zu Alexander: „Ich möchte gehen." Er stand auf und verabschiedete sich. Er war der gerne gesehene, pflegeleichte, freundliche Gast, ich war immer die, die dazugehörte, auf deren Anwesenheit man aber keinen besonderen Wert legte.

Zwei Tage später sagte ich zu Dolores: „Du hast mich an jenem Abend angesehen, als wolltest du mich mit Blicken töten. Du hast mich an meine Mutter erinnert." „Ja", erwiderte sie bestimmt, „Ich habe dir deine Mutter gespiegelt. – Du musst dich besser positionieren. Wenn so etwas ist, musst du sofort fragen: Was ist los? Du siehst mich so hart an. Ist etwas? – Damit räumst du es sofort aus dem Weg und musst es nicht – wie jetzt – zwei Tage mit dir rumschleppen." Der Gedanke an eine nächste Begegnung mit der Heilerin machte mich mittlerweile sehr nervös. Ich hatte immer größere Angst vor den Terminen bei ihr. Ich war nicht stabil genug, um ihre harsche Art gelassen hinzunehmen. Erniedrigungen, Geschrei oder sonst was, konnte ich nicht mehr ertragen. Aber sie war auch – oftmals überraschend freundlich, mitfühlend, engagiert und hilfsbereit. Sie arbeitete hart daran, dass ich wieder gesund wurde. Und ich wusste, dass Dolores der Meinung war, ich würde sie boykottieren, denn ich wurde einfach nicht schmerzfrei. Ich wusste nicht, was ich tun konnte. Was machte ich falsch? Nachts lag ich im Bett und hielt Zwiesprache mit Gott. Aber ich fand keinen Ausweg. Ich zog mich zurück und ging für drei Wochen nicht zu Dolores. Es zog mich auch nichts nach draußen. Ich ging nicht spazieren und vermied es, so gut es ging, einkaufen zu gehen. Ich begegnete niemandem und führte keine Gespräche. Ich vermied es sogar, Alexander zu begegnen. Meist schlief ich bereits, wenn er von der Arbeit nach Hause kam und wenn ich noch wach war, verlief unser Beisammensein wortlos. Meistens setzte er sich an den Computer und beschäftigte sich bis zum Schlafengehen mit den üblichen Netzwerken. Ich war in meiner eigenen Welt und je länger ich mich zurückzog, desto fremder wurde mir die Welt da draußen. Ich hatte keine Sehnsucht nach Nähe. Dennoch wusste ich, dass es so nicht weiter gehen konnte. Es war nicht gut, so, wie wir lebten. Aber ich sah keinen Ausweg. Ich wusste nicht, was mir fehlte und ich konnte auch niemanden danach fragen. Ich sprach abends in Gedanken mit Gott, mit jemandem da draußen im Himmel, im Weltall oder wo auch immer. "Ich weiß, ich bin uneins mit mir. Es ist, als sei ich aufgewacht und bin plötzlich zwanzig Jahre älter und weiß nicht, wo ich all die Jahre gewesen bin. Ich bin plötzlich alt geworden und ich weiß nicht, wie es dazu kam. Ich habe es nicht bemerkt. Ich stehe vor dem Nichts. Ich weiß nicht weiter und ich weiß nicht, ob ich überhaupt weiter machen will."

Alexander und ich entfernten uns voneinander. Er war fast jeden Tag bei Dolores, Margarethe und Clara und arbeitete in deren Haus und Garten. Das sicherte uns das Einkommen. Dolores selbst hatte nicht das Geld ihn zu bezahlen.

Margarethe bezahlte alle Rechnungen für sich und Dolores.

Seit es den Plan für den gemeinsame Landhausgasthof gab, kaufte Dolores, noch bevor ein geeignetes Objekt gefunden war, alle möglichen Einrichtungsgegenstände und Utensilien für den Gasthof ein: Geschirr, Teppiche, Inneneinrichtungsgegenstände. Alles bezahlte Margarethe. Ein Angestellter der Bank, bei der Margarethe ihr Konto hatte, kam alle zwei Wochen morgens ins Haus und brachte eine Kiste mit 10.000 Euro vorbei. Dann ging Dolores auf Einkaufstour. Sie gab das Geld mit vollen Händen aus. Ihr Verhalten passte so gar nicht zu der Frau, die als Heilerin unterwegs war. Aber niemand bremste sie. Margarethe hatte, neben ihrem Einkommen aus ihren Mieteinnahmen eines Mehrfamilienmietshaus, eine Erbschaft nach dem Tod ihrer Schwester erhalten und Dolores gab auch dieses Geld aus. Sie allein bestimmte, was gekauft und gemacht wurde. Clara aber musste ihren Anteil an allem selber zahlen.

Dolores war Expertin für Heilung, Einrichtung, Kunst, Handwerk, Finanzen, Beruf und Chancen und für die Fragen des Lebens, der Liebe, Körper, Seele, Geist und Geld. Sie war Expertin für Inneneinrichtung und Gartenanlage, für Pflanzen, Blumen, Kräuter, Bäume. Sie war Expertin in sämtlichen Bereichen des Lebens. Auch im Klavierstimmen, wie sich später herausstellen sollte.

Ich fühlte mich nicht wohl in ihrem Haus. Es war ein Haus, das man sich anschauen und fotografieren konnte, aber zum Wohnen lud es nicht ein. Wenn man zum Essen eingeladen war, musste man den leer gegessenen Teller sofort abräumen und spülen und in Gemeinschaftsarbeit die Krümel auf dem Tischtuch beseitigen und vom Teppich auflesen und entsorgen. Es war äußerst ungemütlich bei Dolores.

Die Heilerin redete seit einiger Zeit immer öfter von einer Co-Abhängigkeit, wenn sie über die Beziehung zwischen Alexander und mir sprach. Bei einem Telefonat sagte sie mir über das Zusammenleben von Alexander und mir: „Er kann sich wegen dir nicht entwickeln, Du bremst ihn. Ihr seid co-abhängig. Ihr solltet Euch mal überlegen, für eine Zeit auseinander zu ziehen. Er könnte sich eine kleine Wohnung nehmen, wo er auch mit seiner Kunst weiter machen kann. Oder Du suchst dir ein Zimmer."

Ich war geschockt. Wie kam sie jetzt auf so etwas? Was hatte sie vor? Was sollte das? Ja, kann sein, dass wir es im Moment schwer hatten miteinander und jeder für sich war, aber jedes Paar hat schwere Zeiten. Mir jagten tausend Gedanken durch den Kopf. „Wieso gibst du mir die Schuld für das? Wieso?" fragte ich etwas kraftlos. – „Wieso. Wieso!", konterte sie. „Sieh dir das doch mal an. Du tust nichts. Er will vorwärts kommen und er hat das Potential dazu. Er entwickelt sich spirituell weiter, im Gegensatz zu dir! Du bremst ihn. Lass ihn los! Gib ihn frei." Ich holte tief Luft und hatte doch gleichzeitig das Gefühl, dass ich keine Luft mehr bekam. Sie ging zu weit. Es mochte wahr sein, dass ich mich momentan nicht weiterentwickelte, dass ich mich zurückzog, aber das würde nicht so bleiben. Ich war ja dabei mich zu ändern; ich arbeitete dran. Was sollte es also bringen auseinander zu ziehen, außer Mehrkosten? Ein schwaches „Was soll das?" - mehr brachte ich nicht heraus. "Was soll das. Was soll das. Denk mal drüber nach." Sie legte den Hörer auf.

Dolores hatte mich abgeschrieben, das spürte ich jetzt deutlich. Wieso nur? Weil ich ein Tief hatte? Weil ich spirituell nicht weiterkam? Ja, das war so, aber deswegen mussten doch Alexander und ich nicht auseinandergehen. Mir ging es nicht gut. War das ein Verbrechen? Wenn ich in Panik geriet, so sah man mir das bestimmt nicht an. Ich war wie eine Schildkröte, die sich in ihrem Panzer verkroch. Als Alexander nach Hause kam, sprach ich ihn auf das Thema -Getrennte Wohnungen- an. „Ja", er baute sich vor mir auf und stemmte die Hände in die Hüften, „das kann man sich ja mal überlegen. Dolores meint jedenfalls, es würde uns beiden gut tun." "Wie soll das finanziell gehen? Da müssten wir ja doppelt Miete bezahlen."
Er zuckte die Schultern. "Ich weiß es nicht." Ich bekam es mit der Angst zu tun. Ich begriff nicht, was zwischen dem Beginn meiner Heilungsreise bis zu diesem Zeitpunkt geschehen war. Was war mit uns geschehen?
Dolores wiederholte in den folgenden Wochen immer wieder, dass wir eine co-abhängige Beziehung hätten. Auch beim nächsten Telefonat sagte sie mir wieder, ich

sollte ausziehen und mir ein kleines Zimmer nehmen oder Alexander sollte sich eine kleine Wohnung nehmen, die er auch als Atelier nutzen konnte. Allmählich glaubte ich langsam selber, dass es vielleicht das Beste wäre. Alexander warf mir plötzlich vor, ich sei schuld, dass seine Karriere als Künstler so abrupt zum Stillstand gekommen war. Ich war fassungslos. „Wie kommst du darauf?" „Dolores hat es mir erklärt. Damals hast du mich..." Ich hörte schon nicht mehr zu. Dolores, dachte ich. Dolores sagte; Dolores, immer wieder Dolores. - Was hatte sie vor?
Oder stimmte es? Behinderte ich ihn? Vielleicht hatte sie Recht. Jeder sollte erst mal für sich selbst sein und sich entfalten und von der eigenen Co-Abhängigkeit wegkommen. Vielleicht war das eine gute Idee. Ich hörte ihn wieder reden. „Wir sind co-abhängig. Ich muss dauernd Rücksicht auf dich nehmen..."
Er benutzte dieselben Worte wie Dolores. Ich saß in meinem Sessel und sah ihn an. Ich war geschockt. Ich konnte nichts darauf erwidern. Ich war baff erstaunt, wie sehr er sich verändert hatte. Auch ich empfand unser Zusammenleben nicht als ideal. Aber, was war schon ideal? Ich konnte nicht erkennen, dass ich ihn bremste. Ich wünschte ihm ja gerade seinen Erfolg, weil ich sah wie sehr er darunter litt, dass es für ihn beruflich nicht weiterging. Er befand sich ja schon länger in der Phase der Stagnation. Er hatte zwar jetzt einen Job, mit dem er endlich Geld verdiente, aber seine Kunst lag brach. Dafür war keine Zeit mehr. Im Grunde hielt ihn seine Arbeit bei Dolores davon ab, in der Kunst weiterzukommen. Nicht ich. Er wurde von ihr für tausend Dinge eingespannt. Jeden Morgen machte er sich um acht Uhr auf den Weg und kam abends manchmal erst um 21 oder 22 Uhr nach Hause. „Schon morgens klingelt das

Telefon und du sollst irgendwas besorgen und mitbringen. Bestimmt vier Mal pro Woche. Und du machst das alles mit, statt einmal „Nein" zu sagen." „Ich mache das gerne," sagte er und damit war es für ihn erledigt. Was ihm nicht gefiel, war, dass er Dolores da und dort hin zum einkaufen chauffieren und ihr die Sachen hinterher tragen musste. Samstags musste er sie immer auf den Flohmarkt, auf ihre Einkaufstour für die Landhausgaststätte begleiten. Für die hatte Dolores bereits doppelt und dreifach Teppiche und Geschirr gekauft, obwohl noch keine Räumlichkeiten gefunden waren. Alexander schleppte dann den ganzen Kram zum Auto und kutschierte Dolores und das Zeug nach Hause. "Glaubst du, das ist förderlich für deine Kunst? Ich denke eher *das* bremst dich, dass du so eingespannt bist bei der. Und da wird mir gesagt, dass *ich* dich behindere?!" Er sagte nichts, aber ich hoffte, er würde sich sein Engagement bei Dolores genauer ansehen. Er wies kurze Zeit später Dolores darauf hin, dass er mit seiner Malerei nicht weiterkäme, wenn er Vollzeit, wie jetzt, für sie im Garten und Haus arbeitete. Daraufhin kam Dolores auf die Idee, dass Alexander ein großes, langes Bild für den Garten malen sollte. Es sollte am Zaun, der ihren Garten vom Nachbargrundstück abgrenzte, angebracht werden. Wenn man auf der Terrasse saß, würde der Blick auf das vier Meter lange Bild fallen. Alexander begann sofort, erste Entwürfe zu machen.
Einige Tage später kam er abends etwas früher nach Hause. „Dolores will mit Clara am nächsten Samstag zu uns kommen zum großen Tamm-Tamm." „Zum großen Tamm-Tamm?" „Ja. Einen ganzen Tag lang. Sie bietet uns das an. Wir können einen Riesenschritt vorwärts machen, meint sie. Wir brauchen nur das Material zu zahlen." „Material?" „Ja. Medikamente oder

das, was gebraucht wird. Bist du bereit? Machst du mit? Es ist für uns." Ich sagte sofort zu, obwohl ich nicht genau wusste, was mit Tamm-Tamm gemeint war. Ich war nicht begeistert von einer Begegnung mit Dolores, die den ganzen Tag lang dauern sollte. Die Vorstellung, den ganzen Tag lang unter der Beobachtung und Kontrolle dieser Frau zu sein, bereitete mir Stress. Auf der anderen Seite musste ich weiterkommen und Fortschritte machen und das ging nur, wenn ich Dinge tat, die eben anstrengend waren. Alexander rief sofort Dolores an, um die Verabredung zum Tamm-Tamm festzumachen. Er kam zurück ins Zimmer. „Samstag um 10 Uhr kommen Clara und Dolores. Du sollst bis dahin Freude sammeln." Das war eine typische Dolores-Botschaft an mich.

Es waren noch vier Tage bis Samstag. Ich nahm mir vor vor, aufzuräumen und sauber zu machen. Ich versuchte alles gemächlich zu machen. Ich würde mich genügend zusammenreißen müssen, wenn Dolores am Samstag kam.

Samstag war das Büro über uns nicht besetzt. Das hieß, wir konnten so viel Krach machen, wie wir wollten; es würde niemanden stören. Die Nachbarn in den oberen Wohnungen im Haus, würden nichts mitbekommen. Dolores wollte Trommeln mitbringen. Ihre Nachbarn hatten auf das Getrommel bereits mit Protesten reagiert und es hatte sich herumgesprochen, dass sie „seltsame Dinge" tat. Dolores nahm es gelassen.

Am Samstag klingelte es um Punkt zehn Uhr morgens. Alexander machte die Tür auf. Ich hörte im Nebenraum die laute, muntere Begrüßung. Dolores Stimme übertönte alle. Ich riss mich zusammen und versuchte mich entspannt zu geben. Ich durfte gar nicht dran denken, dass ich bis zum Abend keine Ruhe haben würde.

Dolores kam um die Ecke: „Ach, da ist ja unsere Anna" Sie fixierte mich mit ihren klaren, blauen Augen. Ich versuchte gelassen zu bleiben. „Schön, dass du bereit bist für einen ganzen Tag intensivster seelischer und körperlicher Arbeit. Es wird Eure sämtlichen Blockaden befreien. Wenn Ihr mitarbeitet, wird es Euer Durchbruch sein. Ihr werdet sehen." Ich lächelte. Clara kam herein und stellte einen großen Korb auf den Tisch. Sie begrüßte mich. Dann nahm sie das Tuch weg, das den Inhalt des Korbes verdeckte. Es lagen über zwei Dutzend aufgezogene große 10 ml-Spritzen im Korb. Die Flüssigkeit war durchsichtig. Clara sah meinen fragenden Blick. "Es ist Lidocain und Procain." Leise schob sie nach: „Dolores kennt einen Apotheker, der ihr das Mittel gibt. Es muss aber bezahlt werden. Eurer Anteil ist 139 Euro. Ihr müsst das Geld möglichst bald an die Apotheke überweisen. Hier ist die Rechnung." Sie gab mir den Rechnungsbon. Ich nickte überrascht. Ich wusste nicht, was Lidocain und Procain waren, aber ich wunderte mich, dass es anscheinend Apotheker gab, die so etwas ohne Rezept aushändigten. Das ließ wiederum auf die Überredungskünste von Dolores schließen. Ich servierte Kaffee. „Vielen Dank, Anna, dass Du uns so gut bewirtest", meinte Dolores. „Wir wollen uns nicht lange mit Nebensächlichkeiten aufhalten und die Zeit nutzen." Sie packte ein Schlaginstrument aus und nach ein paar Schluck Kaffee, fing sie an auf die Trommel zu schlagen. Der Rhythmus war monoton, sie schloss die Augen und hämmerte mit voller Kraft gleichmäßig auf die Trommel. Auch Clara zog einen kleinen Kasten hervor, benutzte ihn als Schlaginstrument und setzte mit einem Rhythmus ein. Beide übertrumpften sich in einem kontra-rhythmischen Schlagabtausch. Beide hatten hochkonzentrierte, ernste Minen. Dieser Sound war zu laut und unharmonisch. Ich hätte mir am liebsten meine Ohren zugehalten.

Das Wetter draußen war eine seltsame grau-düstere Pampe. Dolores machte sich an den Spritzen zu schaffen. Sie setzte mir zwei Spritzen in die Oberschenkel. Dann kneteten sie und Clara die Muskeln meiner Beine, durch die Hose hindurch, „um das Lidocain besser zu verteilen." Ich sollte auf und ab gehen. Dolores setzte sich in den Sessel, der im großen Raum stand und dirigierte mich hin und her, während sie die Trommel schlug. „Geh schneller. Du wackelst wie eine alte Oma. Geh einfach normal," befahl sie mir. Ich spürte, wie ich unter Druck geriet. Mir wurde heiß, langsam kroch Angst in mir hoch. Ich schaffe es nicht, dachte ich. Ich konnte einfach nicht stramm gehen. Ich warf Dolores vorsichtige Blicke zu, sie hatte die Augen geschlossen und trommelte. Gott sei Dank. Sie hat die Augen zu. Ich entspannte ein wenig. Dann hörte ich einen Paukenschlag und die Stimme der Ungeduld brüllte: „Reiß dich zusammen und geh endlich schneller! Ganz durch bis nach vorne zu Eurem Büro und wieder zurück! Und schleich nicht!" Dolores verlor die Geduld. Ich sah wie ihre Halsschlagader anschwoll. „Geh durch die ganze Wohnung bis zur Diele, in Euer Büro und zurück. Marschiere! Und drück dich nicht davor, wie du dich dein ganzes Leben lang gedrückt hast!" Jetzt hatte sie die Augen geöffnet und warf mir einen verächtlichen Blick zu. Ich strengte mich an und ging, so schnell ich konnte, durch den großen Raum in die Küche, dann weiter in die Diele, von der Diele ins Büro und wieder zurück. Dolores trommelte wie von Sinnen. Ich weiß nicht, wie oft ich den Weg machte. Eine halbe Stunde ging ich hin

und her und versuchte gerade und schnell zu gehen. Jedes Mal, wenn ich im Büro ankam und unbeobachtet war, stützte ich mich auf dem Schreibtisch ab und verschnaufte ein paar Sekunden lang. Nur solange, dass es nicht auffiel. Ich dachte: Siehst du, sie hat Recht. Du drückst dich! Statt bis zum Äußersten zu gehen und alles aus dir rauszuholen, machst du heimlich eine Pause und verschnaufst. Als ich wieder im großen Raum war, in dem sich Dolores, Clara und Alexander aufhielten, hörte ich ein laut gebrülltes „Halt!" Ich blieb sofort stehen. Dolores hatte mit dem Trommeln aufgehört. „Du und Alexander", begann sie in einem ruhigen Ton, „Ihr beide werdet gleich erleben, wie es war in Eurer Vergangenheit. Wo Ihr hättet handeln müssen, um rechtzeitig aus dem Kessel rauszukommen. Seht es Euch an. Vertrödelt Eure Zeit nie wieder. Passt auf!"
Clara legte eine CD ein. Unsere Musikanlage stand an der Seite gegenüber den beiden Sesseln. Es war alte Musik, die erklang. „Tanzt zur Musik!" rief Dolores. „Tanzt! Feiert!" Alexander und ich fingen an zu tanzen. Wir begannen Spaß zu haben, sogar ich. Fast spürte ich keine Schmerzen mehr. Dolores gab den Ton an. Sie rief uns Worte zu, während sie trommelte. Sie machte ein Zeichen zu Clara und die drehte die Musik lauter. Klarinette und Violine, ein lustiges Gedudel. Wir tanzten und tanzten und lachten. Plötzlich hörten wir ein Pfeifen. Es war das Pfeifsignal eines Zuges. Mehrmals hintereinander ertönte es laut hörbar. Woher kam es? Egal! Die Musik wurde noch lauter und wir tanzten weiter und weiter. Aber irgendetwas geschah. Irgendetwas passierte im Hintergrund. Etwas Schreckliches, das wir nicht wissen wollten. Wir sahen Züge, Waggons, Güterzüge langsam vorüber fahren. Es wurde dunkel, es wurde stockdunkel und die Musik erstarb. Sie hörte auf

und plötzlich standen wir da und hatten etwas verpasst. Wir hatten nicht mitbekommen, dass etwas Schreckliches im Gange war. Wir hatten uns nicht gekümmert. Und jetzt war es zu spät. Etwas Grauenhaftes stand bevor. Alexander und ich starrten uns ratlos an. Was sollten wir jetzt tun? Wo sollten wir hin?
"Und dann war Ende", sagte Dolores leise, wie wissend. „Ihr habt nicht aufgepasst, seht Ihr das nun?"
Wir waren in einer anderen Zeit gewesen; das war mir wohl bewusst. Es war die Zeit vor dem Krieg. Aber wo und wie und wieso, das konnte ich mir nicht erklären. Wir hatten getanzt und gefeiert bis es zu spät war. Die unheimliche, dunkle Stimmung verebbte an diesem Samstag nicht mehr.

Dolores setzte wieder mit dem Trommeln ein. Leise und bedächtig. Dann übergab sie Clara die Trommel, sie schlug weiter im konstanten Rhythmus. Ich hatte nicht mitbekommen, dass Dolores wieder zwei Spritzen nahm. Sie kam auf mich zu und setzte sie mir, durch den Stoff meiner Hose, seitlich in die Oberschenkel. Zack, hatte sie die Nadel wieder herausgezogen. Dann gab sie Clara eine Spritze in den Arm und Clara stand auf und gab Dolores eine Spritze in die Beine. Beide griffen sich Alexander und Dolores setzte ihm eine Spritze in den Oberschenkel, durch den Stoff seiner Hose, und in den Arm. Dann griff Dolores ihn und knetete seinen Rücken. Sie zwang ihn auf den Teppich und hielt seinen Arm auf den Rücken und griff seine Schulter, um ihn hoch zu ziehen. Alexander schrie vor Schmerz auf. „Lass locker", schrie Dolores ihn an. „Verkrampf dich nicht!" „Es tut weh", schrie er. „Reiß dich zusammen. Es lockert deine Muskeln. Du darfst dich nicht sperren, sonst tut es weh." Alexander gab nach. Endlich ließen Dolores und Clara von ihm ab.

Unterdessen hatte ich mit meinen Hüften eine bestimmte Bewegungsform nachzeichnen müssen. Dolores setzte sich wieder auf den Sessel und beobachtete mich. Sie feuerte mich an: „Beweg dich schneller. Du bist keine lahme Ente!" Ich versuchte es, aber plötzlich hatte ich keine Kraft mehr. Ich sackte kurz in die Knie. „Mach den Kopf hoch! Steh aufrecht!" brüllte sie. Erschöpft versuchte ich mich aufrecht zu halten, aber ich fürchtete, dass mir die Beine wegknickten. Sie sprang auf und kam zu mir und packte mich unter den Armen, zog mich hoch und schrie mich an: „Steh aufrecht!" Ich streckte mich. „So bleib stehen!", brüllte sie und wiederholte: „Und wag ja nicht noch einmal vor anderen in die Knie zu gehen. - Auch nicht vor dir selbst!" „Ja!" rief ich, überzeugt von der Richtigkeit ihrer Forderung. Ich wollte nie mehr vor anderen in die Knie gehen. Ich mache mich nicht mehr klein, ich gebe nicht mehr klein bei, ich gehe vor keinem mehr in die Knie! Auch nicht vor mir selbst! Nie mehr! Genau das war es, darum ging es in meinem Leben! Ich war entschlossen. Ich hatte die Lektion verstanden und war dankbar, dass diese Frau mir meine dunkelsten Seiten zeigte, die ich überwinden sollte und wollte. - Zwischen Clara und Dolores begann ein kleines Rollenspiel. Es sah aus, als würden sie eine Fehde miteinander austragen. Sie bekriegten sich mit angedeuteten Tritten, ohne einander zu berühren. Sie tanzten im Kampf umeinander herum, bis sich alles in einem gegenseitigen Loslassen entspannte. Auch zwischen Alexander, mir, Clara und Dolores entwickelte sich ein Rollenspiel, wie eine Theaterimprovisation. Ich machte mit. Ich konterte. Ich ließ los.

Plötzlich fand ich mich regungslos auf dem Sessel wieder. Clara hatte mich auf einen der Sessel gedrängt. Ich sollte mich setzen und bekam noch einmal zwei Sprit-

zen Lidocain. Diesmal in die Arme und in den Nacken. Clara fing an mich zu kneten, dann verdrehte sie meine Arme und Beine. Wie eine Puppe ließ ich alles willenlos mit mir geschehen, während ich im Sessel saß. Und plötzlich war sie aus meinem Blickfeld verschwunden. Mit verdrehten Gliedmaßen lag ich wie eine Gummipuppe im Sessel und konnte mich nicht mehr bewegen und nicht mehr sprechen. Ich atmete schwer. Jetzt wandten sie sich Alexander zu. Dolores, die von Alexanders eigensinnigem Verhältnis zu Gott und dem Christentum wusste, schrie ihn an: „Bekenne dich zu Jesus! Dann wird dein Leben gerettet." Sie hob den rechten Arm und zeigte zum Himmel. Doch Alexander war ein Freigeist und auf diese Weise würde er sich niemals zu irgendjemanden oder irgendetwas bekennen. Ihm konnte niemand befehlen, sich zu bekennen; auch Dolores nicht. Zu Christus, dem seine Eltern auf so verdrehte Weise hinterher gelaufen waren, konnte man ihn nicht zwingen. Sein Christus war ein anderer, als der, zu dem ihn Dolores und Clara treiben wollten. „Nein!" rief er. Sie wiederholte den Satz und schrie wieder: „Bekenne dich zu Jesus!" Alexander reagierte nicht mehr. Dolores nahm ihn im Polizeigriff. Er schrie vor Schmerzen auf. Nach einer Weile löste sie den Griff.
Clara näherte sich den beiden mit einer aufgezogenen 10-ml Spritze. Er musste sein Hemd hochziehen. „Lass locker!", schrie Dolores. „Entspann Dich!" Dann spritzen sie ihm das Lidocain in den Bauchnabel. Nach einem Augenblick der Ruhe brachten sie ihn zum Sessel, der neben meinem stand und sie machten sich mit weiteren Spritzen an ihm zu schaffen. Ich konnte nichts mehr verfolgen, denn ich war wie gelähmt. Ich konnte mich nicht mehr bewegen, so voll gepumpt war ich mit dem Zeug aus den Spritzen, die sie mitgebracht hatten.

Die Vase mit den Tulpen, die zwei Meter entfernt vor mir stand, sah ich doppelt und verschwommen und ich konnte keinen klaren Gedanken fassen. Ich konzentrierte mich auf die Blumen, aber ich konnte meinen Kopf kaum gerade halten. Sie ließen die Köpfe hängen und versuchten sich aufzurichten, aber gleich ließen sie die Tulpenköpfe wieder hängen. Ich weitete die Augen, um besser sehen zu können, aber alles blieb verschwommen. Ich fixierte die Blumen eine Ewigkeit lang. Sie bewegten sich immer noch oder bewegten sie sich nicht? Ich konzentrierte mich auf die Tulpenköpfe und beobachtete genau, ob sie sich bewegten. Ich konnte es nicht herausfinden. Die anderen hörte ich nicht mehr. Alle bewegten sich in Zeitlupe. Ich weiß nicht wie lange ich so da saß. Ich habe nicht mal mehr mitbekommen, wann alles zu Ende war und Dolores und Clara gegangen sind. Alexander erzählte mir am folgenden Tag, dass sich beide gegen 20 Uhr verabschiedet hatten.

In der folgenden Nacht hatte ich einen Traum, den ich beim nächsten Termin, zwei Tage später, Dolores erzählte: "Sechs alte Freundinnen von mir haben mich besucht. Aber was sonderbar war: Sie haben in meiner Wohnung gemacht, was sie wollten. Zum Schluss haben sie sich einfach in meine Badewanne gesetzt und blieben da sitzen. Ich wollte, dass sie gehen, aber ich konnte nichts machen. Ich konnte sie nicht rauskriegen." Dolores hörte aufmerksam zu. Als ich es erzählte, ahnte ich selber, was der Traum bedeutete und hätte mich beinahe verschluckt. Clara und sie hatten sich bei mir zu Hause aufgeführt, wie es ihnen gepasst hat und das hatte mir offensichtlich nicht gefallen, aber es kam mir erst jetzt zu Bewusstsein. Dolores lachte: „Ah ja. Du träumst von Deinen alten Freundinnen." Ich wiegelte schnell ab und versuchte vom Traum abzulenken: „Der letzte Sams-

tag...", aber dann fiel mir nichts Positives ein, was ich über diesen wahnsinnigen Samstag hätte sagen können.
Dolores war begeistert von der vergangenen Samstags-Session: „Endlich konnte man laut sein und brauchte keine Rücksicht auf Nachbarn zu nehmen." Stolz sagte sie: „Das war eine Offenbarung für Euch beide am letzten Samstag! Gott hat Euch den Himmel aufgerissen: Ihr konntet in die Ewigkeit sehen!" Ich wunderte mich über diese Beschreibung, denn meine Wahrnehmung war eine ganz andere: Nicht Gott war an jenem Tag anwesend, sondern eher der Teufel. Aber ich sagte nichts.
Ich überwies zwei Tage später der Apotheke den Rechnungsbetrag für das Lidocain und Procain. Beide Präparate waren stark betäubende Mittel, die normalerweise nur auf Rezept zu bekommen waren. Das hatte ich in der Zwischenzeit herausgefunden. Von dieser Samstag-Session blieb ein seltsames Gefühl zurück. Zum ersten Mal hatte ich einen verschwommenen Eindruck davon, dass etwas Scheußliches geschehen war.

Es war August. Dolores hatte Geburtstag. Sie wurde 65 Jahre alt und feierte ihren Eintritt ins Rentenalter. Sie wollte auf jeden Fall als Heilerin weiter arbeiten. Sie sprach offen davon, dass sie nur 1000 Euro Rente im Monat bekommen würde. Sie wunderte sich, wie wenig es war. In ihrem „ersten Leben" hatte sie mit Unterbrechung der Erziehungszeiten – sie hatte zwei Töchter – in der Immobilienbranche gearbeitet und gut verdient. Sie hatte erwartet, dass mehr für ihren Lebensabend herausspringen würde.
Niemand aus ihrer Familie kam zu ihrer Feier. Sie war schon lange von ihrem zweiten Mann geschieden. Dolores machte kein Geheimnis daraus, dass ihre Kinder schon seit Jahren nichts mehr von ihr wissen wollten.

Sie hatte schon öfter, auch zuletzt noch, Ihre Kinder kontaktiert. Die Töchter aber blockten immer ab. Sie wollten mit ihr nichts zu tun haben. Ich wunderte mich darüber, denn, wenn Dolores eine so gute Heilerin war, warum mochten ihre Kinder sie nicht? Warum wollten sie nicht mal mit ihr telefonieren? Im nächsten Augenblick wischte ich die Frage gleich wieder beiseite.
Es konnte viele Gründe haben. Sie lud auch mich zu ihrem großen Fest ein. Alexander half bei den Vorbereitungen. Der Garten wurde geschmückt, Salate und vieles mehr wurden vorbereitet. Auch ich brachte etwas zu essen mit. Wir waren eine Gruppe von 24 Leuten. 21 Frauen und drei Männer waren unter ihren Gästen. Mir fiel auf, dass Dolores eine große Gefolgschaft hatte, die von den Fähigkeiten dieser Heilerin überzeugt zu sein schien. Sie wurde von ihren Patienten wie eine Heilige behandelt. Es erinnerte mich an die buddhistische Gruppe, in der ich jahrelang gewesen bin. Dort wurde der Präsident der Organisation auch wie ein Heiliger verehrt und auch ihm wurden außergewöhnliche, ja übermenschliche Fähigkeiten nachgesagt. Etwas an dieser kollektiven Ergebenheit kam mir übertrieben vor. Obwohl ich der Heilerin ja letztlich auch selbst ergeben war, hatte ich einen Restinstinkt, einen Rest von Kritikfähigkeit, behalten. Sie war doch auch nur ein Mensch wie wir auch, wenn auch mit außergewöhnlichen Fähigkeiten. Das rechtfertigte aber nicht, sie auf einen Sockel zu stellen. Eine Verehrung über alle Maßen schien mir krankhaft zu sein. Ich konnte einfach nicht in diesen kollektiven Kanon einstimmen. Ich blieb an diesem Nachmittag Beobachterin. Jeder hatte sich einen kleinen Beitrag ausgedacht. Reihum übergab jeder ein Geschenk mit einem selbstgemachten Gedicht oder einer Erklärung. Die überschwänglichen Lobhudeleien auf

Dolores, ob als Vortrag oder Gedicht, erschienen mir albern und übertrieben. Aber ich fragte mich zwischendurch, ob ich mit meinem Gedicht von Goethe nicht zu unpersönlich war. Ich hatte es zwar nach Gesichtspunkten ausgesucht, die auf Dolores passten, aber es war doch etwas ganz anderes, als diese überschwänglichen Lobeshymnen auf die Heilerin, die immerhin selbsterdacht und selbstgedichtet waren. Als ich an der Reihe war, las ich ein schönes Gedicht von Goethe vor – ohne Lobhudelei auf Dolores. Als ich fertig war, sah ich mich um und mir schien, dass die anderen mich verständnislos ansahen. Dolores, die auf der anderen Seite des langen Tisches mir gegenüber saß, bedankte sich freundlich. Dann fragte sie mich über die lange Tafel hinweg: „Anna, kannst du dich noch an das erste Mal erinnern, als du zu mir gekommen bist?" Alle starrten mich an. „Ja", sagte ich nur. „Kannst du dich erinnern, wie es dir ging?" Sofort lief ein Film vor meinen Augen ab: Die Ärzte, die mir nicht weiterhelfen konnten und mich, ohne Aufklärung, aus dem Krankenhaus entließen; dann meine Hilflosigkeit, meine Angst, nicht zu wissen, was passieren würde und an wen ich mich um Hilfe wenden konnte; dann das Telefonat mit Irma und endlich die Begegnung mit Dolores. Kleinlaut antwortete ich: „Ja."
„Wie ging es dir damals und wie hast du dich bei unserer ersten Begegnung verhalten?"
Oh, Gott, soll ich hier vor allen diese schlimme Zeit ausbreiten? Ich kann nicht. Ich grinste und versuchte unbekümmert zu wirken, wie ich es immer tat, wenn ich mich in die Enge getrieben fühlte. „Es sah nicht gut aus", ich wollte mir nichts anmerken lassen. „Ja", Dolores fixierte mich mit ihren großen blauen Augen. „Erinnere dich an die Situation." Die anderen starrten mich immer noch an. Es herrschte Stille. Eine halbe Ewigkeit

lang. Ich wusste nicht, was sie damit meinte. Ich suchte nach Worten. Sie sah mich über den langen Tisch hinweg an. Was wollte sie von mir? - „Lasst uns jetzt das Buffet eröffnen", krähte Clara dazwischen, die gerade aus dem Haus in den Garten zurückkam. Damit beendete sie glücklicherweise das Tribunal. Wir durften endlich am Buffet zugreifen und nach wenigen Minuten saßen wir alle mit unseren gefüllten Tellern um den Tisch herum im Garten und aßen. Ich war nicht besonders redselig. Alexander fand immer ein Gesprächsthema und war für jede Begegnung offen. Mich störte, dass er sich nicht mal neben mich setzte. Aber vermutlich war das wieder mal ein co-abhängiger Gedanke von mir. Ich gesellte mich dazu, als Alexander mit einem Ehepaar mittleren Alters sprach. „Remmlinger" stellte sich die Frau vor und lächelte. Auch der Mann war wohl genährt, ohne dick zu wirken. Sie hatten eine Metzgerei in Süddeutschland und waren, nachdem sie sich von Dolores zwei Jahre lang abgewandt hatten, nun wieder bereit, sich auf sie einzulassen. Ich wagte nicht, das Paar zu fragen, weshalb sie sich damals von Dolores zurückgezogen hatten. Später erfuhren wir, dass Dolores vor etwa zweieinhalb Jahren bei ihnen in Indellingen war und „klar Schiff gemacht" hatte. Damals lebte ihr volljähriger Sohn mit seiner Freundin im Haus. Er arbeitete nicht, sondern hang ab, nahm Drogen und kümmerte sich um nichts. Seine Eltern litten unter der Situation, wussten sich aber nicht zu helfen. Bis Dolores kam. Sie quartierte sich eine Woche lang bei ihnen ein und fing an aufzuräumen. Sie beriet die Eltern und sagte, was zu tun sei. Sie sprach mit dem Sohn, aber der weigerte sich, sich auf Dolores einzulassen. Dolores entschied, er sollte samt seiner Freundin sofort das Haus verlassen, denn er änderte sein Leben nicht und erfüllte nicht die von

Dolores ausgedachten Bedingungen seiner Eltern. Er aber wollte, dass alles so weiterlief wie bisher. Dolores rief, mit Einverständnis der Eltern, kurzerhand die Polizei um Hilfe. Mit einem Polizeieinsatz wurden Sohn und Freundin aus dem Haus entfernt. Natürlich war das nur die eine Seite der Geschichte. Wie das Ganze aus Sicht des Sohnes war, erfuhren wir nie. Aber dies war die Radikalität, mit der Dolores im Leben anderer vorging.

Zwei Monate später feierten Alexander und ich gemeinsam unseren runden Geburtstag. Nur vier Tage lagen wir mit unseren Geburtstagen auseinander. Wir luden alte Freunde ein. Reinhart und Ilse Kahn, Andreas Bach, Uta und Albert Kogler und unsere neuen Freunde: Dolores, Clara, Margarethe und ihre Tochter Sonja. Selbst unsere Feier machte Dolores zu einer Prüfung. Wie verhalten wir uns? Wie verhalten sich unsere alten Freunde? Was stellen wir fest? Würden auch sie sich von Dolores faszinieren lassen? Würden sie einsteigen, sich vielleicht auch von ihr coachen lassen wollen? Würden sie in unseren Kreis eintreten?

Dolores instruierte mich, wie ich mich als selbstbewusste Gastgeberin verhalten sollte. Und so war alles, was ich an jenem Abend tat, einer genauen Prüfung durch sie unterzogen. Ich kochte Wildgulasch mit Kartoffeln und Rotkraut. Da ich noch nie für mehrere Personen gekocht hatte, war es eine Premiere und das Essen gelang mir einigermaßen.

Es dauerte nicht lange und Dolores stellte sich in den Mittelpunkt unserer Geburtstagsfeier. Sie war unterhaltsam, aber sie war auch bestimmend. Ilse bewunderte die drei Frauen, die zusammenwohnten und in diesem Alter noch so viel unternahmen. Dolores plauderte lauthals über ihre Projekte. Landhausgaststätte mit Heilessen und kleinem Hotelbetrieb. „Wir sind das Trio Infernale!", trompetete sie. Den Namen hörte ich zum ersten Mal. Ich war irritiert. Trio Infernale hieß übersetzt: „Teuflisches Trio". Ich wusste zufällig, dass das der Filmtitel einer schwarzen Komödie aus den siebziger Jahren war; mit ungutem Ausgang. Das P.M. Magazin schrieb: "Das Erschütterndste an dem Film ist jedoch die kaum bekannte Tatsache, dass die Handlung auf einem authentischen Fall basiert. Genau wie im gleichnamigen Film geschildert, war dem Advokat und Lebemann George jedes Mittel recht, um seinen luxuriösen Lebensstil zu finanzieren." Das Trio Infernale. Wieso gab Dolores ihrem Trio diesen schrecklichen Namen? Sie arbeitete doch mit Gott und nicht mit dem Teufel. Wie konnte sie also einen solchen Namen benutzen?

Die Geburtstagsfeier war schön. Obwohl mich ein alter Freund als sentimentale Kanaille bezeichnete, überhörte ich diese verächtlichen Worte. Es war meine Geburtstagsfeier. Ich war so froh, dass niemand wegen meiner Schmerzensmine Bemerkungen machte. Der Ausklang des Abends gefiel mir nicht besonders. Es war Mitternacht und plötzlich standen Dolores und Clara auf und begannen den Gong und die Trommel, die sie mitgebracht hatten, zu schlagen. Es kam so unvermittelt und abrupt, dass es auf einige ungemütlich wirkte. „Ich finde das Getrommel entsetzlich", flüsterte ich in einem günstigen Augenblick Alexander zu. Wir sahen uns an und ich wusste, dass er verstand, was ich meinte. Unsere alten Freunde verließen uns plötzlich, einer nach dem anderen. Ich bedauerte das. Alexander war auch irritiert. Nur Margarethe, Sonja und Clara blieben. Wir saßen noch eine Weile am gefledderten Tisch zusammen und Dolores begann über unsere geflohenen Gäste zu dozieren. Sie sprach von Geheimnissen, von Lastern und Abhängigkeiten, von Terror und Übellaunigkeit mit denen der eine oder andere zu kämpfen hatte. Wir fühlten uns unwohl. Solche Sachen wollten wir nicht hören. "Du hast dich an diesem Abend, ab einem bestimmten Zeitpunkt, wieder klein gemacht.", sagte Dolores vor ihrem Abschied zu mir. Ich wusste es und nickte. „Du weißt es. Das ist immerhin gut." Sie drehte sich herum und wandte sich Alexander zu und teilte auch ihm ein paar Worte über sein Verhalten mit.

Im Großen und Ganzen war ich zufrieden mit der Geburtstagsfeier. Als ich im Bett lag, wechselte ich noch ein paar Worte mit „oben", wie fast jeden Abend. Ich hatte das einfach von Dolores übernommen. Sie hatte immer wieder den Gott der Rache, den strafenden Gott, heraufbeschworen. Ich wunderte mich anfangs, dass sie den Gott des Alten Testaments, der nichts mit dem heutigen christlichen Glauben zu tun hat, immer wieder erwähnte. Seltsamerweise übernahm ich ihr Gottesbild und begann mich insgeheim langsam selbst vor diesem strafenden Gott zu fürchten. Dolores forderte mich auf, nicht mehr so sparsam zu sein. „Dolores, ich hab wenig Geld, ich muss aufpassen, was ich ausgebe." „Fang an großzügig mit dir zu sein. Du musst dir mehr gönnen; auch materiell. Du kannst immer nach oben fragen, um dich abzusichern. - Bei allem, was du tust, frage Gott." „Bei jeder Kleinigkeit?" „Ja." Sie machten es bei jeder Gelegenheit vor: Stumm wanderte ihr Blick nach oben und sie stellte lautlos ihre Frage. Dann nickten sie wenige Sekunden später, als hätten sie eine Antwort erhalten.

Egal, welche Frage man Dolores stellte, sie wusste immer eine Antwort. Ich lernte viele Gesichter von ihr kennen. An einem Tag war ihre Stimme hart und bestimmend, am nächsten Tag schon konnte ihre Stimme sehr sanft und weich umgarnend sein. Sie bettelte mich einmal regelrecht an: „Bitte arbeite mit! Wenn du gesund wirst, würdest du meine Fähigkeiten als Heilerin beweisen! Auch ich arbeite daran meine schwere Krankheit zu überwinden. Ich habe sieben Krebse! Wenn ich nicht jeden Tag geistig-seelisch und körperlich hart daran arbeiten würde, könnte ich es nie schaffen, gesund zu werden!" Sieben Krebse? War das nicht übertrieben? Ich hätte beinahe gelacht, weil es sich so komisch anhörte. Ich verschluckte mich und schaffte es, ernst zu bleiben. Konnte man mehrere Krebserkrankungen haben? Und dann gleich sieben davon? Dann hielt ich inne. Dolores kämpfte also selber. Mein Gott. Krebs! Und dann kümmerte sie sich auch noch um andere...!

Zwei Monate später feierte Margarethe ihren 75. Geburtstag. Es war Dezember. Es war eiskalt, der Schnee lag mehrere Zentimeter hoch und die Bürgersteige und Straßen waren spiegelglatt. Mir ging es nicht gut und ich hatte keine Lust nach draußen zu gehen. Ich war erschöpft und hatte Schmerzen und entschied kurzerhand, dass ich nicht zum Geburtstag fahren würde. Margarethe würde es verschmerzen, denn sie war eher mit Alexander befreundet. Alexander blieb nach der Arbeit zur Geburtstagsfeier da und fuhr nicht noch mal nach Hause. Ich rief Margarethe an, gratulierte ihr und sagte, dass ich nicht kommen konnte. Sie sagte nicht viel. Ich war mir sicher, dass es nicht so schlimm war, dass ich nicht auftauchte. Als ich am nächsten Tag Dolores anrief, regte sie sich auf: „Du bist nicht zum Geburtstag von Margarethe gekommen. Du nimmst keine Rücksicht auf andere. Du stellst dich selbst immer in den Mittelpunkt. Hat es dir mal wieder da und dort wehgetan?! Ja! Margarethe hatte sich gefreut dich zu sehen: Sie feiert nur einmal ihren 75. Geburtstag. Aber das ist dir alles nicht wichtig. Du kannst dich jetzt erst mal alleine um dich kümmern. Ich will dich hier die nächste Zeit nicht mehr sehen."

Ich war überrascht. Damit hatte ich nicht gerechnet. Ich fragte mich, ob das wirklich so schlimm war, dass ich nicht zum Geburtstag erschienen war. Ich hatte immerhin angerufen und ich hatte Schmerzen und draußen war es glatt gewesen; sollte ich mir den Hals brechen? War das wirklich so furchtbar, dass ich abgesagt hatte? Gab es überhaupt jemanden der in Dolores' Augen alles richtig machte? Ich fühlte mich schlecht. Na gut, ich hätte mich aufraffen müssen. Das macht man einfach aus Freundschaft. Ich habe nur an mich gedacht.

Ich zog mich gezwungenermaßen zurück. Von Alexander hörte ich, dass die Planungen für das Landgasthaus konkreter wurden. Der engere Kreis um Dolores traf sich jetzt öfter. Ich hörte, dass nun auch Margarethes Tochter Sonja sich mit einer Hypothek auf ihr Wohnhaus eingebracht hatte und dass noch eine Patientin mit dem Gedanken spielte auf ihr Haus eine Hypothek aufzunehmen und das Geld in das Projekt zu stecken. Ich wurde aus diesem inneren Kreis immer noch ausgeschlossen und es sah nicht so aus, als würde sich das in absehbarer Zeit ändern. Dolores glaubte, dass ich an einem Punkt meiner spirituellen Entwicklung stehen geblieben war und deswegen nicht beteiligt werden konnte, da ich alle nur bremsen würde. Für mich war das keine Neuigkeit. Ich hatte nun schon eine ganze Weile überhaupt kein Geld mehr, um Dolores für ihre Behandlungen und Hilfe zu bezahlen. Da sie Bücher sammelte übergab ich ihr einige neue, wertvolle Kunstbücher aus meiner Sammlung und bezahlte damit die letzten Behandlungsstunden.

Wie Feuer brannte es in meinen Knochen; die rheumatischen Schmerzen waren immer noch stark. Ich merkte nur, dass Stress und Panik sie verstärkten und die brennenden Gelenkschmerzen sich in krampfartige Spannungsschmerzen verwandelten, bei denen ich in der augenblicklichen Bewegung verharren musste, wenn der Schmerz auftauchte, bis er vorüber war.

Da ich kein eigenes Einkommen hatte, lebte ich von dem, was Alexander verdiente. Meine Situation war unhaltbar. Irma rief mich an. „Ich geh nicht mehr zu Dolores." Sie war die vielen Monate jede Woche zweimal, dreimal bei ihr gewesen. Sie hatte sogar ihren Enkel und ihre Tochter zur Behandlung zu Dolores geschleppt. Ich war überrascht. „Sie hat mich angeschrien. Bei dem letzten Telefonat mit ihr kam ich nicht mal zu Wort. Sie hat mich angeschrien. Eine halbe Stunde lang."

"Ja, weswegen denn?"

"Ach, ich würde nicht mitarbeiten. Ich würde nicht genug tun. Sie hätte die Nase voll. Wenn ich nicht mitmache, könnte sie mir nicht helfen! – Aber ich habe immer alles gemacht, was sie verlangt hat. Ich war nach dem Telefonat fertig mit den Nerven. Am Ende. Diese Schreierei; das brauche ich nicht. Für mich ist Schluss. Ich wollte dir das nur sagen."

Tausend Gedanken schossen mir durch den Kopf, aber ich sagte nur: „Ja."

Als ich auflegte, dachte ich, es muss einen vernünftigen Grund für Dolores Ausraster geben. Als ich einen Tag später Dolores anrief und nach Irma fragte, sagte sie sehr entspannt und ruhig: „Sie arbeitete nicht richtig mit. Ich kann hier keine Leute mit durchziehen, die den Betrieb aufhalten. Gott hat nichts zu verschenken. Ich habe Euch am Anfang gesagt, dass es ein harter, steiniger Weg für Euch wird. Und wenn Ihr durchhaltet, werdet Ihr von Gott reich belohnt. Irma habe ich oft genug gewarnt. Ja, sie wurde am Telefon angeschrieen. Gott ist da gnadenlos und ich bin es auch." Irma hatte von dem Geld aus ihrer kleinen Erbschaft, das sie für die Behandlungen bei Dolores ausgegeben hatte, nichts mehr übrig. Was wäre, wenn Dolores mich rauswirft? Wo sollte ich dann hin? „Anna, Du hattest jetzt erst mal Pause, um nachzudenken. Aber wir können weitermachen, wenn du deine Fehler begriffen hast." Dolores empfing mich wieder. Ich war froh, dass sie nicht nachtragend war. "Ich hatte ein Déjà-vu," erzählte ich ihr bei meinem nächsten Besuch. Ich hatte mich an eine Situation erinnerte, die mir bekannt vorkam, die aber noch gar nicht geschehen war: „Ich habe ein Buch über meine Zeit mit dir geschrieben." Zu diesem Zeitpunkt hatte ich das überhaupt nicht vor und noch nie einen Gedanken daran verschwendet. Als sie das hörte, nickte sie anerkennend und meinte: „Du wirst unsere Arbeit dokumentieren." Sie und ich gingen davon aus, dass ich es irgendwann in der Zukunft, ganz in ihrem Sinne tun würde.

Es war Januar. Ich bemerkte eine starke Veränderung. Ich verlor plötzlich drastisch an Gewicht. Ich hatte bei einer Körpergröße von 1,60 Meter 54 Kilo gewogen und verlor – trotz normalen Essens - sieben Kilo innerhalb kürzester Zeit. Ich rief Dolores an und sagte ihr das." „Mmhhh. Das dürfte nicht sein. Wie viel wiegst du jetzt?" „47 Kilo." "Das ist zu wenig. Da müssen wir was tun. Iss bitte vermehrt Eiweiß. Das wird dich stärken. Dann sehen wir in der nächsten Sitzung weiter." Ich bekam einen Termin bei ihr, aber dann disponierte Dolores um und schickte Clara zu mir nach Hause, während sie sich mit Alexander zu einem Termin traf.

Ich sagte auch Clara sofort, dass ich sehr viel Gewicht verloren hatte. „Hast du das Dolores gesagt?"
Ich nickte. „Das dürfte ja eigentlich nicht sein. Na komm, dann machen wir jetzt eine ausgiebige Behandlung und dann nimmst du an den richtigen Stellen wieder zu." Die Behandlung dauerte drei Stunden. Sie machte hauptsächlich Körperübungen mit mir. Nach der Behandlungsstunde rief mich Dolores an: „Nimm jetzt erst mal weiterhin vermehrt Eiweiß zu dir und weniger Kohlehydrate. Dann nimmst du wieder zu." Ich machte es so.
Tage später spürte ich, wie Wasser in meinem linken Bein langsam, jeden Tag ein bisschen mehr, aufstieg. Innerhalb von zwei Wochen erreichte das Wasser meinen linken Oberschenkel. Dolores zeigte mir Übungen, durch die das Wasser aus meinem Bein verschwinden sollte. Aber es ging nicht weg, stattdessen stieg das Wasser auch in meinem rechten Unterschenkel allmählich auf, bis es nach Tagen auch den rechten Oberschenkel erreicht hatte. Meine Beine wurden langsam dicker. Ich suchte im Internet nach Erklärungen. In einem Hilfeforum wurden Wacholdertabletten zur Entwässerung empfohlen. Ich hatte eine alte Abmachung mit Dolores, wenn ich pflanzliche oder homöopathische Medikamente nehmen wollte, sollte ich das erst mit ihr besprechen. Ich rief sie an. „Ich möchte mir in der Apotheke ein pflanzliches Mittel zur Entwässerung kaufen. Wacholdertabletten." „Auf keinen Fall! Das schadet deinen Nieren!" rief sie entsetzt. Ich ließ es also, aber ich wunderte mich. Meine Beine wurden immer dicker durch das Wasser, das sich im Gewebe ansammelte. Das Gehen fiel mir sehr schwer. Dolores verordnete mir eine Diät. Ich sollte mich sieben Tage lang nur von Quark mit Schnittlauch ernähren. Ich machte es, konnte aber

keine Verbesserung feststellen. An meinen Wasserbeinen änderte ihre Diät gar nichts. Mittlerweile konnte ich nur noch eine Trainingshose tragen, die mir früher zu weit gewesen war. Das Wasser erreichte jetzt auch meinen Po und wenig später meinen Bauch. Er wurde dick und prall. Es war ein seltsamer Zustand.
Zwei Tage später rief ich wieder Dolores an und sagte ihr, dass es mir schlechter ging. Sie sagte mir, ich solle mir eine bestimmte Arznei zur Anregung der Lymphe in der Apotheke besorgen. „Dreimal täglich 30 Tropfen und über den Tag verteilt trinkst du vier Liter Wasser." Ich kann keine vier Liter trinken. Ich habe schon so viel Wasser im Körper."
„Tu, was ich dir sage. Die Nieren müssen angeregt werden, damit das Wasser aus dem Körper kommt. Oder willst du wieder dein eigenes Süppchen kochen? Du siehst, wohin dich das geführt hat. Entweder du machst das so, wie ich es dir gesagt habe oder ich breche die Behandlung ab." Ich gab klein bei. Mir ging es zu schlecht, um mich zu streiten. „Dann machst du folgendes: Du gehst weiterhin jeden Tag zwei Stunden spazieren. Von mir aus ums Karree, obwohl es besser wäre, du würdest mal raus fahren in den Wald, in die Natur." Das konnte ich nicht; das schaffte ich nicht.
zurück zu schaffen. Ich besorgte mir das teure Mittel in der Apotheke, aber ich schaffte es nicht vier Liter Wasser zu trinken. Ich schaffte mit Mühe und Not gerade mal eineinhalb Liter Wasser. Es kam mir absurd vor, überhaupt so viel zu trinken, denn ich hatte schon viel zu viel Wasser im Körper. Ich war vollgepumpt. Ich ging raus, ums Karree. Meine Beine waren vom Wasser sehr schwer und ich konnte nur schwerfällig und langsam gehen. Dolores beschrieb eine weitere Übung, die ich machen sollte. „Mach Pumpbewegungen mit den

Füßen. Du stellst dich auf die Zehenspitzen. Dabei kannst du dich irgendwo festhalten und dann gehst du mit dem ganzen Fuß auf die Fersen und wieder zurück. Das machst du jeden Tag; die ganze Zeit, wenn du zu Hause bist. Damit pumpst du das Wasser aus deinem Körper raus." Es war sehr anstrengend. Ich spürte keine Wirkung. „Geduld!", schrie Dolores.
Ich bestellte mir im Internet eine Hose, die zwei Nummern größer war, damit ich etwas zum Anziehen hatte.
Meine Beine waren noch dicker geworden. Die Haut war zum platzen gespannt. Das Gehen wurde noch schwieriger. Ich konnte kaum die Beine heben, so schwer wog das Wasser. Es zog mich regelrecht zur Erde. Ich begann mich bei meinem Gang ums Karree alle paar Meter abzustützen, auf einem Stromkasten, am Zaun, am Schaufenster oder ich hielt mich fest an einem Straßenschild, am Fenstersims, machte Pausen und schnappte nach Luft. Noch bevor ich weiterging, suchte ich mit den Augen zehn Meter weiter die nächste stützende Stelle aus, an der ich eine Pause machen konnte. Mir fehlte die Kraft, um die Strecke in einem durch zu gehen. Die kleine Leitplanke an der Ausfahrt der Gesundheitsklinik, die auf der Rückseite des Wohnblocks lag, war mein Zwischenziel. Wenn ich hier angekommen war, wusste ich, dass ich die Hälfte der Strecke geschafft hatte und ich gönnte mir eine längere Pause, in der ich Kraft für den letzten Abschnitt sammelte. Passanten sprachen mich manchmal an. "Geht es Ihnen nicht gut?" – „Kann ich Ihnen helfen?" „Ist was mit Ihrem Kreislauf?" Es war nett gemeint und natürlich war ich auch berührt von der Hilfsbereitschaft der Menschen, mit der ich nicht gerechnet hatte, aber irgendwann konnte ich es nicht mehr hören.
Sonntags war nicht mein Lieblingstag, weil Alexander zu

Hause war und merkte, wenn ich nicht lang genug draußen war. Er sprach mich ungeduldig darauf an. „Ich geh mit dir raus, wenn dir das hilft." Das wollte ich nicht. Er bestand darauf. Wir gingen raus. Ich konnte nicht anders, als mich wieder an jedem zweiten Auto abzustützen. Mein Körper war so schwerfällig und so schwer vom Wasser, dass ich mich nicht aufrecht halten konnte. Jeder Schritt war eine Qual, aber Alexander ging neben mir her und feuerte mich an, wie Dolores es getan hätte. „Bleib nicht alle paar Meter stehen! So wird das nie was! Du musst ohne Pause laufen!" Er scheuchte mich von meinen Pausenmomenten vorzeitig auf und trieb mich unerbittlich vorwärts. „Ich kann nicht mehr. Ich muss nach Hause." Er feuerte mich an. Er schien die Geduld zu verlieren. Endlich hatten wir es um den Block geschafft. Es war kurz vor unserer Haustür. Ich musste mich wieder abstützen. „Stell dich nicht so an. Hör endlich auf, die Schwache zu spielen. Du bist nicht schwach!"
„Ich kann nicht mehr.", sagte ich wieder.
„Du kannst!"
Ich hatte keine Kraft mehr. Ich konnte nicht mehr klar denken. Jetzt war gesund-zu-werden, wirklich zu einem harten, steinigen Weg geworden. Ich durfte gerade jetzt nicht aufgeben. Durchhalten! Dolores ordnete eine zweite Diät an. Ich sollte eine Woche lang nur Yoghurt essen. Sonst nichts. Mittlerweile konnte ich nicht mal mehr sitzen, weil die Sitzkante des Stuhls mir ins Fleisch schnitt und wehtat. Meine Beine waren noch dicker geworden. Mein Bauch war ein Ballon. Alexander und ich redeten nur noch das Nötigste. Es war, als flüchtete er zu gerne zu Dolores und den anderen.
Meine ursprüngliche Kleidergröße war 38, jetzt lief ich in Hosengröße 44 herum. Nach zwei Wochen bekam

ich auch diese Hose nicht mehr zu. Ich hielt sie nur noch mit einem Gürtel zusammen, der Reißverschluss musste offen bleiben. Ich zog eine lange Bluse drüber. Morgens war das Aufstehen eine Tortur. Ich kam nicht hoch. Ich musste mich am Regal hochziehen, das eine Armlänge gegenüber von meinem Bett entfernt stand. Es gelang mir kaum, mich hochzuziehen. Mir fehlte die Kraft. Das Regal war in der Wand festgedübelt; trotzdem befürchtete Alexander, dass die Dübel durch die Zugbelastung auf Dauer nicht halten könnten.

Fortbewegen konnte ich mich mittlerweile nur noch mit einem Stock, auf den ich mich stützte. Nachts musste ich ein- zweimal aufstehen und zur Toilette gehen. Ich nahm einen langen Stab und schlurfte in der Dunkelheit, Schritt für Schritt, mit Pausen dazwischen, zur Toilette. Das Wasser entstellte mich: Mein Gesicht erkannte ich im Spiegel nicht wieder. Ich atmete schwer.

An ein merkwürdiges Gespräch in jener Zeit werde ich mich immer erinnern. Ich rief Dolores an, weil ich einige Fragen hatte. Sie wirkte sehr entspannt. Am Ende des Gesprächs sagte sie zu mir mit immer leiser werdender Stimme und in einem eigentümlich ruhigen und sanften Ton: "Jetzt lebst du noch ein bisschen und dann...----" Sie verstummte. Es klang wie inszeniert. Ich horchte in die Stille hinein und ich verstand, dass sie mir meinen frühen Tod voraus sagen wollte. Ich spürte sofort ihre Absicht und dieser böse Pfeil schoss an mir vorbei, denn hier ging sie zu weit. Was mit dem Himmel ausgemacht ist, soll der Mensch nicht wissen.

Die Tage waren entsetzlich lang. Ich fürchtete mich, ohne besonderen Grund vor der Rache Gottes, die Dolores so oft heraufbeschworen hatte. Ich hatte alle Chancen vertan – und jetzt erntete ich das Ergebnis. Mir ging es schlechter als je zuvor.

Alexander erzählte, dass Clara wieder Motorrad fahren wollte. Sie hatte früher jahrelang eine schwere Maschine gefahren, die seit zwei Jahren in der Garage stand. Dolores hatte schwere Bedenken dagegen. Sie und Clara waren nun mal ein Heiler-Gespann und arbeiteten eng zusammen, da durfte sich nicht einer von beiden in Gefahr bringen, erklärte sie Alexander. Sie richtete einen Tag später ihren Blick in die Zukunft und meinte zu Clara: „Ich sehe, dass du vorsichtig fahren wirst." Um ganz sicher zu gehen, fragte Dolores noch einige Male „nach oben", um zu sehen, ob Claras Wunsch, Motorrad zu fahren, von oberster Stelle abgesegnet war. Als endlich nach einigen Tagen, das endgültige „Ja" von oben kam, war Dolores beruhigt. Sie gab schließlich ihr Einverständnis. Clara meldete ihre Yamaha wieder an. Sie musste Dolores hoch und heilig versprechen, dass sie sehr vorsichtig fahren würde. Als Clara auf ihrem Motorrad saß, strahlte sie. Ihr machte es unglaublichen Spaß, wieder auf einer Maschine zu sitzen.

Der Lebensstil von Dolores war kostspielig. Sie orderte fast täglich Lachs, Trüffel, Pasteten und teuren Prosecco. Sie war maßlos. Clara musste mit ihrem kleinen Erziehergehalt alles mitfinanzieren, obwohl sie es sich nicht leisten konnte. Dolores konnte sich dieses Leben nur leisten, weil Margarethe alles bezahlte, aber Margarethe bezahlte nicht Claras Anteil an den monatlichen Ausgaben. Clara reklamierte, dass sie sich die teuren Sachen nicht leisten konnte. Sie fragte Dolores, ob sie die Ausgaben fürs Essen nicht vorher absprechen könnten; es müssten doch nicht immer die teuersten Lebensmittel sein. Außerdem wollte Clara, dass mit ihr abgestimmt wird, was alles im Garten gemacht werden soll und dass nicht Dolores allein bestimmten sollte, was getan wird. Clara konnte schließlich ihren Anteil an den Kosten für die ausufernden Gartenarbeiten von ihrem kleinen Erzieherinnengehalt nicht mehr bezahlen. Permanent wollte Dolores Veränderungen im Garten. Sie ließ den Pflanzen kaum Zeit sich an ihren Standort zu gewöhnen, schon wurden sie rausgerupft und in einer anderen Ecke des Gartens wieder eingepflanzt. Alexander meinte, das täte den Pflanzen überhaupt nicht gut. Aber Dolores wollte davon nichts hören. Clara konnte sich ihren Anteil an diesen unnötig hohen Kosten der Gartenarbeit nicht mehr leisten. Dolores fand für sie eine einfache Lösung: „Wir schauen, wie viel Gartenstunden du ableisten musst, um den Anteil deiner Kosten für den Garten mit Arbeitsstunden zu begleichen." Clara war sofort einverstanden und arbeitete nach ihrer Arbeit in der Kita mit Alexander im Garten. Was die Ausgaben für Essen und Trinken betraf, wollte Dolores sich wegen Clara nicht einschränken. Getrennte Essensfächer einzurichten, schien ihr zu kleinlich. Clara sollte sich beruflich verbessern und sich neue finanzielle Perspektiven eröffnen. - Krieg deine Geldprobleme in den Griff, dann kannst du auch deinen Anteil an den Lebensmitteln zahlen. Du denkst immer noch viel zu viel klein-klein. So wirst du nie zur Größe finden." Clara nickte und machte ihren nächsten Spatenstich.

Etwas schien sich zusammen zu brauen. Dolores war nun enger mit Margarethe befreundet, statt mit Clara. Bisher hätte zwischen Dolores und Clara kein Blatt gepasst. Dolores hatte immer betont, dass Clara eine genauso gute Heilerin, wie sie selbst sei. "Ich habe Clara meine Kräfte übertragen und sie aus meiner DNA geschaffen." Ich sah Dolores erstaunt an. War sie größenwahnsinnig geworden? Ich überlegte, aber dann verstand ich, dass Dolores diesen Satz als Metapher benutzte. Ihr Wissen und Können als Heilerin hatte sie mit Clara geteilt. Aber musste sie es so seltsam anmaßend ausdrücken, als stünde sie auf derselben Stufe wie der Schöpfer? Schließlich hatte Dolores Clara vorgeschlagen, sich eine Auszeit zu nehmen und mit dem Motorrad eine kleine Reise zu machen, um wieder zu sich selbst zu finden. Clara war begeistert, aber sie hatte kein Geld für einen Urlaub. Da sie wenig später Geburtstag hatte, sammelten wir alle als Geburtstagsgeschenk Geld, um ihr für ihr Motorradabenteuer Reisegeld zu schenken. Es kam eine hübsche Summe zusammen. Als wir Clara das Geschenk überreichten, war sie überwältigt. Tränen standen ihr in den Augen: „Noch nie hat das jemand für mich getan." Sie wischte sich ihre Tränen weg und lächelte.

Ein paar Tage später packte Clara ihren Rucksack, verstaute ihn auf ihrem Motorrad und verabschiedete sich. Ihr erstes Ziel war Süddeutschland. Sie wollte das Ehepaar Remmlinger besuchen. Das war das Paar, das auf Dolores' Geburtstagsfeier gewesen war und bei dem sie „aufgeräumt" hatte. Clara rief Dolores an, als sie das Ehepaar Remmlinger wieder verließ, um weiterzufahren. Sie erzählte, dass sie sich jetzt mit ihren Freunden aus dem alten Motorradclub im 20 km entfernten Öttingen verabredet hatte. Sie würden dann alle zusammen weiter an die Oberbayerischen Seen fahren. Dolores sagte nur verächtlich: „Du bist wieder in dein altes Leben gerutscht. Das sind verkommene Typen, mit denen du dich treffen willst", und legte auf. Eine Stunde später riefen die Remmlingers bei Dolores an und fragten, was mit Clara los sei. „Sie war so seltsam. Sie hat erzählt, dass sie die bessere Heilerin von Euch beiden sei." Dolores schnaufte hörbar. Sie war wütend. Wenn es stimmte, was die Remmlingers über Clara sagten, dann war die offensichtlich größenwahnsinnig geworden. Irgendetwas musste Dolores unternehmen. Sie rannte in Clara's Zimmer und durchwühlte alles. Wenn es einen Verrat gab, dann würde sie fündig werden, da war sie sich sicher. Sie berief ein kleines Treffen ein und allen, die Zeit hatten zu kommen, erzählte sie, was sie über Clara herausgefunden hatte.

Sie konnte ihre Wut kaum unterdrücken: „Clara hat hinter meinem Rücken Unterlagen von meinen Patienten kopiert, die Medikamentenpläne, die Verordnungen, die Terminkarten, einfach alles. Und sie hat alles zu ihrer Tochter geschleppt und dort untergestellt. Ihr könnt Euch vorstellen, was sie damit vorhat. Sie will mich an die Behörden verraten. Das ist Hochverrat! Das ist eine Palastrevolution!" Schrill tönte ihre Stimme durch das ganze Haus. Schon war sie wieder verschwunden. Die anderen sahen sich erschüttert an. „Sie will mich an die Polizei, an die Behörden verraten. Aber ich bin dahinter gekommen. Das wird ein Ende haben", schrie sie aus der Küche. Sie mixte sich einige Medikamente zusammen.

Einen Tag später schien Dolores es mit dem Herzen zu tun zu haben, denn Margarethe musste 60 Fläschchen eines freiverkäuflichen Herzmittels kaufen, das Dolores sich selbst verordnet hatte. Damit der Massenkauf des Medikaments nicht auffiel, musste Margarethe bei zwanzig verschiedenen Apotheken der Stadt das Mittel bestellen und abholen. Innerhalb von drei Tagen hatte Dolores alles aufgebraucht. Ich wunderte mich zwar darüber, wie paranoid Dolores war und dass sie die Medikamente offensichtlich überdosiert zu sich nahm, schob dies aber gleich wieder beiseite.

Als Clara von ihrer Reise zurückkehrte, begann sofort das Tribunal. Dolores schrie Clara an: „Palastrevolte! Hochverrat! Pack deine Sachen zusammen. Du ziehst sofort aus!" Clara sah Dolores verdutzt an. Sie wusste gar nicht, was los war. Als Dolores etwas von Unterlagen schrie, die sie beiseite geschafft hätte, fand Clara keine Worte. Wie erstarrt stand sie da. Dolores stürzte auf Clara zu. Es entstand ein Gerangel. Die Heilerin gewann die Oberhand. Sie wendete ihren Polizeigriff an. „Du wolltest mich verraten. Du hast Unterlagen zu deiner Tochter geschafft! Du gehst jetzt in dein Zimmer und holst deine Sachen und verschwindest hier." Clara gab einige Schmerzensschreie von sich, wand sich los und lief heulend nach oben, in ihr Zimmer. Mehrere Male heulte sie laut auf und schluchzte wie ein verwundetes Kind. Sie begriff nicht, in welchem Augenblick und warum sie vom Verbündeten zur Ausgestoßenen geworden war. Schnell packte sie einige Sachen zusammen und stürzte zur Haustür hinaus. Wenige Momente später hörten wir ihr Motorrad. Weg war sie.

Später erfuhr Alexander, dass sie die Nacht bei ihrer Tochter verbracht hatte. Zwei Tage später landete sie in der Psychiatrie. Als Alexander mir das erzählte, wurde mir heiß und kalt. Clara in der Psychiatrie? „Aber wieso hat Dolores sie rausgeworfen? Das kann sie doch gar nicht. Die steht doch mit im Mietvertrag oder nicht?"

"Ja. Sie kann sie gar nicht rausschmeißen. Aber das interessiert doch Dolores nicht." Ich durfte gar nicht lang darüber nachdenken, denn ich wusste sofort, dass Dolores Schuld daran war, dass Clara den Verstand verloren hatte. Aber dennoch schob ich es beiseite und versuchte es zu ignorieren, obwohl mich die Brutalität erschütterte.

Dolores entschied, dass der Flügel von Margarethe, der im Wohnzimmer stand, weg sollte. Seit Margarethe mit Dolores zusammenwohnte, spielte sie nicht mehr Klavier und gab keinen Klavierunterricht mehr. Darüber hatte ich mich oft gewundert, denn Musik bedeutete

Margarethe sehr viel. Wieso entschied Dolores, dass jetzt sogar ihr geliebter Flügel weg musste?
Ein Freund von Alexander, der Musiker Andreas Bach, erklärte sich bereit, Margarethes Flügel bei ihm im Musikzimmer unterzustellen. Margarethe bestellte einen Klaviertransport. Fünf kräftige Männer kamen vorbei und begutachteten das Instrument. Margarethe bat sie den Flügel außen herum, ums Haus, zum Transporter, der an der Straße stand, zu tragen, statt vorne heraus, denn der weiße, teure Teppich sollte nicht verschmutzt werden. Einer von den älteren Klavierträgern nahm die Mütze ab und kratzte sich am Schädel. „Nein, keine Angst," meinte er, „Ihrem Teppich passiert nichts. Wir rollen den Flügel bis zum Ausgang und tragen ihn nach vorne zur Tür raus. Der Teppich wird nicht beschädigt. Glauben Sie mir, wir machen das jeden Tag." Margarethe ließ die Arme hängen: „Besser Sie tragen ihn ums Haus. Sehen Sie hier durch die Balkontür und dann..."
"Ne, ne, das wird gar nicht nötig sein."
Dolores kam die Treppe runter und brüllte: „Was ist hier los?" Sie schien sofort zu wissen, worum es ging. „Wenn sie sagt, ums Haus rum, dann geht's ums Haus rum. Machen Sie, was man Ihnen sagt. Wir lassen uns hier nicht von irgendwelchen Machotypen terrorisieren. Los. Der Flügel wird durch die Balkontür ums Haus getragen und Schluss." Die Männer sahen sich an. Der Chef gab den anderen kurzerhand ein Zeichen, es so zu machen, wie Dolores es wollte. Sie packten den Flügel, schoben ihn vorsichtig zur Balkontür und trugen ihn um das ganze Haus herum bis zum Transporter.

Alexander erzählte Andreas Bach, was es für ein Theater mit den Klaviertransporteuren gegeben hatte. Der wunderte sich. Bei ihm angekommen, hatten die Männer den Flügel dort abgestellt, wo er ihn hinhaben wollte. „Das waren doch ganz normale Männer. Dass die irgendwelche Machoallüren hatten, das ist doch Quatsch." Er schüttelte verständnislos den Kopf. „Aber diese Dolores ist eine merkwürdige Frau.", begann er „Sie hat hier angerufen und ich habe ihr gesagt, dass das Klavier nach dem Transport gestimmt werden muss und ich wollte jemanden dafür bestellen. Die sagte: Das mache ich. Ich stimme das Klavier. Ich fragte sie, ob sie das schon mal gemacht hat. – Nein, sagte sie, aber ich kann das. Ich bin eine Heilerin." – Er grinste und schüttelte des Kopf. „Klavierstimmen ist ein Beruf, das kann man nicht mal eben so machen." Er tippte sich an die Stirn und schüttelte wieder den Kopf. Alexander machte einen Witz über die Alleskönnerschaft von Dolores.

Ich machte wieder meinen Kurzspaziergang und schleppte mich langsam zur Straßenecke, stützte mich zwischendurch ab und pausierte immer mal wieder. Außer Atem kam ich am Geschäft, an der Ecke, an. Ich blieb stehen, um mich auszuruhen, denn ich bekam schlecht Luft. Ich stützte mich am Schaufenstersims der Reinigung ab, als ich merkte, dass ich es keinen Schritt weiter mehr schaffen würde. Ich musste schnell umkehren. Eine Frau stürmte aus der Reinigung auf mich zu und schrie aufgeregt: "Was haben Sie? - Ich habe gerade im Geschäft gesagt. Der Frau geht es schlecht. Ich kenne das, eine Bekannte von mir hatte das." Ich versuchte sie abzuwehren: „Es ist alles gut. Ich bin in guten Händen." „Nein, ich sehe das doch. Ich kenne einen Arzt hier um die Ecke. Ich rufe ihn an. Er kommt hier hin. Sie können so nicht weiter gehen." Sie hielt ihr Mobiltelefon in der Hand und suchte aufgeregt nach einer Nummer. „Nein, wirklich, ich brauche keinen Arzt. Ich habe jemanden, der mir hilft." Diese Frau war so aufgeregt, so laut und wirkte so hysterisch, dass ich fürchtete, sie würde einen Menschenauflauf verursachen. Ich hielt sie für verrückt und bekam es mit der Angst zu tun: „Nein! Ich bin wirklich in guten Händen." Sie wählte eine Telefonnummer. „Der Arzt hilft Ihnen!"

Ich hatte Angst, diese Frau würde mir irgendwen auf den Hals hetzen. Ich dachte an Dolores, die gesagt hatte, man müsse vorsichtig sein, es gäbe Leute, die sie hinter Gitter bringen wollten. Ich geriet in Panik, drehte mich um und versuchte nach Hause zu kommen. Was ging sie das alles überhaupt an? Sie kam hinter mir her, ihr Telefon am Ohr. Ich hastete, so schnell ich konnte zu meiner Haustür, zog den Schlüssel aus der Tasche und schloss die Tür auf. Ich stemmte mich von innen gegen die Haustür, damit sie schneller schloss, hastete in die Wohnung und verrammelte die Tür.

Was für eine wahnsinnige Welt da draußen! Ich war aufgeregt. Ich horchte, ob diese Frau vor der Tür irgendeinen Aufstand verursachte. Stille. Ich verkroch mich zu Hause und dachte darüber nach, was alles hätte passieren können. Sie hätte einen Arzt angeschleppt. Der hätte die Behörden eingeschaltet. Dolores hatte uns alle gewarnt, sie stehe mit einem Bein im Gefängnis, weil die Gesetze in Deutschland so blödsinnig streng seien. Am Abend rief ich Dolores an und deutete an, was passiert war. Ich wollte nicht alles erzählen, weil ich befürchtete, sie würde mir Vorwürfe machen. Ich rechnete damit, dass sie missmutig auf mich reagieren würde. Zu dem Vorfall meinte sie nur, dass ich es richtig gemacht hätte und: „Gut, dass du dich nicht darauf eingelassen hast. Diese Frau war verrückt." Das glaubte ich auch.

Ich musste den ganzen Tag stehen, weil ich mittlerweile nicht mehr sitzen konnte. Die Haut an den Beinen

spannte. Es tat weh. Ich konnte das Gewicht meines Körpers kaum stemmen. Ich wog nicht mehr 47 Kilo, wie zu Beginn der Wassereinlagerungen, sondern 67 Kilo. Ich schleppte 20 Kilo Wasser mit mir herum. Wenn ich im Bett lag, hörte sich mein Atmen wie ein Röcheln an. Ich hatte furchtbare Angst, denn ich wusste nicht, was mit mir geschah und was auf mich zukam. Dolores gab neue Tipps und Anweisungen: „Nenn das Negative beim Namen, konzentriere dich auf das Schlechte und sag dann immer wieder sehr entschlossen: Gelöscht! Vernichtet! Gelöscht! Vernichtet! Denke es, brüll es raus, flüstere es, egal, wie du es machst – So kannst du die Negativität aus deinen Gedanken, deinem Leben löschen und vernichten, denn das sitzt ganz tief in dir drin und ist die Ursache deiner Erkrankung. Die Negativität zerstört alles Leben und alles Lebendige. Sieh dich an, was sie mit dir gemacht hat! Damit muss Schluss sein. Wirf das alles aus deinem Körper raus! Du wirst sehen, es hilft." Tagelang wiederholte ich ständig diesen Spruch, aber es veränderte sich nichts – weder innerlich noch äußerlich. Es nutzte alles nichts. Nichts wurde gelöscht oder vernichtet. Meine Negativität, meine Schwächen und Ängste verschwanden nicht.
Im Gegenteil, sie wurden stärker.

Ich stand am Küchentisch, stützte mich mit einer Hand ab und mit der anderen schob ich mir das Essen in den Mund. Anders konnte ich nicht mehr essen. Ich musste mich immer abstützen. Alles, was für andere im täglichen Leben selbstverständlich war, war für mich mittlerweile mit Hürden verbunden. Es war für mich nicht einfach, in die Badewanne zu steigen, um zu duschen. Ich benutzte einen Hocker und weil ich wackelig auf den Beinen war, hatte ich Angst, das Gleichgewicht zu verlieren. Ich hatte ständig Angst zu fallen. Es war eine unerträgliche Situation. Worauf hoffte ich eigentlich noch? Dass der Alptraum plötzlich aufhörte? Dass ein Wunder geschah? Dass wieder alles so sein würde wie früher?

An einem schönen Frühjahrstag hatte Dolores Alexander vorgeschlagen, mich ins Auto zu verfrachten und mit mir an die Dhünn zu fahren. An einen Fluss, an dem sie als Kind immer gewesen war. Der Fluss würde uns einiges über das Leben erzählen, meinte sie. Auf dem Weg dorthin, machten wir kurz Halt bei Dolores.
Alexander musste etwas abgeben, das er für sie besorgt hatte. Ich blieb im Auto sitzen, weil es für mich zu umständlich war, auszusteigen. Plötzlich stand Dolores in der Haustür. Ich erschrak. Was wird sie sagen, wenn sie mich so aufgedunsen sieht? Ich erwartete eine Tirade, weil ich zu faul war, aus dem Auto zu steigen. Als Dolores auf mich zukam, lächelte sie und begrüßte mich freundlich. Ich war überrascht. Sie verlor kein Wort über mein furchtbares Aussehen. Sie lobte, dass wir ihren Rat befolgten und an die Dhünn fuhren. Mir gab sie, wie so oft, einen Extra-Rat: „Anna, schalte auf die höchste spirituelle Stufe und höre, was der Fluss dir zu sagen hat. Es ist der Fluss meiner Kindheit, vielleicht ist er ja auch der Fluss deiner Kindheit. Er ist der Fluss des Lebens!" Ich fühlte mich geschmeichelt, dass sie mir zutraute auf die höchste spirituelle Stufe schalten zu können.
Von solchen Extraunternehmungen, die Dolores vorschlug, erhoffte ich mir immer, dass ich bei völliger Hingabe, einen großen Entwicklungsschritt machen würde, der endlich zur Auflösung meines Krankheitsmusters führte. Ja, ich hoffte auf eine Spontanheilung,

auf ein Wunder. Wir fuhren mit dem Auto ins Bergische Land. Alexander parkte den Wagen so nah wie möglich am Fluss. Wir mussten noch über schmale Wege gehen, die durch Gestrüpp und Gebüsch führten, bis wir ans Ufer kamen. Ich kam nur sehr langsam voran. Ich hatte einen Stockschirm dabei, auf den ich mich stützen konnte.

Nach ein paar Schritten, musste ich immer wieder stehen bleiben und nach Luft schnappen. Als wir einigen wenigen Spaziergängern auf dem Weg zum Fluss begegneten, war mir das sehr unangenehm. Ich wusste wie seltsam ich aussah und mochte nicht angestarrt werden. Als wir das letzte Stück des schmalen Weges durch den Wald gingen, hörte ich das Rauschen des Wassers, dann sah ich den Fluss. Obwohl er nur wenige Meter breit war, wirkte er, durch die Stromschnellen kraftvoll und majestätisch. Es war ein malerischer Anblick, wie die Dhünn sich durch die Landschaft schlängelte. Wir sahen von Weitem eine Stelle am Fluss, die außergewöhnlich schön aussah und tappten durchs Gestrüpp, um dorthin zu kommen. Endlich standen wir am Ufer. Alexander hatte sich eine Stelle, ein paar Meter weiter rechts von mir, ausgesucht und stellte sich dort auf einen Hügel. Er ließ, genau wie ich, seinen Blick schweifen und folgte seinen Gedanken. Wir schauten beide auf den Fluss. Jeder für sich. Das Wasser floss kräftig, umschnellte einen großen Ast, der in den Fluss hineinragte und nicht abgetrieben wurde, obwohl die Geschwindigkeit des Wassers ihn hätte mitreißen müssen. Stark und kraftvoll war dieser Fluss. Ich konzentrierte mich und versuchte dabei so offen wie möglich zu bleiben. Und plötzlich begann der Fluss zu erzählen: Ich fließe unaufhörlich. Ich lasse mich nicht aufhalten. Ist ein Ast im Weg oder ein Stein, so umfließe ich ihn. Ich werde vielleicht etwas langsamer,

aber ich bleibe nie stehen, sonst würde ich faulen. Ich fließe immer weiter. Mal gibt es kleine, mal große Widerstände, aber ich halte mich damit nicht auf. Ich fließe immer vorwärts. Was ich tragen kann, ein leichtes Holzstück etwa; das trage ich. Was zu schwer ist, lasse ich sinken und fließe weiter. Ich halte mich nicht auf mit dem, was hinter mir liegt. Ich schaue immer nach vorn. Es geht immer vorwärts, denn ich bin in Bewegung. So fließe ich immer weiter. Und mein Flussbett ist vielfältig: mal eng, mal breit, mal groß, mal tief oder flach. Kleine Strudel, große Strudel, kleine Hindernisse, große Hindernisse. Das kümmert mich alles nicht. Es geht immer weiter, im Hier und Jetzt. Ich denke weder voraus noch zurück. Ich mache mir keine unnötigen Gedanken."
Ganz wunderbar, dachte ich. Genauso wie dieser Fluss fließt, genauso wollte ich leben.

Aber alles blieb wie es war. In meinem Leben änderte sich nichts. Erkenntnis wollte ich, Fortschritt, Erleuchtung. Aber umsetzen, wie sollte ich das machen? Wie sollte ich das *leben*? Wie bei mir verändern? Ich war wie eine Lokomotive, die nicht von den alten Gleisen wegkam. Ich konnte die Weichen nicht umstellen. Wir fuhren wieder nach Hause. Alexander und ich sprachen nicht über unseren Ausflug. Ich hielt mich still und sagte kaum etwas. "Hör auf, Dich mit Deinen Beschwerden zu beschäftigen. Arbeite zu Hause, kümmere dich um den Haushalt, tue die Dinge mit Hingabe. Nimm am Leben teil", hatte Dolores mich immer wieder aufgefordert. Warum hatte ich das nicht einfach gemacht? Was hatte mich daran gehindert? Ich verstand mich selber nicht. „Der Wasserstau in deinen Beinen bedeutet nur: Beweg dich endlich und hör auf, dich dauernd mit dir selbst zu beschäftigen! Du hast ein inneres und äußeres Gefängnis geschaffen. Das hast du dir selbst angetan. Kreise nicht dauernd um dich selbst. Wenn du nicht aufhörst, dich dauernd mit deinen eigenen Beschwerden zu beschäftigen, hören sie nie auf. Also kümmere dich hingebungsvoll um die Dinge! Lebe deine Erkenntnisse und geh nicht damit um, wie ein Doktor der Philosophie, der alle Erkenntnisse fein säuberlich notiert, aber nichts verändert." Sie sagte die richtigen Dinge, aber sie nahm mir immer den Mut; sie zerstörte immer meine Zuversicht.

Plötzlich waren meine Fußsohlen morgens immer nass. Es war mir ein Rätsel, woher das kam. Meine Schultern waren ständig hochgezogen, fast bis zu den Ohren; so stark war meine Anspannung. Ich stützte mich mit den Unterarmen auf die Küchentischplatte, wenn ich Kartoffeln für das Essen schälte. Alles war mittlerweile sehr anstrengend für mich. Alexander sagte Dinge, die ich von Dolores zig Mal gehört hatte. Bei uns zu Hause wurde er ihr Sprachrohr. „Beweg dich endlich. Mach endlich! Du schaffst es, wenn du genau das tust, was dir immer gesagt wird." Mittlerweile ging ich nur noch sonntags, wenn Alexander zu Hause war, nach draußen. Ich merkte schon beim ersten Schritt auf die Straße, dass es nicht ging. Trotzdem tastete ich mich an der Hauswand entlang. Ich blieb nach drei Schritten stehen; außer Puste. Der Gedanke, jetzt die nächsten Schritte bis zum angrenzenden Parkplatzor gehen zu müssen, jagte mir Angst ein. Es war nicht machbar. Und so kehrte ich nach wenigen Schritten um und versuchte unbemerkt wieder in die Wohnung zu gelangen. Ich schlich mich am Büro vorbei. Die Tür stand offen. Alexander saß am Computer. Er bemerkte sofort meine vorzeitige Rückkehr: „Du bist schon wieder zurück?" „Ja, ich..."

Schon begann er sich aufzuregen. „Du wunderst dich, dass sich dein Zustand nicht bessert?! Du tust nicht, was Dolores dir sagt." Eine ganze Weile regte er sich auf. „Ich mach das nicht mehr lange mit. Komm jetzt mit raus. Ich gehe mit dir zusammen die Runde." Ich wollte nicht noch mal rausgehen, aber ich konnte nichts sagen. „Den Stockschirm lässt du hier. Du kannst freihändig gehen. Stell dich nicht so an." Ich zog die Jacke wieder an und humpelte nach draußen. Wie soll ich das schaffen? Ich kann das nicht. Er trieb mich an: „Schneller!" „Ich kann nicht schneller." Ich stützte mich an der Hauswand ab und setzte einen Fuß vor den anderen. Ich konnte nicht freihändig gehen. „Los" brüllte er. Ich konnte nicht. Es ging nur langsam, Schritt für Schritt. Ich stützte mich gleichzeitig ab; am Mauerwerk, an Autos, am Schaufenstersims, an der Straßenschildstange. „Jetzt hör endlich auf dich abzustützen! Du kannst gehen!" Alexander war außer sich, als würde ich das alles extra tun, um ihn zu provozieren. Ich heulte: „Ich kann nicht!" Er packte mich am Ärmel: „Du gehst jetzt" schrie er. Es ging nicht. Ich stützte mich auf der Haube eines parkenden Autos ab. Ich schwitzte vor Angst. Alexander hatte sich in Rage geschrieen. „Los, los, geh endlich!"

Wir hatten es mittlerweile ums kleine Karree geschafft. Es hatte eine Stunde gedauert. Kein Mensch war auf der Straße. Ein paar Schritte und wir waren vor unserer Haustür. Nur noch die Straße überqueren. Ich stützte mich wieder auf der Haube eines Autos ab. "Los, lauf. Mach endlich!" schrie er hinter mir. „Ich kann nicht." „Du kannst. Du willst nur nicht!" Ich hoffte, ein Passant würde vorbeikommen und eingreifen. Aber die Straße war wie leer gefegt an diesem Sonntag. Endlich waren wir wieder vor unserer Haustür. Wir gingen rein. Ich verkroch mich sofort in meine schmale, fensterlose Kammer. Der Raum war eine Abstellkammer, in der eine Bettliege stand. Hier hatte ich mich einquartiert. Neben dem schmalen Bett stand ein Regal, bis unter die Decke voll Bücher und am Bettende ein Kleiderständer, den man drehen konnte. Ich konnte nur immer dieselbe Hose und dieselbe Bluse anziehen, weil mir nichts mehr von meinen vielen schönen Sachen passte. Wenn ich im Bad in den Spiegel sah, erkannte ich mich nicht wieder. Ein fremdes Mondgesicht starrte zurück. Es war das Wasser, das mein Gesicht entstellte. Ich hatte keine Ähnlichkeit mehr mit der Frau, die ich einmal gewesen war. Alexander war ungehalten Er hatte mir lange genug zugesehen bei meiner Erkrankung, die immer schlimmer wurde.

Die meiste Zeit saß ich zu Hause in meinem Sessel, wie eine riesige, schwer atmende Kröte mit einem Panzer, der so schwer war, dass sein Gewicht meinen Rücken krümmte. Wenn ich aufstand, dann in Zeitlupe. Ich stützte mich bei jedem Schritt am nächsten Tisch, an der nächsten Stuhllehne oder der Kante eines Möbels ab. Oft nahm ich einen großen Stock, mit dem wir die Lüftungsklappe an der Decke des großen Atelierraumes öffneten. Der Weg vom Atelierraum, in dem mein Sessel stand, zur Küche, kostete viel Kraft und Zeit. Zwischendurch blieb ich immer wieder stehen und fasste den Stab mit beiden Händen so weit oben wie möglich an, um mich zu strecken und um Halt beim Ausruhen zu haben. Ich stand dann da, wie ein Schäfer, der eine Pause machte, während er seine Schafe beobachtete. Ich beobachtete den leeren Raum, der in einem ständigen Halbdunkel lag, obwohl draußen die Sonne schien. Mein Atem rasselte. Es gab nur die Glasbausteine an der Decke, durch die Licht in den Raum fiel. Er hatte keine

Fenster. Ich traf schon lange niemanden mehr, sondern verblieb in meiner Höhlenwohnung, wie ein Tier, das sich in seinem Bau verkriecht. Trotzdem hatte ich die Hoffnung, dass sich alles noch zum Guten wenden würde. Ich ahnte, dass Dolores schon längst nicht mehr an mich glaubte. Umso verzweifelter hielt ich am Glauben fest, ich könnte es doch noch schaffen, das Steuer herumzureißen und gesund zu werden. Ich verbrachte meine Tage in einer Luftblase und ahnte nicht, dass ich mich längst schon selber aufgegeben hatte.

Mit dem letzten Rest meiner Kraft, fasste ich meinen ganzen Mut zusammen und rief Dolores an, um noch mal einen Behandlungstermin mit ihr auszumachen. Ich hatte bis jetzt so viele Anläufe gemacht. Jetzt nahm ich mir vor, musste es endlich klappen. Ich musste einen großen Schritt vorwärts machen. Ich war aufgeregt. Am Telefon war Dolores distanziert und in ihrer Stimme lag ein lauernder Ton, dann begann sie mit ihrer üblichen harten Kritik: "Du arbeitest nicht richtig mit und deshalb kann ich mir das eigentlich sparen. Du weißt, du könntest längst gesund sein, wenn du das gemacht hättest, was ich dir gesagt habe." Kleinlaut bejahte ich. „Na gut. Wir müssen für die Osmose deiner Nieren etwas tun. Ich behandle dich noch einmal. In zwei Stunden habe ich Zeit. Komm um 13 Uhr."

Mir graute vor dem Hinweg. Ich musste mit der Bahn fahren. Wie sollte ich das in diesem Zustand alleine schaffen? Alexander war schon am Morgen mit dem Auto zur Arbeit zu Dolores gefahren. Ich nahm den Stockschirm mit, obwohl es ein heißer Sommertag war, denn ich musste mich abstützen. Ich schämte mich für mein Aussehen. Ich vermied die Blicke der Passanten. Ich komme aus dem Käfig raus, jubelte ich innerlich, als ich mich gegen halb 12 Uhr auf den Weg machte. Ich

brauchte sehr lange bis zur Straßenbahn; ein Weg, der normalerweise in fünf Minuten zu bewältigen war. Die Bahn war voll und in Gedanken redete ich beruhigend auf mich ein, damit ich das dichte Gedränge und die schlechte Luft aushielt. Als ich ausstieg, war ich in einem ruhigen Stadtteil auf der anderen Seite des Flusses, der die Stadt teilte. Ich bog langsam in den Weg, der in die Märchensiedlung führte, ein. Immer wieder blieb ich stehen und rang nach Luft. Ich bog in die Straße ein, in der das schöne, alte Haus stand, in dem Dolores wohnte. Es war mir peinlich, dass ich, wie der Klöckner von Notre Dame, ihre Straße entlang schlurfte. Ich wollte nicht, dass die Nachbarn von Dolores mich sahen. "Vor neun Monaten noch war das eine normal aussehende Frau und heute...." Ich war kein gutes Aushängeschild für die Heilkünste von Dolores. Aber die Vorhänge der Nachbarhäuser bewegten sich nicht. Die Siedlung war wie ausgestorben. Dolores war bei den Nachbarn verrufen, durch ihre lauten, seltsame Trommelmusik und ihre anderen Aktionen. Dolores wischte das Getratsche immer mit einer Handbewegung beiseite. „Das stört mich nicht!", schnaufte sie.
Margarethe öffnete die Tür. Ich hatte sie längere Zeit nicht gesehen. Sie hielt sich erschrocken die Hand vor den Mund, als sie mich sah, dann aber begrüßte sie mich herzlich und bat mich herein. Ich sollte im Behandlungsraum auf Dolores warten. Mir ging es sehr schlecht. Ich hatte so viele Fehler gemacht. Ich sah durch das Fenster hinaus in den Garten. Alexander beschnitt gerade einen Strauch. Auch Sonja war da und polierte die Holzbank. Mir kam dieses idyllische Bild vor, wie ein Film aus einer anderen Welt, zu der ich längst keinen Zugang mehr hatte. Mein absonderlicher Zustand wurde mir schmerzhaft bewusst.

Dolores kam herein. Mit eisigem Blick musterte sie mich. Ihre Wangenmuskeln waren angespannt. Sie schimpfte: „Du tust jetzt, was ich dir sage. Die Nieren müssen angeregt werden, damit das Wasser aus deinem Körper kommt. Du bewegst dich nicht genug! Ich helfe dir jetzt noch ein letztes Mal. Gott sagt, es ist deine letzte Chance." Sie sah mich geringschätzig an, dann holte sie aus dem Schrank Spritzen und Medikamente heraus. „Ich setze dir jetzt noch einmal Spritzen in die Beine und dann machst du genau das, was ich dir sage. Wir müssen die Osmose deiner Nieren wieder in Gang bringen." Jetzt wurde sie besonders laut und wiederholte in einem wütenden Ton: „Du musst genau das tun, was ich dir sage!" Ich sagte voll Überzeugung und mit fester Stimme: "Ja. Das mache ich." Sie setzte mir die Spritzen, während dessen streifte mich ihr verächtlicher Blick. Dann setzte sie sich. „Habt Ihr noch Salz? 20 Kilo brauchst du. Das schüttest du in die Badewanne. Dann lässt du kaltes Wasser einlaufen. Aber nur so viel, bis das Salz knapp mit Wasser bedeckt ist. Ungefähr zehn Zentimeter. Du legst dich jeden Tag morgens, mittags und abends in die Wanne. Das Salz und Wasser kannst du drin lassen und immer wieder benutzen. Sechs Tage lang machst du Folgendes: Schreib auf: Dreimal täglich legst du dich in die Badewanne in ein kaltes Salzbad. Um 7.30 Uhr aufstehen. Vor dem Baden drei Gläser Wasser trinken. Täglich um 8 Uhr, um 15 Uhr und um 17 Uhr in die Badewanne, ins kalte Wasser legen. Du machst dir Salz auf deinen Körper; auf die Schultern, auf die Seite, auf die Beine. Hände in die Achselhöhlen legen. Das ist der Lymphgriff; du kennst ihn. Eine Stunde in der Wanne liegen.
Danach trocknest du dich nicht ab. Wickel dich in ein großes Badetuch, zieh dicke Socken an.

Dann nimmst du 20 Stück von dem Medikament hier.", sie reichte mir eine Dose mit Tabletten. „Gieß heißes Wasser drauf, mit dem rechten Zeigefinger rechts herum umrühren. Trinken.
Ins Bett legen. Die Arme wie ein Soldat neben den Körper legen und ruhen. Lass den Körper sich bewegen wie er will, dann so liegen bleiben.
Wecker auf eine Stunde stellen.
Nach einer Stunde aufstehen. Zwei Gläser warmes Wasser trinken, anziehen.
Zweimal um den Block gehen.
Einmal rechts rum. Einmal links rum.
Du wirst in den sechs Tagen nichts essen.
Du kannst über drei Tage verteilt einen halben Liter Ziegenmilch trinken.
Um 15.00 Uhr wieder ein Bad nehmen, genau wie vorher.
Um 17.00 Uhr nimmst du noch mal ein Bad, so wie vorher, aber nicht um den Block gehen.
Dein Satz ist: Ich anerkenne meines Heilungsweg.
Die ganze Zeit über wirst du weder Radio hören noch Fernsehen schauen.
Täglich 4-41/2 Liter Wasser trinken. Du wirst offene Stellen an den Beinen bekommen durch das Salzwasser. Hier das habe ich auch. Sieh her!" Sie krempelte ihre Hose hoch und zeigte mir ihre abgeheilten braunen, runden Stellen an ihren Unterschenkeln.
"Ja." Es war mir egal, Hauptsache ich wurde gesund. "Du kannst mich anrufen. Aber nicht jammern! Du fährst jetzt nicht sofort nach Hause. Du fährst bis zur Endstation. Dann steigst du aus und gehst im angrenzenden Wald spazieren. Erst danach fährst du nach Hause. Morgen früh fängst du an. Alexander wird dir helfen. Und jetzt geh." Ihr Ton blieb hart und kalt.

Es war meine letzte Chance. Meine allerletzte Chance; das spürte ich. Ich wollte es dieses Mal richtig machen. Ich stand auf und strengte mich an, so normal wie möglich hinauszugehen. Auch zum Abschied betrachtete sie mich so verächtlich, als verdiente ich ihre Zuwendung gar nicht. „Und geh ja nicht zum Arzt! Denk an dein Versprechen!", rief sie mir hinterher. Ich schleppte mich zur Bahn. Alle paar Meter musste ich stehen bleiben. Wieder fragten mich Passanten, ob sie mir helfen könnten. Ich verneinte. Mit der Straßenbahn fuhr ich vier Stationen bis zur Endhaltestelle und stieg aus. Ich sah mich um. Ein riesiger Parkplatz. Es war unerträglich heiß. Kein Schatten. Zum Wald waren es mindestens 500 Meter. Wie sollte ich das schaffen? Die Obdachlosen, die an der Ecke saßen und tranken, ließen mich in Ruhe. Ich starrte auf den Wald. Schritt für Schritt quälte ich mich langsam vorwärts. Die Sonne brannte unerbittlich. Die Luft war stickig. Ich fühlte mich schutzlos. Ich erreichte fast den Rand des Parkplatzes, der an den Wald angrenzte. Etwas sträubte sich in mir. Die Quälerei, den Parkplatz zu überqueren und mich dann noch 100 Meter hin zum Wald weiterzuschleppen, um dort herumzutappen, erschien mir sinnlos. Wozu war das in meinem Zustand noch nütze? Es bedeutete nur Quälerei. Ich konnte keinen Sinn darin erkennen. Lange stand ich dort und starrte hinüber zum Wald. Plötzlich drehte ich mich um, ließ den Kopf hängen und schlurfte langsam zurück. In der prallen Sonne wankte ich zum Bahnsteig zurück und war froh, als wenige Minuten später die Bahn eintraf.

Zu Hause angekommen, fühlte ich mich wieder sicher. Hier konnte mir nichts passieren. Ich war erschöpft von meinem Ausflug in die unfreundliche Welt da draußen. Als Alexander abends nach Hause kam, bereiteten wir zusammen für den folgenden Tag alles vor. Es würde eine harte Woche für mich werden.

Am nächsten Tag begann die Tortur mit den Salzbädern. Schon in der Nacht, bevor es losging, hatte mich der Enthusiasmus bereits verlassen.

Ich bibberte vor Kälte, als ich mich am nächsten Morgen auszog, um ins Bad zu steigen. Dieses kalte Wasser war grauenhaft. Plötzlich wurde mir klar, dass ich mich nicht in die Wanne legen konnte. „Wenn ich da drin liege, wie soll ich alleine wieder hochkommen?" fragte ich Alexander, der mir in die Wanne half.

„Du kommst schon wieder hoch."

„Ich komme ja kaum alleine in die Wanne rein."

„Willst du jetzt gesund werden oder nicht!"

"Du weißt nicht wie das ist. Meine Beine sind schwer wie Blei. Das ganze Wasser in den Beinen, wie, wie…wie soll ich…. Ich komme nicht alleine wieder hoch. Du fährst gleich zu Dolores. Es ist dann niemand da, der mir raushelfen könnte. Soll ich den ganzen Tag im kalten Wasser sitzen?" Ich fing an zu heulen. Ich hatte Angst, dass ich es nicht schaffen würde. Ich konnte mich nicht hochstemmen, auch nicht wenn ich mich hin kniete, das wusste ich. „Mein Körper ist viel zu schwer. Ich werde wie ein gestrandeter Wal in der Wanne liegen bleiben."

"Ich ruf Dolores an", knurrte Alexander. Ich hörte, wie er ins Telefon rief: „Sie sagt, sie kann nicht alleine aus der Wanne wieder hochkommen…" Zu mir: „Dolores sagt, du kannst es. Du sollst es einfach tun." Ich ging in der Wanne ein wenig in die Knie und stützte mich am Wannenrand ab. Ich versuchte mich probehalber hochzustemmen. So ungefähr würde ich auch nach dem Bad aus der Wanne rauskommen müssen. Es ging nicht.

„Ich kann es nicht.", schluchzte ich. „Ich stelle mich nicht an." Alexander hörte Dolores zu. Er drehte sich

zu mir: "Dolores sagt, du sollst es alleine machen. Ich soll deinen Egoismus nicht weiter unterstützen."
„Welchen Egoismus?"
„Deinen Egoismus, Hilfe einzufordern, obwohl du keine Hilfe brauchst. Du selbst hältst dich davon ab, gesund zu werden! Wenn du endlich gesund werden willst, musst du auf die Rücksichtnahme und Unterstützung anderer verzichten und es selber machen. Verstehst du das?"
Ich war ein unansehnliches, kaputtes Wrack. Ich war schwer krank, aber ich wollte es nicht wahrhaben und die anderen auch nicht. Ich dachte immer noch, dass ein Wunder geschehen kann, eine Spontanheilung oder irgendetwas. Manchmal passierte so was doch. Warum also nicht auch mir? Alles war doch möglich. Alles. Dolores blieb dabei. Übers Telefon ließ sie ausrichten: „Es muss jetzt Schluss sein, mit dem alten Ich-kann-nicht-Spielchen." Alexander legte auf. „Mach es einfach", befahl er, ging raus und machte die Badezimmertüre hinter sich zu. Ich blieb bewegungslos stehen. Meine Angst nicht mehr hochzukommen war zu stark. Ich entschied mich, mich nicht in das kalte Salzwasser zu legen. Vorsichtig schob ich meinen Körper nach hinten und stützte mich seitlich ab und setzte mich nach oben, auf den hinteren Wannenrand. Ich entschied mich das Prozedere abgewandelt durchzuführen. Dann muss es eben anders gehen. Ich rieb mit dem kalten, mit Wasser durchmengten Salz meinen Rücken und die Nierengegend ein. Dann legte ich mir ein großes, mit kaltem Salzwasser durchtränktes Handtuch über den Rücken, das bis zu den Nieren reichte. „Ich anerkenne meinen Heilungsweg. Ich anerkenne meinen Heilungsweg." Ich wiederholte unzählige Male diesen Satz, den mir Dolores mitgegeben hatte. Warum musste ich das sagen? Was

sollte das alles? Meine Füße und Unterschenkel standen im kalten Salzwasser. So saß ich auf dem hinteren Wannenrand, der durchgehend bis zur Wand gekachelt, eine Sitzfläche bot. Ich sah auf die Uhr. Langsam erwachte der Tag da draußen. Ich hörte die Menschen über den Bürgersteig gehen; Gesprächsfetzen, Rollkoffer. „Ich anerkenne meinen Heilungsweg!" Jede Viertelstunde läutete die Kirchturmuhr. Die Kirche lag nicht weit von unserer Wohnung. Ich war so froh über jeden Glockenschlag, der mich dem Ende der Tortur ein Stück näher brachte. Der kalte mit Salz getränkte Handtuchlappen, der um meine Nieren lag, fühlte sich rau und feucht an. „Ich anerkenne meinen Heilungsweg." Ich redete mir ein, dass das Sitzen auf dem Wannenrand, eingepackt in kaltes Salz, fast genau das Gleiche wäre, als wenn ich im kalten Salzwasser liegen würde. Endlich war die Stunde vorbei. Im Grunde zweifelte ich an der Wirksamkeit der ganzen Aktion.

In meinem Leben lief etwas grundlegend falsch. Nichts stimmte mehr. Nach einer Stunde rappelte ich mich auf, stieg aus der Wanne, packte mich in ein Badetuch, tappte in die Küche und bereitete mir das Arzneimittel zu und nahm es zu mir. Ich stellte mir den Wecker, legte mich wie ein Soldat ins Bett. Die Arme ließ ich neben den Körper fallen und mit meinem Körper machte ich noch leichte Bewegungen bis es gut war. Dann versuchte ich zu schlafen und hoffte, es würde lang genug dauern, um wieder ausgeruht zu sein, für die zweite Runde.

Diese Bäder, dreimal am Tag, raubten viel Kraft. Essen durfte ich nichts. Wie sollte ich das durchstehen? Das Schlimmste war das Gehen um den Wohnblock. Ich kam sehr schlecht vorwärts. Es war eine einzige Quälerei. Ich stützte mich auf jedem möglichen Gegenstand auf der Straße ab. Einmal rechts, einmal links herum gehen

bedeutete Vollständigkeit. Aber ich konnte ja kaum gehen, was sollte mir das Gutes tun?
Am Abend schaffte ich den Gang um den Block nicht mehr. Ich kam nur bis zur nächsten Ecke, dann konnte ich nicht mehr. Wieder sprachen mich Leute an: *Kann ich Ihnen helfen? – Geht es Ihnen nicht gut?* - Ich tapste zurück nach Hause. Völlig erschöpft legte ich mich hin. Am nächsten Morgen würde es weitergehen.
Am nächsten Tag musste ich wieder früh raus. Ich setzte mich wieder auf die Badewannenkante und legte mir, so gut es ging, kalte Salzbrocken auf den Rücken, das salzwassergetränkte Handtuch drüber und sagte meinen Spruch. Ich empfand nichts. Ich fühlte mich ausgelaugt und kraftlos. Alexander kam ins Bad, um sich fertig zu machen für die Arbeit bei Dolores. „Du liegst nicht in der Badewanne! Was soll das?" Ich hatte ein schlechtes Gewissen. „Ich komme nicht raus, wenn ich mich lege. Das schaffe ich nicht." - „Ich ruf Dolores an." Ich erstarrte. Dann hörte ich ihn telefonieren. „...Sie sagt sie kommt nicht aus der Wanne raus. Soll ich ihr helfen? – Ist gut."
Er kam wieder ins Bad. „Also, ich helfe dir nachher raus."
"Du musst doch jetzt gleich weg."
„Nein, ich fang heute später an."
Auch das noch. Alexander ging raus. Ich entschied, mich nicht in die Wanne zu legen. Es ging einfach nicht. Ich hatte zu große Angst. Ich wollte es drauf ankommen lassen. Nach einer Stunde stand ich auf, rieb das Salz vom Körper, wickelte mich ein, nahm die Medikamente und das Wasser zu mir und legte mich ins Bett.
Grauenhaft. Nur eine Stunde Ruhezeit. Ich kam mir vor wie eine Gefangene, die sich an strikte Pläne halten musste, die andere für sie machten. Mein Leben war

straff organisiert. Und ob sich die ganze Mühe überhaupt lohnte, wusste keiner. Mein Gang um den Block wurde ein Kampf. Ich konnte nicht gewinnen.

Ich nahm meinen Mut zusammen und rief Dolores an und beichtete die Wahrheit: „Ich habe es heute wieder nur bis zur Ecke geschafft. Ich konnte nicht mehr."

„Was? Du widersetzt dich meinen Anordnungen?"

„Nein, ich konnte einfach nicht mehr. Was hätte ich tun sollen? Weitermachen bis ich zusammenbreche?"

„Du brichst nicht zusammen!" Jetzt schrie sie mich an: „Du tust einfach nicht, was ich dir sage! Du machst, was du willst. Wie willst du dann gesund werden?!"

„Ich habe es nicht weiter geschafft heute Morgen", wiederholte ich erschöpft.

„Du boykottierst mich! Das ist, was du tust. Aber im Grunde boykottierst du dich selber." Sie war außer sich. „Du hast Fernsehen geschaut", warf sie mir plötzlich vor. „Ich habe kein Fernsehen geschaut. Ich bin immer aus dem Zimmer gegangen, wenn Alexander den Fernseher angemacht hat. Frag ihn!"

„Du hast es getan, sonst wärst du jetzt nicht so schlecht dran."

„Nein", brüllte ich jetzt ebenfalls ins Telefon.

Wenn sie alles sehen konnte, wie sie immer sagte, dann müsste sie wissen, dass ich nicht log.

Plötzlich änderte sie ihren Ton; er wurde zwar nicht freundlich, aber entspannter: „Na gut. Geh bis zur Ecke und zurück, wenn du nicht anders kannst."

Ich biss die Zähne zusammen und machte weiter, so gut ich konnte. Aber immer fragten mich Passanten: „Brauchen Sie Hilfe?", „Geht es Ihnen nicht gut?" Ich konnte es nicht mehr hören. Mein Körper war von dem Wasser so schwer, dass ich mich kaum vorwärts schleppen konnte. Trotzdem hielt ich an der Möglichkeit fest, dass ich noch gesund werde. Ich musste es schaffen.

Drei Tage später tauchte Alexander viel früher als sonst zu Hause auf. Er war außer sich. Ich ahnte, dass etwas Schlimmes passiert war. „Was ist los?" fragte ich entgeistert. Er konnte seine Wut kaum verbergen: „Ich bin gegangen. Ich lasse mich nicht beschimpfen!" Zwischen ihm und Dolores hatte es einen Eklat gegeben. Er hatte bis jetzt, jeden Tag, fast zwei Jahre lang, für sie gearbeitet. "Dolores hat mich beschimpft.", erzählte er wütend. „Ich habe mit Udo im Garten gearbeitet. Wir haben kurz besprochen, wie wir die Pflanzen eingraben. Da kam Dolores vorbei, blieb stehen und zischte uns an: *Ihr sollt arbeiten und nicht quatschen!* Ich hab ihr sofort gesagt, dass wir nur besprochen haben, wie wir die Pflanzen umsetzen. Sie zischte: *Papperlapapp. Ich bezahle Euch nicht fürs rumstehen.* Ich ließ den Spaten fallen und hab ihr gesagt:: *Ich lasse mir das nicht gefallen. Ich gehe. Wenn du dich entschuldigen willst, kannst du mich anrufen.*"

Ich war erschrocken und versuchte zu vermitteln. „Es war vielleicht nur ein Ausrutscher. Sie hat dich doch immer sehr geschätzt und sehr gut behandelt." „Ja, ich weiß. Aber das war ja jetzt nicht das erste Mal. Sie hat mich auch kürzlich so respektlos behandelt. Da kam Rebecca, Du weißt, die eine Patientin, die Blonde. Sie hatte einen Termin mit Dolores und wartete auf sie. Ich hatte gerade Pause und saß mit ihr auf dem Sofa im Wohnzimmer und wir unterhielten uns, als Dolores reinkam und sich zu ihr setzte. Dolores fuhr mich an, ich solle rausgehen, das wäre hier eine Unterredung unter Freunden. Das hieß also, ich gehöre nicht dazu. So hat sie noch nie mit mir geredet. Und dann das mit dem Bild. Ich sollte das große Bild von zwei Seiten bemalen. Kannst du dich erinnern?" Ja, ich konnte mich erinnern.

Sie wollte ein 4 x 2 Meter großes Bild. Alexander hatte einen Entwurf gemacht und sollte es dann umsetzen. Als er damit anfing, hatte ich versucht ihm klarzumachen, dass er ein Bild nicht für einen Stundenlohn malen konnte. Es war ein Bild von ihm, es ging um seine Idee, seinen Entwurf und seine Umsetzung. Das kann man nicht mit einem Stundenlohn, der das alles gar nicht umfasst, vergüten. Aber er wollte nichts davon hören und ich konnte ihn nicht überzeugen. Er erzählte weiter: "Ich habe dann angefangen, die andere Seite der Tafel zu bemalen, habe es dann aber überstrichen, weil ich den Anfang nicht gelungen fand. Darüber hat Dolores sich unglaublich aufgeregt: Ich hätte keine Ahnung, hat sie geschrieen. Sie hätte es so bestellt, wie es war. Ich sollte mich unterstehen ihre Anordnung noch einmal zu missachten."

Alexander war außer sich und ließ sich auch nicht beruhigen. „Ich habe Kunst studiert. Ich habe Bildhauerei studiert. Ich arbeite als Künstler seit mehr als 25 Jahren und die will mir erzählen, wie ein Bild auszusehen hat? Dann, heute ihre unverschämte Bemerkung im Garten; das war die Krönung. Ich habe alles stehen und liegen lassen und bin gegangen. Ich hab ihr noch gesagt, wenn sie ihr Machtspiel sein lässt, komme ich wieder. Sie hat geschäumt vor Wut. Sie kann sich entschuldigen, dann mache ich weiter. Sonst nicht." Ich hatte Alexander noch nie so aufgebracht und wütend gesehen. Mir rutschte das Herz ins Abseits. Wenn er im Krach bei Dolores aufhörte, dann konnte auch ich nicht mehr zu ihr, das war klar.

"Ich rufe sie an", sagte ich, „das muss irgendwie wieder hinzubiegen sein." Alexander hob den Zeigefinger: „Ich werde mich nicht entschuldigen. Das meine ich ernst."
„Ja, ich weiß."

Ich wählte ihre Nummer und war sehr aufgeregt. Ich hoffte, dass sie nicht sofort auflegte. „Dolores? – Ich habe von Alexander gehört, was passiert ist."
„Ja."
„Es muss ein Missverständnis sein."
Sie schien immer noch wütend zu sein. „Nein. Er weiß alles besser." „Aber du hast mal gesagt, wir sollen dir auch mal Paroli bieten, uns positionieren, auch dir gegenüber! Alexander hat es jetzt gemacht. Er hat sich endlich mal positioniert. Das wolltest du doch immer!"
„Er weiß alles besser. Das ist etwas anderes, als sich wie ein selbstständiger Mensch in einen Prozess mit einer anderen Meinung einzubringen." Das Telefonat endete kläglich. Ich konnte nichts mehr tun.
"Was machen wir jetzt, Alexander?"
"Ich weiß nicht, was wir machen sollen. - Wenn sie sich entschuldigt, dann kann es ja weitergehen." Es ging nicht weiter. Zwei Tage verstrichen. Nichts geschah. Ich war entsetzt. In dieser Situation konnte natürlich auch ich nicht die Verbindung zu Dolores aufrechterhalten. Alexander verabredete sich mit Margarethes Tochter Sonja, um ihr ein paar Sachen, die ihr und ihrer Mutter gehörten, zurückzugeben. Dann wollte er ihr noch die Rechnung für seine Arbeit des letzten Monats übergeben. Sie sollte sie Dolores und Margarethe geben. Es waren 1000 Euro, die er noch von Dolores für seine Arbeit zu bekommen hatte. Er packte alles zusammen und traf sich mit Sonja zwecks Übergabe im Südpark. Ich war gespannt, wie das Treffen ausgehen würde. Was würde Sonja zu dem Ganzen sagen? Alexander erklärte Sonja seine Meinung zu dem Ganzen und sagte ihr, dass er eine Entschuldigung von Dolores erwarte. Sie wollte nichts über diese Dinge hören. Sie stand auf Dolores Seite. Als Alexander ihr alles erzählte, war sie völlig un-

beeindruckt. Sie deutete auf ihre Ohren. „Gott hat mir gesagt: Was du sagst, Alexander, geht hier rein und da raus." Alexander sah sie verständnislos an. Dann gab er ihr die Sachen. Zum Schluss warnte er sie noch: „Du und deine Mutter: Passt bloß auf Euch auf!" Sonja stand auf und ging. Er rief ihr hinterher: „Passt auf Eure Häuser auf und sag Dolores, die Rechnung muss sofort bezahlt werden!"
Er kam zurück nach Hause. „Sonja hat mir nicht mal zugehört. Ich glaube, Dolores hat sie instruiert, wie sie sich mir gegenüber verhalten soll. Sie war wie abgerichtet. Sind wir genauso gewesen? Haben wir auch nur auf das gehört, was Dolores uns sagte?"
"Ich glaube ja," sagte ich und langsam, auch durch die entschlossene Haltung von Alexander, dämmerte mir, dass wir in eine verrückte, ja irre Abhängigkeit geraten waren, als wir uns Dolores angeschlossen hatten. Mit jeder Stunde, die verging, schien ich mehr und mehr aufzuwachen und zu ahnen, dass ich einem gewaltigen Irrtum aufgesessen war. In welcher Realität hatten wir gelebt?
Anscheinend war diese Heilerin eine rücksichtslose Verrückte. Eine Egomanin, die kein Herz hatte. Eine Geschäftemacherin, eine krankhafte Narzisstin. Wie sollte jetzt alles weitergehen? Es war eine Zeit des Erwachens aus einer Realität, die uns nun in einem ganz anderen Licht erschien. Wir waren einer gewaltigen Verblendung unterlegen gewesen, einer unfassbar absurden Selbsttäuschung.

In den folgenden Tagen erinnerten Alexander und ich uns gegenseitig an seltsame Erlebnisse, die wir mit Dolores erlebt hatten „Wie konnten wir bloß so blöd sein?" fragten wir uns. „Sie hat genau die richtigen Knöpfe gedrückt, um unser Vertrauen zu gewinnen." „Ja, das ist

ja das Fatale. Sie hat doch zwischendurch immer auch Richtiges gesagt. Damit hat sie uns doch gekriegt. Sonst wären wir doch nie bei ihr geblieben."
Er schüttelte ungläubig den Kopf. "Kannst du dich erinnern, wie sie Clara fertig gemacht hat?" "Ja", daran konnte ich mich gut erinnern, obwohl ich beim Tribunal nicht dabei gewesen war. „Ehrlich gesagt, ich hab damals gedacht, dass Dolores Clara in den Wahnsinn getrieben hat." Alexander kniff die Lippen zusammen und nickte.
Wir schwiegen eine Weile.
Alexander starrte auf den Boden. „Dolores hatte was gegen die Motorradtypen, mit denen Clara plötzlich zu tun hatte. Sie hat versucht, sie von denen wegzubringen. Wie nannte sie die noch? Primitiv und asozial. Sie meinte, Clara könnte nicht von diesen „niederträchtigen Motorradtypen" lassen." Ich saß in meinem Sessel und atmete schwer. „Was hatte sie gegen die?" Alexander wusste es nicht.
Ich schüttelte den Kopf: „Wie konnte ich dieser Frau bloß so vertrauen?" "Es sieht so aus, als wäre immer das gleiche Schema abgelaufen."
„Wie meinst du das?" „Dolores macht Rückführungen mit ihren Patienten. Das sind große seelische Erschütterungen. Sie werden instabil. Dolores ist die einzige Stütze. Dann sollen sie sich trennen – von vermeintlich falschen Freunden, vom Partner und sich von den Eltern lossagen. Wenn jemand kein Geld mehr hat, wird ein Theater inszeniert und derjenige wird rausgekickt."
Ich dachte an meine verschiedenen Begegnungen mit Dolores, an die Telefonate. Ich griff mir an den Kopf bei dem Gedanken, wie sie mit mir umgegangen war und was ich alles hatte mit mir machen lassen.

„Ich kann es nicht glauben, dass ich das zugelassen habe."

Alexander konnte so wenig, wie ich begreifen, wieso wir uns so abhängig von dieser Frau gemacht hatten. Auch am nächsten Tag ging das Erwachen weiter. Meine Gefühle wankten zwischen Entsetzen und Unverständnis über mich selbst.

Beruhigen konnten wir uns lange nicht. In den folgenden Tagen schüttelte ich immer wieder den Kopf in Gedanken an Dinge, die Dolores uns gesagt hatte und die wir einfach hingenommen hatten. Das Erwachen aus diesem Alptraum dauerte an. Die kommenden Tage waren durchkreuzt von Erinnerungen und Erkenntnissen, die meistens damit endeten, dass wir uns an den Kopf fassten und es immer noch nicht glauben konnten, wie blöd wir gewesen waren. Aber wie sollte es jetzt weiter gehen?

Einen Tag später kam ein Einschreiben von Dolores an Alexander. Bevor die Rechnung bezahlt wird, müsse er etliche Dinge korrigieren, die er falsch gemacht hatte. Sie listete zehn Punkte auf, die er beheben musste. Alexander tippte sich an die Stirn. „Das ist doch nur ein Machtspiel von ihr. Ich habe alles richtig gemacht. Sie hatte nie was zu reklamieren. Die ganzen zwei Jahre nicht. Für wie blöd hält die mich!"

Plötzlich wurde mir etwas schlagartig klar. „Solange ich Geld gehabt habe, hat sie mich gut behandelt. Als ich nichts mehr hatte, wollte sie mich loswerden." Er schaute mich an. „Bei mir war es ja das Gleiche. Ich hab sie ja nur Geld gekostet. Als sie merkte, bei mir tut sich karrieremäßig nicht viel; den muss ich bezahlen; der kostet mich nur Geld, wurde sie unverschämt zu mir. Sie wollte mich raus haben."

"Ich weiß noch, wie Irma mich anrief und sagte, dass sie

bei Dolores aufhört, weil die sie bei einem Telefonat zehn Minuten lang angebrüllt hatte. Und weißt du, wann das passiert ist? --- Als Irma kein Geld mehr hatte! Wenn kein Geld mehr fließt, dann leitet Dolores das adiós ein. Dolores ist alles andere, aber keine Heilerin!"
Zwischen den Aufregungen, den Erinnerungen, dem Gewahrwerden der absurden Hörigkeit, die uns an die Heilerin gefesselt hatte, herrschte manchmal Totenstille. Alexander und ich versanken, jeder für sich, in die eigenen Erinnerungen an diese gefährliche Frau. Es war, als suchte ich, als wartete ich auf den Augenblick, in dem diese irrwitzige Geschichte wie ein Traum zerplatzen würde. Als sei alles nur ein einziger großer Irrtum gewesen, der gar nicht stattgefunden hat. Wir hatten zweieinhalb Jahre in einer Illusion verbracht. Das Aufwachen dauerte an.
"Sie hat tatsächlich jeden ausgeschaltet, der kein Geld mehr hatte. Und denk an Clara: Sie hatte auf Dauer nicht das Geld den Lebensstandart, den Dolores sich auf Kosten von Margarethe leistete, zu bezahlen, also hat Dolores sie zur Verräterin abgestempelt. Als ich kein Geld mehr hatte, wollte sie mich auch loswerden, aber dazu war ich auch noch der lebende Beweis ihres Unvermögens als Heilerin. Ja, sie hatte Kräfte, aber sie stand nicht mit dem Himmel in Verbindung. Wenn, dann hatte sie einen Pakt mit dem Teufel."
Nach und nach, fiel uns noch viel mehr ein, das in Dolores Verhalten merkwürdig gewesen war. "Mir kam es immer seltsam vor, wenn sie sagte, dass sie mir jemanden gespiegelt hat. Sie sagte das immer, nachdem sie hässlich und abwertend war. Manchmal löste sie es danach ja auch noch nicht mal auf und man tappte umher wie ein geprügelter Hund. Nur manchmal hat sie es gesagt, wenn ich ihren verächtlichen Blick oder ihren Ton

reklamiert habe. Immer hieß es dann: Gratuliere, du hast dich positioniert. Oder: Ja, endlich sprichst du es an. Dieses „Spiegeln" war doch einfach nur eine pseudopsychologische Maske."
Ich redete mich in Rage. Alexander nickte. „Und wenn sie fragte: Wen hab ich dir gespiegelt? - fällt einem immer irgendjemand ein, der einen mal dumm oder frech behandelt hat." -
"Sie hatte uns ja voll in der Hand." Ich schwieg entsetzt und schüttelte wieder den Kopf, weil ich nicht glauben konnte, wie sehr ich mich selbst verraten hatte. Alexander presste die Lippen zusammen. Am nächsten Tag zeigte er mir ein Buch, das er sich gekauft hatte. „Die Masken der Niedertracht: Seelische Gewalt im Alltag und wie man sich dagegen wehren kann."
"Hast du ein bisschen spät gekauft", witzelte ich.

Wir lasen auch ein paar Beiträge im Internet über perverse Narzissten. Sie tarnten sich so gut, dass man schwer oder zu spät hinter ihre Machenschaften kam. Wir lasen uns die Beschreibungen über Extremnarzissten gegenseitig vor. Sie passten genau auf Dolores. Und eins hatten wir endlich auch verstanden. Die Mischung machte es gefährlich. Dolores hatte als Coach durchaus treffend Situationen analysiert und uns gute Ratschläge gegeben. Deshalb konnten wir auch an ihre Fähigkeiten und ihren guten Willen, uns zu helfen, glauben. Ihr gelang es auch, uns in eine fatale Abhängigkeit zu bringen, durch ihre Art sich unentbehrlich zu machen. Es gelang ihr bei uns anzudocken, weil wir in unserer Selbstwahrnehmung und in unserem Selbstwert geschwächt waren. Zudem war ich am Anfang, als ich sie kennen lernte, in einer extremen Notsituation. Kurze Zeit nach dem Theater mit Dolores begann es mir mit jeder Stunde schlechter zu gehen. Am Abend musste ich den Notbereitschaftsdienst der Ärzte anrufen. Die weibliche Stimme der Zentrale war munter und entspannt. „Es kommt jemand vorbei. Es kann aber dauern, bis der Arzt bei Ihnen ist. Es sind noch einige Patienten vor Ihnen dran." „Wie lange?" „Es kann sein, dass er erst in drei, vier Stunden bei Ihnen ist. So genau kann ich das nicht sagen. Wenn es nicht mehr geht, rufen Sie die Notfallambulanz. Sagen Sie uns dann Bescheid." „Nein, ich warte," sagte ich. Es war ja nicht lebensbedrohlich.

Leben und Tod

Stunde um Stunde verging. Es war still in der Wohnung. Alexander war vorne im Büro. Durch meine Taucherglocke hindurch spürte ich, dass irgendetwas Besonderes in der Luft lag. Eine hochkonzentrierte Stille erfüllte den Raum. Um Mitternacht klingelte es. Der Arzt war ein älterer, sympathisch wirkender Mann. Er wirkte sehr freundlich, ruhig und vertrauensvoll. Ein Arzt alter Schule. Einfach und herzlich. Er untersuchte mich. Dann setzte er sich vor mich auf einen Stuhl und sagte mit ernster Mine: „Sie haben bereits Wasser in der Lunge. Sie sollten sofort ins Krankenhaus. Ich lasse sie einweisen. Ich empfehle das St. Anna Krankenhaus. Es ist nicht allzu weit weg von hier. Sie können auch die Ambulanz rufen. Die bringt Sie hin." Er schrieb mir eine Einweisung. Dann verabschiedete er sich. An der Tür sprach er noch leise mit Alexander. Ich hatte mich an die Tür gestellt und horchte unbemerkt. Ich verstand jedes Wort. „Sie muss ins Krankenhaus. Ihr Zustand ist lebensgefährlich. Bitte sorgen Sie dafür." Alexander packte für mich die wichtigsten Sachen ein und fuhr

mich ins Krankenhaus. Ich verbrachte die Nacht in einem Dreibettzimmer. In dem kleinen Raum standen die Betten eng nebeneinander. Ich hatte das Bett am Fenster. Die beiden anderen Betten waren leer. Als ich so dalag, sah ich in den dunkelblauen Nachthimmel. Der obere Teil einer Häuserreihe war zu sehen. Mein Fenster stand weit auf. Es war eine laue Sommernacht. Ein Arzt kam vorbei, untersuchte mich kurz und fragte: „Geht es soweit?"
„Ja," meinte ich.
„Sie bekommen Entwässerungstabletten. Es kann sein, dass Sie nachts öfter zur Toilette müssen. Morgen früh werden wir mit den Untersuchungen beginnen. Wenn irgendetwas ist, schellen Sie. Dann kommt die Schwester."
„Ja."
Die Nacht würde ich sicher überstehen. Davon war ich überzeugt. Am nächsten Tag ging der Betrieb bereits um 6.30 Uhr los. Frühstück. Ich aß unglaublich viel. Marmelade, Käse, Schinken, Müsli, Obstsalat, Ei, Kekse. Ich hatte trotzdem noch Hunger. Den Schwestern fiel mein Riesenappetit auch auf.
Zahlreiche Untersuchungen standen an. Ich bekam weiterhin Entwässerungstabletten und musste fast jede Stunde zur Toilette. Ich musste aus dem Bett kriechen und mich zur Toilette schleppen. Ich merkte nicht, dass mein Körper Wasser verlor; denn ich war unverändert dick und aufgedunsen. Meine Umgebung bekam ich immer noch nur, wie unter einer Taucherglocke mit. Endlich legte eine Schwester, auf meine Bitte hin, einen Blasenkatheter. Das sparte den Toilettengang. In kürzester Zeit war der Urinbeutel voll. Er wurde alle zwei Stunden geleert. Am zweiten Tag sah sich die Schwester den Urinbeutel an, wunderte sich und zeigte es mir. „Sie

haben unzählige weiße, große Flocken im Urinbeutel. Ungewöhnlich."
Eine Assistenzärztin machte eine Punktion der Lunge. Sie entzog der Lunge etwas Wasser zur Untersuchung. Dann wurde ich durchgecheckt. Ich musste überall hin: Röntgenuntersuchungen, Rücken. Hals, Bauch, Magendurchleuchtung, Stuhluntersuchung und Ultraschall. Bei der Visite sagte der Arzt, ich würde sehr viel Eiweiß über den Urin verlieren. Seltsam wäre auch, dass ich so viel esse, aber dennoch nicht satt bin. Sie rätselten noch, was für einen Grund das alles haben könnte. Eine ältere Dame wurde eingeliefert. Sie nahm das Bett neben der Türe. Frau Kirschhaus war auf der Straße plötzlich ohnmächtig geworden und unter einer geparkten Straßenmaschine wieder aufgewacht. Sie machten alle möglichen Tests, um herauszufinden, was mit ihr los war, aber sie kamen nicht dahinter. Sie behielten sie zunächst zur Beobachtung im Krankenhaus.

Einen Tag später wurde eine zweite Patientin eingeliefert, die es sich im Bett, das in der Mitte stand, bequem machte. Sie war eine etwa siebzigjährige, kleine Frau mit Buckel. Wenn sie aufstehen wollte, rollte sie sich über ihren Buckel aus dem Bett und landete auf ihren Beinen direkt neben dem Bettrand. Unvorstellbar wie gelenkig sie war.
Auch nach zwei Tagen war ich noch voll Wasser. Ich konnte immer noch nicht klar denken. Mittlerweile war ich sehr verzweifelt wegen allem, was passiert war. Ich kam nicht drüber hinweg, dass ich mich so lange an eine Frau wie Dolores geklemmt hatte. Wie hatte ich ihr so viel Macht über mich geben können? Immer neue unmögliche Szenen fielen mir ein. Ich schüttelte stumm den Kopf: Wie konnte ich so dumm sein. Alexander

kam jeden Tag und brachte mir Sachen, die ich brauchte. Magdalena Kirschhaus kam manchmal zu mir rüber und stellte sich ans offene Fenster und sah hinaus. Sie war 77 Jahre alt, hatte einen Freund und war eine selbstgenügsame, attraktive Frau mit einem freundlichen Gesicht. Wenn sie am Fenster stand, sprach sie manchmal mit mir oder mit sich selbst – das konnte ich nie so genau ausmachen. Einmal sagte sie: „Ich bin ja schon alt." Sie zeigte mit ihren Fingern, mit Daumen und Zeigefinger, eine zwanzig Zentimeter große Spanne. „So viel hab ich schon gelebt", meinte sie. Dann schob sie die Finger ein großes Stück enger zusammen, sodass der Abstand zwischen Zeigefinger und Daumen nur noch zwei Zentimeter betrug. „Und so viel hab ich noch Zeit." Sie sah mich an und lächelte, dann schaute sie aus dem Fenster und sagte wie zu sich selbst: „Jetzt leb ich noch ein bisschen und dann..."

Einmal gab sie mir einen Rat. Ich hatte zwar nicht danach gefragt, aber ich hörte ihr gerne zu: "Sehen Sie doch mal: Ihr Mann, der bemüht sich sehr. Sie müssen aber auch etwas tun. Sie müssen auf ihn zugehen. Sie dürfen nicht ihn alles machen lassen." Alexander und ich waren mittlerweile so weit auseinander wie Mond und Sonne. Hatte da Dolores nicht auch ihre Hand im Spiel gehabt? Sie wollte uns auseinanderbringen und hätte es beinahe geschafft.

Ich sah Frau Kirschhaus an. Es war erstaunlich, wie klar sie die Situation zwischen Alexander und mir erkannte, obwohl sie und ich uns gerade erst kennen gelernt hatten. Ich nahm ihren Rat gerne an, weil sie mich dafür, wie ich mich verhielt, nicht zu verurteilen schien. Ich hatte die letzten Jahre nur genommen. Ich brauchte ihn mehr, als er mich. Ich sollte daran denken, auch für ihn etwas zu tun. Ich nahm mir vor, ab jetzt auch auf seine

Bedürfnisse zu achten. Ich durfte nicht immer nur seine Hilfe einfordern. Ich war die letzten zwei Jahre in einem Ausnahmezustand gewesen, aber so durfte es nicht weitergehen. Ich wollte das ändern.

Im Krankenhaus konnte ich nur herumliegen. Die Schwestern und Ärzte taten, was sie konnten. Ich war froh, dass ich den schönsten Platz im Zimmer ergattert hatte; direkt am Fenster, denn ich konnte den Himmel sehen. Ein Stück Himmel, um genau zu sein. Die Kirchenglocken läuteten. Das Leben da draußen ging weiter. Es schien mir aber weit weg von meinem kleinen Dasein zu sein. Sonntags läuteten ausgiebig die Glocken. Seit Jahrhunderten war das schon so. Vielleicht gab das Festhalten an Traditionen einen notwendigen Halt? Verlässlichkeit? Glaube? An was habe ich geglaubt? An eine Heilerin. Meine Gedanken drehten sich immer und immer wieder um die Zeit, die jetzt glücklicherweise hinter mir lag. Ich seufzte und drehte mich zur Seite und beobachtete Frau Kirschhaus. „Ist unsere Welt besser geworden, seit die meisten Leute nicht mehr in die Kirche gehen?" fragte ich Frau Kirschhaus. „Ach, sagte sie. „Ich bin kein Kirchgänger, aber ich finde die zehn Gebote wichtig. Meine Enkel interessiert das nicht. Die haben ihren Computer, das ist der neue Gott - und Markenklamotten." Sie lächelte. Ich drehte mich, schwerfällig, wie ein Seelöwe an Land, auf den Rücken und starrte an die angestaubte Decke. Frau Lange, neben mir, lugte mich seltsam von der Seite an. Sie sprach kein Wort. Sie sagte nie etwas. Es klopfte. Zögernd öffnete jemand von außen unsere Zimmertür. Ein riesiger Sommerblumenstrauß schob sich durch den Türspalt. Eine hübsche, blonde, etwa 45-jährige Frau lugte dahinter hervor. Sie besuchte meine Bettnachbarin.

Anscheinend war sie eine Nachbarin, die sich um sie kümmerte. Die Besucherin brachte ihr einige Sachen mit: Schlafanzüge, Handtücher, Körperpflegemittel. Sie schien keine Verwandte oder Freundin von Frau Lange zu sein. Ich konnte mir nicht vorstellen, dass man mit Frau Lange befreundet sein konnte. Ich glaubte, dass sie seltsam war. Dann fiel mir ein, dass ich selber seltsam war. Frau Kirschhaus bekam Besuch von ihrem Liebhaber. Als ich ihn zum ersten Mal sah, sah er missmutig in die Runde und wirkte gar nicht freundlich, wie ich es erwartet hatte, weil sie so eine nette Frau war.

Am nächsten Morgen ging ich als erste zur Toilette. Es war ein altes Badezimmer. Man hatte es vor kurzem renoviert, aber die Dusche sah aus, wie vorher. Auch die grünen, alten Kacheln waren geblieben. Der Einstieg der Dusche war hoch und man konnte nur mit einem Hocker ein und aussteigen.

Als eine Schwester die Tür, die man nicht abschließen konnte, aufriss und rein kam, bemerkte sie, dass ich auf der Toilette saß, machte aber keine Anstalten hinauszugehen. Ich konnte das nicht haben. Sie blieb stehen, ging sogar zur Ablage und nahm eine Mullbinde weg, so als wäre ich gar nicht da. Ich war empört. Ich wollte das nicht. Nicht mal den Versuch einer Privatsphäre gab es in diesem Krankheitsbau. Als sie endlich wieder rausging, schrie ich mit aller Kraft, die ich noch hatte: „Wir sind gar nicht mehr da. Wir sind keine Menschen mehr für Euch. Wir sind total entmenschlicht! Wir werden reduziert auf die niedrigsten, menschlichen Funktionen, essen, schlafen, scheißen!" Ich hörte mich an, wie ein verendendes Tier, so fremd und kraftlos war meine Stimme. Ich war außer mir. Die Krankenschwester protestierte. „Aber das dürfen Sie nicht sagen!" Ich holte noch einmal tief Luft: „Doch darf ich das sagen, weil es so ist!"

Ich war verzweifelt in einer Blase aus Wasser gefangen. Ich musste nicht mehr lieb und höflich sein. Ich war kein Mensch mehr. Ich war eine riesige Wasserbeule und ein medizinisches Objekt. Ich hatte Narrenfreiheit.

Am nächsten Morgen kam eine Ärztin mit einer Schwester zu mir. „Ihr hoher Eiweißverlust kommt daher, dass Sie das Eiweiß, das Sie mit der Nahrung aufnehmen, wieder ausscheiden. Das heißt Sie nehmen es gar nicht erst auf. Ich habe ja gesehen, dass Sie sehr viel essen. Sie haben wahrscheinlich immer Hunger." „Ja", sagte ich. „Ich esse alles und danach habe ich das Gefühl, ich habe gar nichts gegessen." „Gut, wir geben Ihnen jetzt ein Medikament, dass Ihnen helfen soll. Dann sehen wir weiter. Und wir müssen ja noch viel mehr Wasser aus Ihrem Körper ziehen." Sie tastete meine Unterschenkel ab, die immer noch voll Wasser waren. „Sie haben ja immer noch mehr als 20 Liter Wasser im Körper. Also, wir schauen jetzt mal wie die Medikamente anschlagen."
Alexander und ich hatten ausgemacht, dass wir Dolores ab jetzt nur noch mit „Frau D." bezeichneten. Wir mussten sie aus unserem Leben streichen und wollten sie nicht mal mehr mit ihrem richtigen Namen erwähnen.
Ich dachte oft an die Zeit mit Frau D.. Wie hatte sie mich behandelt! Und ich bin dennoch immer wieder zu ihr. Ich habe ihr so viel Macht über mich gegeben! Ich hab so an sie geglaubt. Ich habe mich so in ihr getäuscht. Wieso hatte ich geglaubt, ich könne nicht mehr ohne ihre Hilfe leben? Sie hatte mir ja gar nicht geholfen! Nicht nur körperlich, auch seelisch war ich in einer Ausnahmesituation. Das Schlimmste war, dass ich mit niemandem über meine Zeit bei Frau D. sprechen

konnte. Ich befürchtete, dass die Leute mich für verrückt halten würden; dass sie mich auslachen, wenn ich ihnen erzähle, was ich alles mit mir habe machen lassen.

An einem Nachmittag, Frau Kirschhaus stand wieder am Fußende meines Bettes am offenen Fenster und starrte hinaus, begann ich vorsichtig: "Ich habe, bevor ich ins Krankenhaus kam, einer Frau so sehr vertraut. Auch mein Mann. Und unser Vertrauen ist so sehr missbraucht worden." Frau Kirschhaus reagierte nicht. Ich fragte mich, ob sie keine Vertraulichkeiten wollte oder ob dieser Satz, sich zu merkwürdig oder selbstmitleidig anhörte. Nein, ich konnte niemandem erzählen, was ich mit Frau D. erlebt hatte.

Frau Lange, die kleine, alte, dynamische Frau mit dem Buckel, wühlte in ihrem Schrank ihre Sachen durch. Sie suchte etwas ganz Bestimmtes und packte eine ganze Ladung Kleidung aus, die sie, jedes Teil in einer durchsichtigen Plastiktüte, gut verpackt hatte. Das Geknister, das auch nach zehn Minuten noch nicht aufhörte, begann mich zu nerven. Sie schien eine sehr ordentliche Person zu sein. Jedes einzelne Teil holte sie aus dem Schrank, dann aus der Tüte, drehte und wendete es und legte es hinter sich auf den Tisch. Dann legte sie die Tüte auf den Stuhl, bis der ganze Tisch voll gestapelt war mit ihrer Wäsche. Als der Schrank komplett ausgeräumt war, begann sie die Kleidungsstücke wieder einzeln vom Tisch zu nehmen und wieder einzeln zurück in die jeweilige Tüte, die sie auch noch sorgfältig aussuchte, einzupacken. Schließlich legte sie jede Tüte wieder genau auf den Platz, auf den sie gehörte, in den Schrank. Das ganze Geknister dauerte eine halbe Stunde. Zum Schluss war alles wieder eingeräumt. „Haben Sie etwas gesucht?" fragte ich scheinheilig, weil ich bemerkte, dass sie nichts zurückbehalten hatte. Was hatte sie also gesucht? Sie sah mich verwundert an und sagte nichts. Sie drehte sich stattdessen wieder herum und schloss den Schrank wieder auf.

„Oh nein," jammerte ich, „Bitte nicht schon wieder." Sie hörte mich nicht, machte den Schrank auf und schaute lange hinein. Ich dachte jetzt geht die ganze Prozedur wieder los. Dann aber schloss sie den Schrank wieder zu, machte plötzlich einen Satz auf ihr leeres Bett zu, rollte sich über ihren Buckel ab und landete bequem in ihren Kissen. Sie warf mir einen triumphierenden Blick zu. Ich war baff erstaunt über ihre Gelenkigkeit. Ich war Jahrzehnte jünger als sie und war ein gestrandetes Walross. Frau Kirschhaus, die am anderen Rand des Zimmers lag, schien von all dem nichts zu bemerken.

Ich war jetzt sechs Tage hier und nichts Wesentliches hatte sich getan. Ich hatte immer noch viel zu viel Wasser im Körper. Wenigstens hatte man festgestellt, dass das eingelagerte Wasser nicht durch eine Herzschwäche kam. Die Röntgenaufnahmen zeigten, dass meine Wirbelsäulenkörper teilweise fusioniert waren. Das kam durch das entzündliche Rheuma, das von meinem Hausarzt von Anfang an nie richtig behandelt worden war und das in der Zeit bei Dolores anscheinend weiter gewütet hatte.

Am nächsten Tag war große Visite. "Wir haben versucht Ihre Erkrankung mithilfe von Tabletten unter Kontrolle zu kriegen. Leider hat das bei Ihnen nicht angeschlagen. Wir haben uns mit den Kollegen der Uniklinik in Verbindung gesetzt, ob die Sie übernehmen wollen. Vielleicht können die Ihnen weiterhelfen." Ich war entsetzt. Ob sie mich übernehmen *wollen*? Was ist, wenn sie nicht wollen? Schicken sie mich dann nach Hause?

Ich hoffte, dass die Uniklinik mich übernahm, denn was hätte ich sonst für eine Perspektive? Einen Tag später wurde ich von einem Krankentransport abgeholt und in die Uniklinik verfrachtet. Hier wurden weitere Untersuchungen gemacht. Das Haus war hell und modern eingerichtet. Das machte viel aus. Für einen Kranken ist allein schon eine schöne Umgebung wohltuend, genauso wie ein menschenfreundlicher Umgang. Auch in der Uniklinik lag ich wieder wie ein Walross in meinem Bett und konnte mich kaum bewegen. Ich wurde diesmal mit sehr hohen Dosen entwässert. Mein Katheterbeutel lief über Nacht über und das ganze Zimmer stand unter Wasser. Gott sei Dank war es ein Einzelzimmer. Ich hatte mitbekommen, wie unsicher und unwissend der Assistenzarzt am Abend zuvor klang, als er anordnete, mir die „doppelte Menge" an Entwässerungstabletten zu geben. Aber viel hilft nicht immer viel. Er hatte offensichtlich wenig Erfahrung. Ich sollte noch mehr angehenden Ärzten in Ausbildung begegnen, die aus lauter Selbstüberschätzung zu kuriosen Auftritten fähig waren. Man musste höllisch aufpassen an wen man geriet. Natürlich gab es auch vernünftige Jungärzte. Obwohl ich nun schon drei Tage in der Uniklinik war, war ich immer noch aufgedunsen und voll Wasser. Ich wurde auf ein Zweibett-Zimmer verlegt. Alexander kam jeden Tag im Krankenhaus vorbei. „Heute Nacht hat mich Frau D. im Traum besucht. Sie hat auf mich eingeredet. Ich bin schweißnass aufgewacht. Ich fürchte, sie..."

„Du meinst, sie versucht irgendetwas Schlechtes zu bewirken?" Ich erschrak. In mir steckte anscheinend immer noch ein Rest magischen Denkens. Frau D. hatte uns oft Sachen erzählt, die ihre eigenen übersinnlichen

Fähigkeiten, wie auch die der anderen beschrieben: „Kürzlich hat eine Zigeunerin hier geklingelt und wollte mir die Zukunft voraussagen.", erzählte sie im letzten Sommer, „Ich hab ihr gesagt, sie soll verschwinden. Ich kann selber die Zukunft voraussagen. Sie sah mich böse an, verfluchte mich und ging. Ich hab den Fluch aufgefangen und ihn ihr hinterhergeschleudert und sie dreimal mehr verflucht." Damals wunderte ich mich, dass sie als Heilerin solche Dinge sagte und dies auch noch weitererzählte. Seitdem machte jeder ihrer Patienten die gleiche Handbewegung, um etwas Negatives wegzuschleudern.
Manchmal hatte ich immer noch die Stimme von Dolores im Ohr. Der einzige mit dem ich mich wirklich über die Erlebnisse mit Frau D. austauschen konnte, war Alexander.

Unterdessen wurde mir immer noch Wasser aus dem Körper entzogen. Kreislaufmäßig ging es mir nicht besonders gut. Da ich nicht gehen konnte, ohne mich abzustützen, bekam ich einen Rollator, mit dem ich mich, aber noch höchst selten, auf Entdeckungsreise begab. Nur im Zimmer und ein paar Schritte im Flur versuchte ich mit dem Ding zu gehen. Diese Gehhilfe gefiel mir gar nicht, aber sie war nun mal praktisch.

Ich spürte wie meine Kräfte immer mehr schwanden. „Wir versuchen seit Tagen Ihren Kreislauf aufrecht zu halten. Wir wissen bald nicht mehr, wie wir es noch schaffen sollen." Die Oberärztin, eine junge blonde Frau, mit lockigen Haaren, sah mich ernst an. In ihrem Gesicht konnte ich keinerlei Regung sehen. Sie schien mir viel zu jung für eine Oberärztin zu sein. Ich verstand auch nicht genau, was sie mir damit sagen wollte. Ich lächelte. Vielleicht war es meine zur Schau gestellte Sorglosigkeit, die ihr auf die Nerven ging, denn wenig später würde sie einen Satz zu mir sagen, den ich lange

nicht vergessen konnte. Die Oberärztin versuchte mir noch einmal den Ernst der Lage klar zu machen. „Wir tun alles, um Ihren Kreislauf stabil zu halten. Sie bekommen Medikamente, aber irgendwann hilft auch das nicht mehr. Das ist nicht einfach." Ich verstand immer noch nicht, was sie mir damit sagen wollte. Ich lächelte. „Wir können Ihren Kreislauf nicht mehr lange stabil halten," wiederholte sie streng. Die Oberärztin sah mich ernst an, dann drehte sie sich abrupt herum und ging hinaus.
Einen Tag später. Ich wachte auf, als ein Riesentross Ärzte in unser Patientenzimmer einmarschierte. Der Tross bestand aus der Oberärztin, Ärzten, Assistenzärzten, aus Studenten und einer Schwester. 12 Personen insgesamt. Sie besuchten erst meine Bettnachbarin, dann kamen sie zu mir. Die Oberärztin erklärte den Anwesenden meinen Fall, fragte mich, wie es mir gehe.
„Es geht." Ich war nicht bester Stimmung.
„Wie kommen Sie denn vorwärts?"
„Wie meinen Sie das?"
„Können Sie besser laufen?"
„Nicht besonders."
„Ja, so ist das. Das lässt sich schlecht ändern."
„Meinen Sie damit, dass ich die nächsten 30 Jahre, bis zu meinem Lebensende mit dem Ding da", ich zeigte auf meinen Rollator, herumlaufen muss?"
"Nein. Das brauchen Sie nicht. Ich gebe Ihnen keine fünf Jahre mehr."
Sie starrte mich mitleidslos an.
Was hatte sie gesagt?
Ich schlug die Hände vors Gesicht. Ich spürte meinen Herzschlag am Hals. Laut und gleichmäßig. Mir wurde übel. Ich lag im Bett und konnte nicht aufspringen und weglaufen. Diese Menschen standen dicht um mein Bett

herum. Sie starrten mich an, als wäre ich ein aufgefundener Wurm, den man beobachten konnte. Ich wollte aufstehen und einfach raus, weglaufen und rennen, weit weg. Aber ich blieb bewegungslos liegen und ich hätte schwören können, dass ich den Atem anhielt. Ich wusste, sie würden jetzt nicht einfach so aus dem Zimmer gehen. Ich machte mich hart und steif, rang nach Fassung und setze eine gefasste Mine auf. Dann nahm ich die Hände von meinem Gesicht. Ich wollte mir keine Blöße geben. Bloß nicht anfangen zu heulen. Sie standen entspannt und teilnahmslos vor mir. Ich sah die Oberärztin an und ließ meinen Blick nicht von ihren Augen. Ich war zu schockiert um irgendetwas sagen zu können. Ihr Satz schnürte mir immer noch die Kehle zu.
"Die Amyloidose ist in Ihrem Fall sehr ausgeprägt."
Ich reagierte nicht.
Jeder folgende Satz konnte mich nicht mehr erreichen. Ihre verbale Entgleisung ließ für die ersten Augenblicke keine Regung mehr zu. Da war sie, die Vernichtung, der angekündigte Tod. Es hinterließ ein beschissenes Trümmerfeld an Gefühlen. Aber ich rappelte mich wieder auf. Der erste Schreck verblasste. Ich versuchte so zu tun, als sei nichts Wesentliches passiert. Ich versuchte sogar zu lächeln. In mir tobte es. Mein Willen zu leben war nie vorhanden gewesen, aber jetzt, als mein alter Wunsch zu sterben, sich endlich nach all den Jahren erfüllen sollte, war ich erstaunt, denn es war nicht das, was ich wirklich wollte.
Was, ich? Sterben? Jetzt? Nein! Mir fiel Truman Capote ein und dann Theresa Avila. Von ihr stammte der Satz: „Es werden mehr Tränen vergossen über erhörte Gebete als über nicht crhörte."

Als der Tross Ärzte draußen war, starrte ich immer noch vor mich hin. Auch wenn ich das Leben immer als eine Plackerei empfunden hatte, als eine unerträgliche Mühe, eine undankbare Zwangslage; aber jetzt, wo das Sterben in greifbare Nähe gerückt war, war ich mir sicher, dass der Tod zu früh kam.
Es sollte jetzt bald alles einfach so vorbei sein?
Das gefiel mir nicht.
Und jetzt? Ich fühlte mich ertappt bei einem Denkfehler: Als könnte es ohne Konsequenzen bleiben, wenn man sich sein ganzes Leben lang immer wieder wünscht, nicht mehr leben zu müssen. Im Grunde hatte ich mir immer nur ein anderes Leben gewünscht. Jetzt war es zu spät.
Aber wie entmutigend diese Worte einer Ärztin auch waren, so weckten sie doch auch meinen Kampfgeist. Was ist aber mit denen, die durch so eine Prophezeiung zusammenfallen, den Mut verlieren und aufgeben?
Der Assistenzarzt kam später wegen einer anderen Sache zu mir. Er war bei der Visite auch dabei gewesen. Ich fragte ihn: „Warum hat diese Ärztin mir so etwas gesagt? – Werde ich wirklich keine fünf Jahre mehr leben?" Er versuchte mich zu beruhigen: „Man kann das nicht so genau sagen. Es ist eigentlich unmöglich so etwas vorauszusagen."
"Ich werde die ganze Zeit daran denken müssen. Die nächsten fünf Jahre hängt ein Damoklesschwert über mir," jammerte ich und starrte in die Luft, aber ich war auch wütend. Ich sah den Arzt an. Er schwieg. Ein wenig beruhigte mich seine freundliche Art, aber ich wusste nicht, ob er selbst glaubte, was er gesagt hatte. Ich war körperlich noch sehr schwach und im Augenblick sah es eher ganz danach aus, als würde die Oberärztin Recht behalten.

Bei einer Visite lernte ich Professor Dr. Batzig, den Leiter der Nephrologie, der Nierenstation der Uniklinik, kennen. Er war ein von sich selbst überzeugter Fachmann. Auf viele Patienten machte das großen Eindruck. Ich selbst war nach meinem Erlebnis mit Frau D. vorsichtig: Ich suchte keinen väterlichen Retter. Mich interessierte die Menschlichkeit in der Begegnung, und zwar nicht als Auftritt oder gespielter Charakter, sondern die ehrliche, einfache Menschlichkeit, von der mittlerweile viele Menschen nicht mehr wissen, wie sie geht. Wie und ob ein anderer Mensch menschlich ist, merkt man eigentlich nur, wenn man ihm auf Augenhöhe begegnet. Das ist, wenn man im Bett liegt, natürlich nicht gut möglich. „Ihnen ging es sehr schlecht. Es wird Ihnen wieder besser gehen, das verspreche ich Ihnen. Wir werden Sie wieder aufpäppeln. Sie werden sehen. Dann bekommen sie auch Ihre Lebensqualität zurück." Er lächelte, reichte mir die Hand und hielt sie länger, als üblich, fest. Er wirkte väterlich beschützend, obwohl er kaum älter war als ich. Er zelebrierte den guten, väterlichen Arzt, vielleicht, um seinen Studenten zu zeigen, wie wichtig der menschliche Kontakt, die menschliche Geste für den Patienten ist. Seine Studenten und die jungen Assistenzärzte, die mitgekommen waren, sahen ihm bei seiner bedachten Geste zu und machten große Augen. Die Oberärztin kannte das schon. Aber alle anderen waren sehr beeindruckt von seiner menschlichen Geste. Sein Charisma wirkte gewinnend, sogar auch ein wenig auf mich, obwohl ich seit Frau D. jeglichen Autoritäten abgeschworen hatte. Ich fragte mich, wie meine Lebensqualität aussehen wird; was er damit meinte. Würde ich denn wieder ganz gesund werden? Ich lächelte nur, denn Kraft hatte ich zu wenig, um irgendetwas fragen zu können. Mein Blutdruck war seit Tagen sehr niedrig.

Aber ich machte mir keine wesentlichen Sorgen.
Einen Tag später fragte mich ein Medizinstudent, ob ich bei einer Vorlesung von Professor Batzig vor den Studenten auftreten möchte. „Ich kann gar nicht auftreten; ich kann nicht gehen." „Oh, wir fahren Sie natürlich hin. Sie bekommen einen Rollstuhl. Der Hörsaal ist über den Verbindungsgang erreichbar." „Ich möchte lieber nicht. Es tut mir leid."
„Nein, ist schon in Ordnung. Sie müssen nicht, wenn Sie nicht wollen."
Einen Tag später lernte ich einen jungen israelischen Medizinstudenten kennen. Er war im fortgeschrittenen Semester. Ich fand ihn interessant und er war dazu noch sehr engagiert und nett. Wir kamen ein bisschen ins Gespräch.
„Werden Sie sich für die Vorlesung bei Prof. Batzig zur Verfügung stellen?", fragte er mich.
"Nein, ich möchte nicht. Ich glaube, ich könnte das nicht gut verkraften. Mir geht es noch nicht so gut."
"Sie würden vielen Studenten helfen. Sie glauben nicht, wie wichtig das für uns ist," meinte er und lächelte. Seine Bitte wirkte nicht aufdringlich. Er hieß Dani und schien sehr verantwortungsvoll und vertrauenswürdig zu sein.
"Fiel es Ihnen nicht schwer, nach Deutschland zu kommen?"
"Nein. Ich bin gerne hier." Er lächelte. Ich hatte den Eindruck, dass er nicht weiter darüber sprechen wollte. Er fuhr mich im Rollstuhl zur Lungenpunktion auf eine andere Station. Ich hatte zwar bereits eine hinter mir, aber es war wohl noch einmal notwendig. Ich war mir sicher, dass Dani ein guter Arzt werden wird, denn er strahlte Sicherheit und Menschlichkeit aus.

Als ich wieder in meinem Zimmer war, entschied ich, nach kurzer Überlegung, mich doch für den Hörsaal zur Verfügung zu stellen. Ich hatte zwar Angst vor der neuen Situation, aber der Satz von Dani, dass es für die Studenten wichtig wäre, ließ mich nicht mehr los. Ich wollte mich als Beispiel für den Unterricht zu diesem Krankheitsbild, das ich nun mal hatte, zur Verfügung stellen. Am nächsten Tag wurde ich gegen 11 Uhr abgeholt. Ich warf mir schnell eine Jacke über. Drei Studenten, darunter auch Dani, fuhren mich mit dem Aufzug runter auf die Uni-Etage, dann schoben sie mich im Keller durch unterirdische Gänge, in denen es ziemlich kalt war, in den Uni-Hörsaal. Im Vorraum stoppten sie, gingen rein und kurz darauf kam Prof. Batzig zu mir.
„Es freut mich, dass Sie sich noch umentschieden haben."
„Vor allem hat mich Ihr Student Dani umgestimmt. Er hat mich beeindruckt. Durch ihn ist mir klar geworden, dass es den Studenten hilft." „Schön, dass Sie uns helfen." Im Gegensatz zu anderen Patienten, war ich nicht verrückt danach, wegen meiner Erkrankung einen Soloauftritt vor Studenten hinzulegen. Wegen etwas anderem, wäre es mir lieber gewesen. Ich fürchtete mich davor, wie ein seelenloses Objekt beäugt zu werden. Als Prof. Batzig in den Hörsaal zurückging, kam Dani zu mir. Wir warteten auf meinen Auftritt. „Sie verpassen doch die Vorlesung", sagte ich besorgt. „Nein, machen Sie sich keine Gedanken. Wir fahren gleich rein." Nach fünf Minuten schob er mich in den Vorlesesaal. Die Studenten saßen auf der Tribüne, auf den Bänken. Es war voll.

Der Hörsaal war alt. Seit mehr als 90 Jahren saßen hier die Studenten hinter ihren Holzpulten und sahen sich die Kranken an. Batzig war ein großer, blonder

Mann. Er stand neben dem Rednerpult und begrüßte mich mit Handschlag. Ich wusste, dass er diese Geste ganz bewusst groß machte, denn er signalisierte Respekt vor dem Patienten. Ob dies nur Attitüde oder ehrlich gemeint war, konnte ich nicht beurteilen. Ich empfand es jedenfalls als wohltuend.

Ich stand mit meinem Rollstuhl noch im Hintergrund und konnte seitlich die Projektion der Folien sehen, auf die sich der Vortrag von Batzig bezog. Er erklärte die Krankheit Amyloidose, die Entstehungsmöglichkeit und, da er Nierenarzt war, auch die Auswirkungen auf die Nierenfunktion. Ich fand es interessant und aufschlussreich; auch wenn ich nicht alles verstand. Hängen blieb bei mir nur, dass krankhafte Proteine sich um die Kapillargefäße des Nierenkörperchens ansammelten und die Funktion der Niere zerstörten. Damit einher geht die stark erhöhte Eiweißausscheidung. Später las ich noch, dass Amyloidose eine Anreicherung von stark veränderten Proteinen im Zwischenzellraum ist. Diese Ablagerungen werden als Amyloid bezeichnet. Das Eiweiß kann sich an den Organen ablagern und führt zum Tod. Als ich damals den starken Gewichtsverlust, trotz normalen Essens hatte, war das bereits das Zeichen der schweren Erkrankung. Damals hatte Dolores angeordnet, dass ich sehr viel Eiweiß essen sollte. In so einer Situation aber war Eiweißzufuhr schädlich und absolut zu vermeiden. Bei einer Nierenschwäche mit Wassereinlagerungen, wie bei mir, muss die Eiweißaufnahme drastisch reduziert werden, sonst schadet man den Nieren. Außerdem war es schädigend, als Frau D. anordnete, ich solle 4-4 1/2 Liter Wasser täglich trinken. Dies ist sogar für einen Gesunden auf Dauer eine gefährlich hohe Menge an Wasser, die die Nieren schädigen kann. Damals, als ich die Symptome meiner Erkrankung Frau D. und Clara mit-

teilte, hätte ich sofort medizinisch behandelt werden müssen. Ich hatte Frau D. meine Vorerkrankungen von Anfang an mitgeteilt. Genau diese Vorerkrankungen, Rheuma mit Psoriasis, lösten bei mir die Krankheit Amyloidose aus. Auch mein Hausarzt hatte die Gefahr seinerzeit ausgeblendet. Und die „Heilerin" hatte vollkommen schädliche Dinge angeordnet. Sie hatte keine Ahnung!
Ich sah mir wieder die Studenten an, die hinter ihren Bänken saßen und mitschrieben. Als ich ein Stück nach vorne geschoben wurde, begann mein Empfinden der Schutzlosigkeit besonders stark zu werden. Ich suchte nach Dani im Publikum. Er saß neben einem Kommilitonen und war mit seinen Unterlagen beschäftigt. Ich hörte Professor Batzig sagen: "Diese Patientin ist zu uns gekommen mit mehr als 25 Liter Wasser im Körper. Es sind immer noch achtzehn Liter, die die Patientin jetzt noch mit sich herumträgt..." Sofort standen mir die Bilder vor Augen, als ich zu Hause herumgekrochen bin; wie ich dahinvegetierte; meine Einsamkeit, mein Absturz in die Krankheit. Mir stiegen die Tränen in die Augen. Aber ich durfte jetzt nicht anfangen zu heulen. Glücklicherweise merkte niemand etwas. Professor Batzig stellte mir einige Fragen zum Verlauf meiner Erkrankung und zu den Symptomen und zeigte an der Tafel einige Formeln. Zum Schluss wandte sich Professor Batzig wieder zu mir und wendete sich dann an die Studenten: „Die Patientin wollte erst nicht zur Vorlesung kommen. Dann aber hat sie sich doch noch bereit erklärt hier aufzutreten, weil sie Ihnen, den Studenten, helfen wollte. Geben Sie ihr dafür zum Dank einen herzlichen Applaus!"
Eigentlich müsste er Dani loben, der mich mit den richtigen Sätzen dazu ermutigt hat. Ohne ihn wäre ich nicht

dazu bereit gewesen. Das hatte ich Batzig doch gesagt. Etwas verlegen und mit dem Gefühl das Lob nicht verdient zu haben, nahm ich den Applaus an. Dann wurde ich wieder auf mein Zimmer gefahren.

Ich wurde jeden Tag schwächer. Mein Körper konnte immer noch nicht das Eiweiß, das ich durch die Nahrung zu mir nahm, verarbeiten. Es wurde mit dem Urin ausgeschieden. Der Assistenzarzt sagte mir: „Wenn der Körper kein Eiweiß aus der Nahrung mehr verwerten kann, greift er die körpereigenen Reserven an, zum Beispiel zieht er Eiweiß aus den Muskeln. Die Folge ist, dass der Körper immer schwächer wird."
Bei der nächsten Visite kam wieder ein Tross Ärzte, Studenten und eine Schwester ins Zimmer. Nachdem sie bei meiner Nachbarin waren, kam der Pulk zu mir. „Wir haben uns jetzt folgende Lösung für Sie ausgedacht. Wir können Ihren Kreislauf auf Dauer nicht stabil halten. Damit Sie das lebensnotwendige Eiweiß im Körper behalten, müssen wir die Nieren stilllegen. Dadurch wird die Urinausscheidung gestoppt, denn Sie verlieren das Eiweiß ja über den Urin, den Sie ausscheiden. Wir hoffen, dass wir mit diesem Trick den Körper überlisten können. Wir geben Ihnen ab heute ein Mittel, das Ihre Nieren stilllegen wird. Sie werden dann eine kleine OP haben und einen Dialysekatheter bekommen. Damit können Sie dann an die Dialyse." Ein anderer Arzt warf ein: „Sie haben sowieso nur noch 10% Nierentätigkeit, also fast nichts." Ich sah die Ärzte ungläubig an. „Sie wissen, was eine Dialyse ist? Die Dialyse übernimmt quasi die Funktion Ihrer Nieren. Die Blutreinigung. Wir können so Ihr Leben erhalten. Es wird aber noch eine Dialyseschwester kommen, die Ihnen alles erklärt und der Sie Fragen stellen können."

Damit meine Nieren stillgelegt werden konnten, bekam ich ein Schmerzmittel, von dem ich täglich 10 Kapseln, also eine Überdosis, nehmen sollte. Das Schmerzmittel schädigte die Nieren. Das war in meinem Fall beabsichtigt. Als der Tross draußen war, fragte ich mich, ob es nicht verrückt war, ein Organ zu schädigen, um einer Krankheit ein Schnippchen zu schlagen.
Und was ist, wenn es nicht wirkt?
Eine halbe Stunde später kam ein Medizinstudent und brachte mir das besagte Schmerzmittel.
Ich legte das Medikament in meinen Nachttisch. Ich nahm nur einen Tag lang diese Tabletten, aber keine zehn Stück. Ich konnte das nicht tun. Ich wollte es nicht. Und an die Dialyse wollte ich auch nicht. Dann lasst mich doch sterben, dachte ich. So jedenfalls wollte ich nicht weiter leben.
Eine Dialyseschwester kam mich besuchen. Eine sehr herzliche, liebe Schwester. Sie wollte mir verschiedene Dialysemöglichkeiten zeigen und mich informieren. Sie packte ihr Material aus. Ich fing an zu heulen. „Ich will das nicht. Ich will nicht an die Dialyse", jammerte ich. Die blonde, kleine, drahtige Frau war erschrocken. „Aber wieso denn, so schlimm ist das gar nicht", antwortete sie in einem mitfühlenden Ton. „Sie werden sehen. Es ermöglicht Ihnen doch das Weiterleben!" Sie war fassungslos und wusste nicht, was sie tun sollte. "Ich will so nicht weiterleben." Mir war es ernst. Das Weiterleben um jeden Preis, war mir die Quälerei nicht wert. Was ist nur passiert? Warum ist alles so gekommen? Sonst bin ich immer davon gekommen. Aber jetzt hat es mich richtig erwischt.

Die Zeit mit der „Heilerin" war mir noch viel zu nah. Erst langsam musste ich mich lösen von den Gedanken und der Lebenssicht, die die „Heilerin" mir

zweieinhalb Jahre lang eingetrichtert hatte und von den Gebeten, den Fürbitten, den Dialogen mit Gott, den Selbstgesprächen, diesem ganzen Theater. War es überhaupt Gott, mit dem ich in jener Zeit gesprochen hatte? Ich muss merkwürdig auf meine wechselnden Bettnachbarinnen gewirkt haben. Jedenfalls konnte ich nicht frei und ungezwungen mit ihnen sprechen. Das, was ich an verrückten Dingen mit Frau D. erlebt hatte, konnte ich keinem erzählen. Es war jeden Augenblick des Tages so, als wäre ich aus einem Alptraum erwacht. Alles woran ich geglaubt hatte, existierte nicht mehr. Ich war die zweite Woche in der Uniklinik. Meine Bettnachbarinnen hatten öfter als einmal gewechselt.
Jetzt war eine ehemalige Lehrerin in meinem Zimmer. Sie war über Nacht eingeliefert worden. Eine attraktive blonde Frau, Mitte vierzig. Sie hatte Magenkrebs. Sie konnte nichts mehr essen, weil sie sich sofort übergeben musste. Durch eine Infusion, die sie über Nacht erhielt, wurde ihr Nahrung zugeführt. Essen, genießen, Restaurantbesuche, zusammen sitzen, feiern. Das alles gab es nicht mehr für sie. Mir wurde durch das Schicksal dieser Frau erst bewusst, wie sehr Nahrungsaufnahme mit sinnlichem Erleben verbunden war. „Wird sich das nie mehr für Sie ändern? Oder können Sie eines Tages wieder normal essen?" Vielleicht war die Frage zu direkt, aber warum sollte ich das nicht fragen. Sie brauchte nicht zu antworten, wenn es ihr unangenehm war. „Mein Arzt hat mir in Aussicht gestellt, dass ich vielleicht irgendwann wieder normal essen kann." Sehr überzeugt schien sie davon nicht zu sein. Ich stellte mir vor, was für ein schönes Leben sie ansonsten hatte. Sie und ihr Mann hatten ein Häuschen im Grünen, erzählte sie, und viele Freunde. Sie hätten noch so viel vor gehabt, aber jetzt sei das alles nicht mehr so wichtig.

In einem Augenblick konnte sich alles ändern. Sie war allerdings tapfer. Aber man sah ihr an, dass das Leben freudloser geworden war und damit auch für die Nächsten in ihrer Umgebung. Frau Körner wurde nach drei Tagen verlegt und so war das Bett wieder frei und ich hatte erst mal das Zimmer für mich alleine. Nach zwei Tagen wurde die Dame auf die Onkologie verlegt. Als Patient im Krankenhaus lernt man, sich zu verabschieden, loszulassen und Menschen, die man kennen gelernt hat, weiterziehen zu lassen.

Dann kam eine ältere, dunkelhaarige, rundliche Frau, die eine transplantierte Leber und eine transplantierte Niere hatte. Ihr Mann begleitete sie. Neben einer Reisetasche schleppte er zwei große Tragetaschen voll mit Medikamenten mit sich. Er war ständig aufgeregt und auf dem Sprung, um das Schlimmste zu verhindern, obwohl nichts Schlimmes in Aussicht stand. Bei seinem ersten Besuch fragte er auch mich, ob ich Hilfe bräuchte. Ich saß am Tisch und aß ein Mittagessen. Ich verneinte. "Dankeschön. Ich brauch keine Hilfe." Als ich fast fertig war, wollte er mein Tablett wegnehmen und es hinaustragen, damit die Schwester das nicht machen musste.

„Moment, ich esse ja noch." Er ließ los und kümmerte sich wieder um seine Frau. Der Mann schien ständig kurz vor einer Panik zu stehen. „Wenn du die Medikamente nicht rechtzeitig nimmst, kann das lebensgefährlich werden", belehrte er seine Frau.

„Das weiß ich doch", erwiderte sie freundlich. Er packte einen zweiten Beutel mit Medikamenten in ihren Schrank, der neben meinem Bett stand. Er wandte sich zu mir: „Wir müssen immer alles dabei haben. Ich packe immer Medikamente für einen Monat im Voraus ein. Man weiß ja nie", erklärte er mir. Der Mann war über-

besorgt und rief seine Frau jeden Morgen und jeden Abend an und fragte, ob sie ihre Tabletten genommen hätte. „Ja, hab ich. Jetzt lass doch mal." Sie war sichtlich genervt, genoss aber die Zuwendung mit einer stillen Genugtuung. Als am nächsten Morgen, Sonntags, um sechs Uhr, das Telefon meiner Bettnachbarin klingelte, war ihr Mann dran, um seine Frau daran zu erinnern, dass sie ihre Medikamente nehmen müsse. Als sie aufgelegt hatte, sagte ich ärgerlich: „Das ist doch wirklich nicht nötig, dass ihr Mann hier Sonntagmorgens um sechs Uhr anruft. Die Schwestern erinnern Sie doch an die Medikamente."
„Ja, ich weiß. Ich kann ihn nicht davon abhalten.", sagte sie entschuldigend. „Mich nervt es ja auch, wenn er so früh am Morgen anruft."
„Dann sagen Sie es ihm doch. Mich nervt es nämlich auch."
„Ach, das hat keinen Zweck." Sie zuckte hilflos die Schultern. Ich verdrehte die Augen. Dieser Terror. Die Angst beherrschte die beiden. Ich dankte für die anschauliche Lehre. So wollte ich nicht werden. Zwei Tage später konnte die Frau nach Hause.

Mir reichten die menschlichen Studien. Ich wäre gerne mal wieder für mich alleine gewesen. Ich nahm die Schmerzpillen immer noch nicht, die die Tätigkeit meiner Nieren stoppen sollten. Ich hielt es immer noch für pervers, den Rest meiner Nierenfunktion endgültig zu zerstören, damit ich leben konnte. Außerdem hoffte ich auf ein Wunder. Ich konnte nicht glauben, dass es mich dieses Mal wirklich erwischt hatte.

Alexander kam fast jeden Tag und ich bat ihn, sich jetzt endlich auch mal um sich selbst zu kümmern und die nächsten Tage nicht zu kommen. Ich meinte es ernst. „Bevor du gehst, kannst du den Stuhl vom Tisch hier neben mein Bett stellen?" Ich wusste nicht, warum ich ihn darum bat. Es gab keinen Grund hierfür. Er stellte den Stuhl neben das Kopfende meines Bettes. Ich konnte von meinem Bett aus durch das große Panoramafenster den Himmel sehen und am Abend die Lichter der Großstadt unter mir betrachten, denn mein Zimmer lag im 11. Stock. Eine schöne Aussicht, die ich zu Hause nicht hatte. Wenigstens hatte ich im Krankenhaus einen guten Platz ergattert. In der Nacht plötzlich wachte ich auf. Es war sehr still im Zimmer. Neben mir saß eine Frau ganz in Weiß gehüllt. Ich wunderte mich. Sie hatte eine weiße Haube auf und ein weißes Gewand an und saß auf dem Stuhl neben meinem Bett. Ich konnte ihr Gesicht nicht sehen, weil sie seitlich von mir saß und mich nicht anschaute, sondern nach vorne sah. Hätte ich den Arm ausgestreckt, ich hätte sie berühren können. Sie saß die ganze Zeit nur da und sprach kein Wort. Ich fragte mich, wer sie war. Angst hatte ich nicht. Mich beruhigte ihre Anwesenheit. Ich schlief wieder ein. In dieser Nacht wachte ich noch einige Male auf und sie saß immer noch da. Sie wachte. Alles war ganz selbstverständlich. Ich war ganz ruhig in ihrer Gegenwart. Sonst ereignete sich zwischen uns nichts.

In der folgenden Nacht schlief ich auch nicht durch, sondern wachte wieder auf. Es war noch dunkel draußen. Durch das große Panoramafenster rechts von meinem Bett aus, konnte ich einen klaren Sternenhimmel und die Lichter der Großstadt sehen. Der Blick aus dem 11. Stock war Luxus. Am Bettende stand mein Vater und sah mich an. Er sagte nichts, er sah mich nur an. Ich erschrak nicht. Er stand wie selbstverständlich da. Jetzt, nach allem, was ich wusste, wollte ich nicht, dass er in meiner Nähe war. Er blieb trotzdem dort stehen. Die

Sommerhitze ließ auch in der Nacht nicht nach. Das Fenster war offen. Ein laues Lüftchen machte die Hitze erträglich. Ich sah nach links zur Zimmertüre und sah dort die Mutter meines Vaters stehen, meine Großmutter. Ich bedauerte, dass sie nicht näher kam. Sie stand nur da und sah mich an. Ich fragte mich, ob sie mich abholen kamen. Aber ich sagte nichts. Mir machten beide keine Angst. Die Frau in Weiß saß auch jetzt wieder auf dem Stuhl neben meinem Bett. Es wirkte auf mich alles selbstverständlich. Am nächsten Morgen waren sie alle verschwunden.

Ich sollte in zwei Tagen operiert werden. Der Gefäßchirurg besuchte mich und sah sich meinen Arm an. „Wo soll der Shunt, der Dialysezugang, hin?" fragte er mich. Ich hatte mich für den linken Arm entschieden.
„Es kann sein, dass die Fingerspitzen nach der Operation etwas taub werden." Er betrachtete meinen Arm. Ein zurückhaltender, freundlicher Arzt, der sehr konzentriert wirkte. Ich mochte die Menschen, die nicht den großen Zampanon gaben, sondern sich still auf ihre Arbeit konzentrierten. Er lächelte.
„Ich habe Angst vor der Operation", sagte ich. Er tätschelte meinen Arm. „Keine Angst. Es ist ein kleiner Eingriff. Das kriegen wir schon hin. Ich mache hier unten den Schnitt, sehen Sie? Dann haben Sie eine lange Strecke zum Punktieren." Ich lächelte dankbar. Zu diesem Arzt hatte ich Vertrauen.
Im Operationssaal wuselten die Schwestern um mich herum. Die Narkose wirkte noch nicht. Ich zeigte auf meinen linken Arm und sagte: „Hier schneiden, bloß nicht an meinem rechten Arm!" Eine Schwester deckte meinen Körper und den rechten Arm mit einem Tuch ab, mein linker Arm blieb frei für die Operation.

„Sehen Sie, wir werden ganz bestimmt den richtigen Arm nehmen. Machen Sie sich keine Gedanken. Es wird alles gut gehen. Es ist ein kleiner Eingriff. Ich bin bei Ihnen." Sie lächelte.

Kurze Zeit später fand ich mich im Aufwachraum wieder. Ein junger Medizinstudent kam in den Raum. Er nickte mir zu. „Alles gut gelaufen", flüsterte er, obwohl ich die einzige Patientin im fensterlosen Raum war. Einen Tag später schaute der Gefäßchirug in meinem Zimmer vorbei, um sich seine Arbeit noch mal an zu sehen. „Sie haben so feine Gefäße, wie ein 10-jähriges Kind", sagte er, „aber es ist sehr schön geworden." Das freute mich.

„Jetzt müssen wir nur abwarten, wie der Shunt sich ausbildet." Der Chirurg hatte Vene und Ader zusammengeführt, damit sich eine Röhre ausbilden konnte, die als Zu- und Abweg des Blutes für die Dialyse, die Blutwäsche, benutzt werden konnte. Der Tag meiner ersten Dialyse rückte immer näher. Hierhin hatte mich also meine Abhängigkeit von der „Heilerin" gebracht. Immer wieder musste ich an Frau D. denken.

„Ist es möglich, dass ich mit einer Psychologin spreche? Gibt es so jemanden hier im Krankenhaus?" fragte ich den Assistenzarzt, der sich ein bisschen um mich kümmerte. „Ich erkundige mich", sagte er freundlich. „Da muss ich mal schauen." Er war ein sympathischer Arzt, dem ich vertraute. Wir unterhielten uns manchmal, wenn auch nur kurz, über tagespolitische Geschehen. Er war es auch, der mir schließlich den Dialysekatheter einbaute, ein temporärer Zugang zu den Blutgefäßen, der für die Dialyse benötigt wurde. Der Shunt am linken Arm brauchte nach der Operation noch einige Wochen, um sich auszubilden. Dann erst konnte dieser Zugang

zu den Blutgefäßen für die Blutwäsche benutzt werden. Bis dahin musste der Katheter, der mir oberhalb der Brust gelegt werden sollte, zur Dialyse reichen.
Der Assistenzarzt würde diesen Eingriff machen, ohne Narkose, aber mit örtlicher Betäubung, denn mein Kreislauf war für eine Vollnarkose nicht stabil genug. Ich würde bei Wachbewusstsein alles mitbekommen und konnte nicht wegschlummern. Allein die Vorstellung, wie sie eine Plastikröhre unter meine Haut schieben würden, machte mich schummrig.

Ich erfuhr zu spät, dass es der erste Katheter-Eingriff war, den „mein Assistenzarzt" vornahm, sonst hätte ich mich gewehrt. Eine erfahrene Nierenärztin stand neben ihm und half ihm bei dem Eingriff. Sie gab ihm Anweisungen. Allein die Vorstellung davon, dass da etwas unter meine Haut geschoben wurde, verursachte mir Übelkeit. Die Ärztin wirkte sehr kühl, aber vielleicht war sie einfach nur konzentriert. Endlich hatte ich es hinter mir. Dass ich so ein Ding am Körper hatte, war mir unerträglich und ich konnte nur damit leben, indem ich versuchte, das Plastikgebilde unter meiner Haut zu ignorieren.
Mittlerweile war eine ältere Dame in mein Zimmer eingezogen. Elisabeth Walter stellte sich vor. Sie war sehr höflich. „Stört es Sie, wenn ich meinen Tisch hier in die Mitte stelle?" Es war angenehm mit ihr. Die Rücksichtnahme aufeinander erleichterte ganz einfach das Leben miteinander. Mit meiner neuen Nachbarin konnte ich zum ersten Mal über die Erlebnisse mit der sogenannten Heilerin sprechen. Sie hielt mich nicht für verrückt, als ich ihr vorsichtig erzählte, dass ich über zwei Jahre lang bei einer Heilerin gewesen war und obwohl sich diese Verbindung scheußlich entwickelte, ich bei dieser Heile-

rin geblieben war und nicht nur das: „Sie trägt eine Mitverantwortung dafür, dass ich jetzt hier im Krankenhaus gelandet bin."
Frau Walter schaute mich entsetzt an. „Meine Freundin geht auch zu einem Heiler. Der wohnt ganz in der Nähe, in Bersberg. Die fährt da auch schon seit zwei Jahren hin. Sie ist eigentlich gesund. Sie sagt, er hört ihr zu, er redet mit ihr, er gibt ihr gute Ratschläge. Sie hat bei dem schon einen Haufen Geld gelassen. Ich sag: Ingrid, warum machst du das? Du brauchst den doch gar nicht! Aber das wollte sie nicht hören. Die rennt immer noch zu dem. Das Geld dafür hat sie ja. - Zu einem Heiler würde ich nicht gehen, aber ich glaube an Engel." Ich erzählte ihr von meinen Erlebnissen mit Frau D.. Sie war entsetzt. „Da müssen Sie was unternehmen. Zeigen Sie die an! Die macht ja die Menschen kaputt."
Nach einer kurzen Pause fügte sie hinzu: „Das tut mir aufrichtig leid, was Ihnen da passiert ist."
„Wenn ich zur Polizei gehe und Anzeige erstatte, lachen die mich doch nur aus. Das kann ich nicht machen. Aber es tut mir gut, dass ich mit Ihnen darüber reden kann. Bisher habe ich das noch niemandem erzählt."

Wir verstanden uns gut und wir erzählten uns gegenseitig einschneidende, besondere Erlebnisse aus unserem Leben. Aber ich konnte ihr nicht von dem erzählen, was ich mit meinem Vater erlebt hatte. Ich konnte nicht davon erzählen, dass mein Vater mich verprügelt hatte, mehr als verprügelt. hatte. Zwischendurch löste ein Wort, ein Begriff, den Frau Walter in ihren Erzählungen verwendete, in mir die Erinnerung an die Küchenszene aus. Plötzlich hörte ich Elisabeth Walters Worte nicht mehr und hing mit meinen Gedanken in der Vergangenheit. Damals, nachdem das passiert war, nachdem mein Vater mich verprügelt hatte und dieser

Mann sich so schäbig verhalten hatte, damals, danach war es mit dem Schmücken vorbei. Ich konnte mich nicht mehr als hübsches Mädchen inszenieren. Ich durfte keine Blicke mehr wecken oder anziehen. Das war keine bewusste Entscheidung. Es geschah einfach. Keine schönen Kleider mehr anziehen, keinen Ausschnitt mehr tragen, keine Begehrlichkeiten wecken, sonst könnte das alles, was geschehen war, noch einmal geschehen. Der eine Mann hatte mich verraten. Und mein Vater hatte mich verraten. Ein unerhörter, ein nicht zu glaubender Verrat. Und ich begann zu essen. Ich aß mehr als ich musste. Ich wurde dick. Ich aß weiter bis ich mir eine Schutzschicht angefressen hatte. Einen Panzer. Ich vernachlässigte die Schule, ich schwänzte Schulstunden, ich verlor den Halt, den Sinn für alles, was zukunftsweisend war. Es konnte keine Zukunft mehr geben. Ich konnte nicht mehr. Ich begann Drogen zu nehmen bis man mich mit Drogen erwischte. "Ich war einmal dick", sagte ich laut in Gedanken. Elisabeth Walter sah mich überrascht an. Sie hatte mir gerade erzählt, dass sie früher bei einem Hautarzt gearbeitet hatte. „Wenn jemand mit einer ansteckenden Krankheit kam, hab ich immer, wenn der Patient weg war, alle Türklinken und alles, was er angefasst hat, mit einem sterilisierenden Mittel abgewischt. Der Arzt schüttelte jedes Mal den Kopf und sagte: Ach, Frau Walter, jetzt übertreiben Sie aber." Ich lächelte. Sie sah mich wieder überrascht an. „Ich sag der Putzfrau hier immer, sie soll meinen Tisch nicht wischen. Ich weiß ja nicht, was sie vorher mit ihrem Lappen alles abgewischt hat." In diesem Moment öffnete die Putzfrau die Tür und kam wischend in Zimmer. Sie stellte den Mopp ab, sah sich um und holte einen Lappen aus ihrem kleinen Eimer. „Aber meinen Tisch lassen Sie bitte. Den brauchen Sie nicht zu wischen." Die Putzfrau, eine ältere dunkelhaarige, kleine Person, nickte. Sie putzte erst das Bad, dann unser Zimmer, dann machte sie sich doch am Tisch von Frau Walter zu schaffen. Sie putzte ihn gründlich mit dem Lappen ab, mit dem sie aus dem Bad gekommen war. Ich war mir nicht sicher, was sie vorher damit sauber gemacht hatte. Ich sah vorsichtig zu Frau Walter rüber. Die sah mich entsetzt an und beobachtete, wie die Putzfrau mit diesem Lappen ihren Tisch wischte. Frau Walter wurde nicht, wie ich erwartet hatte, wütend. Wir verständigten uns mit Blicken und nickten uns zu. Als die Putzfrau wieder draußen war, verdrehte Frau Walter die Augen. „Jetzt muss ich diesen ganzen Tisch noch mal putzen," murmelte sie. Wir lachten.

An einem Tag war es besonders heiß und ab Mittag wurde die Klimaanlage eingeschaltet. Da die Luft aber schwül und unangenehm blieb, stand unsere Tür offen und unser Fenster auch. Mittags kam der Stationsmanager Manfred Geiger vorbei. Als er in unser Zimmer trat, begann er unvermittelt zu schimpfen: „Ihr seid doch blöd, dass ihr in dieser Hitze herumliegt. Ich habe heute Morgen den Schwestern gesagt, dass alle Fenster und Türen zu sein müssen, damit die Klimaanlage effektiv arbeiten kann. Und Ihr Luschen haltet Euch nicht dran."

Frau Walter und ich sahen uns an. Wir waren uns einig: Das konnten wir nicht durchgehen lassen.

„Na hören Sie mal. Wie reden Sie mit uns! Wir hatten alles zu und trotzdem wurde es hier drinnen unerträglich," konterte sie.

„Ja, weil die Patienten so blöd sind und die Fenster aufmachen."

„Blöd sind wir schon mal gar nicht", schaltete ich mich ein. Wir waren zu zweit gegen einen und wir waren uns

sicher, dass wir diesen Kerl in die Flucht schlagen konnten. Aber er hatte das letzte Wort: „Ach Quatsch. Wenn ihr den Schwestern in den Ohren liegt, was können die dann groß machen. Dann schmort doch in der Hitze, wenn Ihr es so haben wollt." Er knallte die Tür hinter sich zu und war verschwunden. Frau Walter und ich sahen uns an. „Ist dem noch gut?" fragte sie.
„Das ist die Hitze", meinte ich.
Wir lachten hilflos.
Der nette Assistenzarzt besorgte mir einen Termin bei einer Psychologin in der ambulanten Psychologischen Abteilung der Uniklinik.
Mein erstes Gespräch mit der Psychologin war nicht besonders bemerkenswert, aber ich konnte zum ersten Mal ausführlich die irren Dinge aussprechen und beschreiben, die ich erlebt hatte. Das Büro, in dem das Gespräch stattfand, wirkte lieblos eingerichtet und war sehr düster. Ein farbenfrohes Bild hang an einer Wand. Das konnte aber die düstere Atmosphäre des Raumes nicht aufhellen. Die Psychologin war jung. Ihr glattes, feines Haar hing wie dünne Fäden um ihr blasses Gesicht. Ab und zu schüttelte sie fassungslos, aber distanziert den Kopf, als ich ihr erzählte, dass Frau D. Spritzen setzte und Lidocain von einer Apotheke erhalten hatte. Sie wirkte erschöpft und schien an meinem Fall nicht besonders interessiert zu sein. Vielleicht konnte ich froh sein, dass sie mich überhaupt dazwischen geschoben hatte.
Ich war vorsichtig mit dem, was ich erzählte, denn das, was ich zu erzählen hatte, war teilweise so abstrus, dass man mich leicht für verrückt hätte halten können. Ich erzählte auch von meinen Todesängsten, die ich hatte, aber nicht von dem Trauma, das mein Vater verursacht hatte. Es war alles noch zu frisch, ich wollte das nur

jemandem erzählen, dem ich absolut vertrauen konnte. Ich erzählte ihr auch davon, dass die Oberärztin mir gesagt hatte, ich würde „keine fünf Jahre mehr leben" und dass ich seitdem Angst hatte, dass es so kommt. Dazu sagte sie nichts. Nach der ersten Stunde ging ich so hinaus, wie ich hereingekommen war. Die Psychologin hatte mir die ganze Zeit nur zugehört und nichts gesagt.

Nach der zweiten Stunde gab sie mir eine Liste mit Psychologen, die ich abtelefonieren sollte, wenn ich wieder zu Hause war, um einen Therapieplatz zu bekommen. Auch dieses Gespräch mit der Psychologin ging ohne eine Wirkung an mir vorüber. Es erleichterte mich nicht. Ich war frustriert, denn ich hatte mir mehr Hilfe erhofft. Ein paar ermutigende Worte hätte ich gebrauchen können. Aber plötzlich begriff ich, dass es noch eine andere Möglichkeit gab, fehlende Ermutigung zu bekommen. Ich selbst. Ich selbst konnte mir freundliche, ermutigende Worte sagen. Und das machte ich. Wohltuend beruhigten mich meine eigenen gutmeinenden Worte. Warum bin ich nicht früher auf den Gedanken gekommen?

Meine erste Dialyse. Ich wurde auf die Dialysestation in die 7. Etage gefahren. Die aufgereihten Maschinen, die Betten, die daneben standen, der Geruch von Desinfektionsmittel, die ungemütliche weißgekachelte Oberfläche der Wände, das straffgezogene Linoleum der Böden, der kaputten Körper, weißbekittelte Schwestern, Ödnis der Krankheitszone. Ich wechselte ins Patientenbett, das neben der Dialysemaschine stand.

Die Dialyseschwester schloss zwei Schläuche, die aus der Maschine führten, an meinen Dialysekatheter an. Sie stellte die Maschine ein, die sofort zu laufen begann. Die

Blutpumpe wurde am Anfang niedrig eingestellt und langsam hochgefahren, damit das Blut schneller zirkulieren konnte.

Als mein Blut aus meinem Körper in den durchsichtigen Schlauch zur Maschine floss, starrte ich auf die rote Flüssigkeit. Mein Blut. Lebenssaft, außerhalb meines Körpers in einem Plastikschlauch. Bei dieser ersten Dialyse spürte ich eine kurze Irritation. Mein Blut begann am Anfang langsam durch den Schlauch zur Maschine, in der es gereinigt wurde, zu fließen, dann floss es durch den Schlauch zurück in meinen Körper. Während der viereinhalbstündigen Dialyse war ein Teil meines Blutes ständig außerhalb meines Körpers in den Schläuchen und in der Filteranlage der Maschine.

Woher wusste mein Köper, dass dieser Zustand keine Gefahr bedeutet? Er wusste es nicht. Der Körper hat ein eigenes Bewusstsein. Er wusste nicht, dass es eine lebenserhaltene Maßnahme war, die da geschah. Mein Körper wusste am Anfang nicht, dass er das austretende Blut sicher zurückbekam und davon handelte mein Traum in der folgenden Nacht.

Als die Blutpumpe langsam hochgefahren wurde, begann die eigentliche Belastung für den Körper. Mein Blutdruck rauschte plötzlich abwärts, mir wurde schwarz vor Augen, ich taumelte nach unten in die Tiefe, in die Dunkelheit. Die Kraft wich mir aus der Brust. Die Schwester stand zufällig an meinem Bett. In Panik griff ich nach ihrer Hand, kurz bevor ich fast das Bewusstsein verlor. Sie wollte ihre Hand wegziehen und als ich nicht los ließ, schüttelte sie sie ab. Langsam kam ich wieder zu mir. Mir war übel. Die Schwester hielt mir rechtzeitig eine Schale hin. Es ging weiter. Viereinhalb Stunden lang pumpte die Maschine mein Blut durch den Filter, der alles, was sonst die Nieren 24 Stunden am Tag filterten, reinigte. Die Maschine ersetzte die Arbeit der Nieren. Mittlerweile war die Technik so weit entwickelt, dass Menschen durch und mit der Dialyse lange leben konnten. Die Blutwäsche war sehr anstrengend. So anstrengend wie ein Marathonlauf. Dreimal die Woche musste ich an die Maschine.

In Deutschland gilt Dialysepflicht. Keiner kann sich aussuchen, ob er leben oder sterben will. Es gibt nur wenige Länder, in denen jeder, der ein chronisches Nierenversagen hat, einen Dialyseplatz erhält: In Deutschland, in der Schweiz, USA, Kanada und in Israel. In anderen Ländern konnte im schlimmsten Fall ein Mensch sterben, weil er keinen Dialyseplatz bekommt oder weil er die Dialysebehandlungen selber bezahlen muss und nicht kann. „Irgendwann", sagte mir ein Patient, „Irgendwann, wenn es in Deutschland zu einem finanziellen Engpass im Gesundheitswesen kommt, wenn die Krankenkassen nicht mehr genug Geld haben, kürzen sie auch bei der Dialyse das Geld noch mehr. Im schlimmsten Fall können nur noch Selbstzahler eine Dialyse erhalten, dann werde ich sterben. Ich kann mir keine Dialysebehandlung leisten." Als ich einen Dialysearzt danach fragte, meinte er: „In Deutschland wird das nicht passieren, allein wegen unserer Geschichte. Das käme einer Euthanasie gleich." Ich war mir da nicht so sicher, denn alles entwickelte sich wirtschaftlich weltweit auf einen Engpass zu. Die Wirtschaft war entfesselt. Der größte Teil des Geldes war in wenigen Händen. Ein paar wenigen Reichen gehörte der größte Teil des Geldes. Die anderen, die „kleinen" Leute, mussten einen Großteil ihres verdienten Geldes in die Miete stecken. Es blieb nichts übrig für Rücklagen. Und viele hatten bereits mehrere Jobs, weil sie nicht genug mit einem einzigen Job verdienen konnten. Die Wut dieser Leute wurde immer größer und zu denen gehörte auch ich. Eines Tages würde es krachen und auch ich war bereit, auf die Straße zu gehen und mich gegen die Umklammerung der Geldsäcke zu wehren, denn ich hatte nichts mehr zu verlieren. Es schien keine Ethik, keine Moral mehr zu geben. Wir waren fast alle entfesselt und jagten dem hinterher, was wir für notwendig hielten. Es war keine gute Zeit, das spürten immer mehr Menschen. Ich versuchte gelassen zu bleiben, aber es gelang mir nicht.

Als ich nach der Dialyse wieder oben in meinem Zimmer auf der Nierenstation war, war ich sehr müde und erschöpft. In der Nacht, nach meiner ersten Dialyse hatte ich einen Albtraum. Ich sank in einem Fluss tiefer und tiefer unter Wasser und schrie, aber ich hatte keine Stimme mehr. Ich schrie immer wieder und wieder, aber es kam kein Ton aus meiner Kehle. Um mich herum Geräusche unter Wasser.

Zwei Tage später kam ich wieder um sieben Uhr morgens auf die Dialysestation. Der Schlauch, in dem in wenigen Augenblicken mein Blut fließen würde, wurde wieder mit meinem Katheter verbunden. Eine unangenehme Prozedur. Als die Dialysemaschine lief, wurde mir wieder schlecht und ich musste mich übergeben. Wieder hielt mir die Schwester rechtzeitig eine Schale hin. Dann wurde die Maschine wieder hochgefahren, damit die normale Dialyse starten konnte. Plötzlich rauschte mein Kreislauf wieder ab in die Tiefe. Es ging runter 65, 60, 55. Mir wurde elend. Die Schwestern und Pfleger rannten und machten sich an der Maschine zu schaffen, an der ich angeschlossen war. Sie riefen den Arzt.

Als ich wieder stabilisiert war, fragte ich mich: Warum sieht das sonst keiner? Weder Mann noch Freunde noch

Bekannte? Die Frage nach Zuschauern, war die Frage des Opfers nach Publikum. Wenn ich jetzt sterbe, dann ist das so unspektakulär wie ein Mückenstich. Noch einige Male passierte es während der Dialyse, dass mein Kreislauf in den Keller ging. Jedes Mal mussten die Schwestern die Maschine sofort stoppen, damit sich mein Kreislauf wieder stabilisierten konnte.
Bei meiner siebten Dialyse hatte es sich immer noch nicht gebessert. Immer wieder wurde mir schlecht und mein Kreislauf fiel dramatisch ab. Jedes Mal wurde es gefährlich. Jedes Mal passierte es anders. Normalerweise werden Patienten, die auf absehbare Zeit Dialyse benötigen, erst langsam an die Dialyse heran geführt. Der Körper wird langsam daran gewöhnt, dann ist es nicht so anstrengend und problematisch wie bei mir. Ich musste körperlich und seelisch sehr schnell mit dieser neuen Situation zurechtkommen. Bei der nächsten Dialyse kontrollierte eine Schwester gerade die Blutschläuche an meinem Arm, als mein Kreislauf wieder abwärts rauschte. Ich spürte, wie die Kraft meine Körpermitte verließ; ich fiel in eine Dunkelheit, nach unten in die Tiefe. In meiner Todesangst griff ich nach ihrer Hand. Es war ein Reflex. Sie befreite sich von meinem Griff. Eine Ärztin, die ein Kopftuch trug, kam herein. Ich kannte sie. Sie hatte dem Assistenzarzt bei der Operation meines Katheters geholfen. Dann verlor ich das Bewusstsein. Ich kam wieder zu mir. Eine Schwester war über mich gebeugt. „Da ist sie wieder" rief sie.
„Alles gut", sagte sie zu mir und tätschelte meine Hand. Es war die gleiche Schwester, die vorher meine Hand weggeschlagen hatte. Nur für mich war der Absturz bedeutend. Für alle anderen wäre mein Tod ein Alltagsgeschäft gewesen. Ich wusste, dass das Pflegepersonal anders seinen Job nicht machen konnte. Ich hörte, wie

ein Pfleger und eine Schwester, die am Verbandsschrank im Zimmer standen, miteinander redeten. „Dr. Yildiz ist da volles Risiko gefahren. Augen zu und durch, meinte sie. Thomas hat die Maschine wieder hochgefahren. Das hätte auch schief gehen können. Gut finde ich das nicht." „Da kannst du nichts machen", meinte der Pfleger und ging aus dem Raum.
Diese Ärztin war volles Risiko gefahren? Warum? War es ihr zu lästig, dieses ständige Auf und ab noch lange mitzumachen. Ich hielt den Betrieb auf. Im Notfall musste jedes Mal einer zu mir rennen, meine Maschine runterfahren und den Wasserentzug, der zur Dialyse gehörte, stoppen, damit sich der Kreislauf wieder erholen konnte. Das bedeutete Stress für die Schwestern und Pfleger. Dafür war keine Zeit. Es gab andere schwere Fälle. Die Ärztin machte damit Schluss. Entweder du stirbst oder lebst: „Augen zu und durch."

Ein Jahre später. Ich saß in der Straßenbahn. Es war voll. Es war heiß. Es war Sommer. Ich hatte noch einen Platz ergattert. Mir gegenüber saß eine Frau, mit einem ebenmäßigen, aber harten Gesicht. Ihr Kopftuch verkleinerte den Ausschnitt ihres Gesichts auf ein Oval. Große, dunkle Augen, nachgezogene akkurate Augenbrauen. Ein starrer Blick an mir vorbei. Ihr Gesicht ohne eine Regung. Plötzlich wurde mir schlecht. Ich bekam keine Luft mehr und fürchtete zu ersticken; ich musste hier weg. Ich sprang auf, um noch aus der Bahn zu kommen, die gerade gehalten hatte und jeden Augenblick weiterfahren würde. Ich sprang in letzter Sekunde raus. Frische Luft. Die Türen der Straßenbahn schlossen sich hinter mir und sie fuhr weiter. Ich stand draußen, holte tief Luft. Gott sei Dank. Ich war draußen. Es hatte mir die Kehle zugeschnürt. Ich wäre da

drinnen umgefallen. Ich atmete tief ein. Langsam beruhigte ich mich wieder.
Seit ich aus dem Krankenhaus entlassen war, lösten seelische Eindrücke, die etwas mit meiner Zeit bei Frau D. oder mit der Zeit im Krankenhaus zu tun hatten, sofort körperliche Reaktionen aus. In der Straßenbahn waren es die Augen und das starre Gesicht der Frau, die mir gegenüber saß. Der harte Gesichtsausdruck erinnerte mich an die Kaltschnäuzigkeit der Dialyseärztin, die mein Leben aufs Spiel gesetzt hatte. Es spielte keine Rolle, dass sie ein Kopftuch trug. Das war nur ein Wiedererkennungssymbol, weil es die Ärztin auch getragen hatte. Es hätte auch ein Nasenring sein können. Die Kaltblütigkeit - meine Todespanik. Das war der Auslöser.

Ich hatte damals Dr. Tülay Yildiz übel genommen, dass sie mein Leben aufs Spiel gesetzt hatte. Ich war mir sicher, bei ihrer eigenen Schwester wäre sie das Risiko nicht eingegangen. Ich hatte vor, ihr irgendwann eine Rückmeldung zu geben. Genauso wie der Oberärztin der Uniklinik, Dr. Stefanie Basta, die mir gesagt hatte, dass ich keine fünf Jahre mehr leben würde. Aber ich musste erst mal abwarten, bis die fünf Jahre vorbei waren.

Leider hielt die verschworene Gemeinschaft mit Elisabeth Walter nicht lange. Sie wurde entlassen. Aber wir tauschten die Telefonnummern aus und versprachen, uns zu treffen, denn wir wohnten nicht weit voneinander entfernt.
Eines Nachts wurde eine ausgemergelte, etwa 36-jährige Frau eingeliefert. Sie hustete die ganze Nacht. Am Morgen schlief sie. Mittags wurde sie wach. Sie war sehr nervös und lief hin und her. „Ich habe eine Lungenent-

zündung." Ihre Gesten waren fahrig, ihr Blick nervös. Ihre strähnigen, schwarzen Haare glänzten. Sie sah aus, wie ein Ex-Junkie. Ich schloss mein Portemonnaie und mein Mobiltelefon weg und versuchte, kein schlechtes Gewissen zu bekommen, weil ich solche Vorsichtsmaßnahmen traf. Sie telefonierte mit einem ihrer Kinder. Als sie auflegte, lobte sie ihren Sohn. „Mein Großer ist dreizehn Jahre alt. Er ist ein Schatz. Er kümmert sich um alles.", sagte sie mir. Aus dem Telefonat hatte ich herausgehört, dass sie ihm vieles aufbürdete. Die Verantwortung für seine Geschwister, für das Zuhause und für seine Mutter. So ein breites Kreuz konnte kein Jugendlicher haben. Aber ich sagte nur: „Sie sollten aufpassen, dass sie ihm nicht zuviel zumuten." „Nein, nein, er macht das gerne."

Meine Bettnachbarin war die ganze Zeit unterwegs und bekam von dem ganzen Theater nichts mit. Sie war Raucherin und hatte auf der Station Freundschaft mit einer anderen Patientin geschlossen, mit der sie die Gegend unsicher machte. Beide verstanden sich bombig und beide rauchten, obwohl es beiden, wegen ihrer Lungenentzündung, verboten war. Erst morgens früh kroch meine Bettnachbarin in ihr Bett und schlief noch, als ich wieder zur Dialyse abgeholt wurde. An der Maschine wieder dasselbe Spiel. Mir ging es übel. Ich konnte nicht vorher frühstücken, sonst hätte ich mich auf der Dialysestation übergeben. Aber ich übergab mich diesmal auch so. Als ich die erste Elendsphase überstanden hatte und es mir wieder einigermaßen ging, bemerkte ich, dass ich mein Mobiltelefon nicht dabei hatte. Ich erschrak. Wenn meine Nachbarin es findet, kann sie nach China telefonieren und ich muss zahlen. Aber ich konnte nicht weg. Ich war an der Maschine „festgebunden".

Als ich wieder oben im Patientenzimmer war, sicherte ich mein Mobiltelefon, trank meinen Frühstückskaffee und aß ein Gummibrötchen mit Käse. Essen durfte ich nicht mehr alles. Ich lernte gerade, was ich zu mir nehmen konnte und was besser nicht. Alle Lebensmittel, die zu viel Kalium und Phosphat enthielten, sollte ich meiden. Wenn ein Dialysepatient zu viel Kalium zu sich nimmt, riskiert er einen Herzstillstand. Er könnte nur wiederbelebt werden, wenn er genau neben einer Dialysemaschine umfällt. Ich wusste also jetzt, wie ich mich mit Leichtigkeit umbringen konnte, hatte aber kein Interesse mehr daran. Ich lernte Disziplin und noch mal Disziplin. Ich durfte nur noch sehr wenig trinken. Am Anfang fiel es mir sehr schwer, nur zwei kleine Gläser Flüssigkeit am Tag trinken zu dürfen. Das war hart. Aber der Körper ist ein Wunderwerk: Er gewöhnt sich an alles. Nach vier Monaten war es nicht mehr so schlimm, fast nichts trinken zu dürfen. Und dann allmählich, machte es mir nichts mehr aus.

Meine Nachbarin wusch sich nicht und putzte sich nicht die Zähne. Sie hatte nicht mal eine Zahnbürste dabei. Anfangs hoffte ich, dass sie nicht meine Zahnbürste und meine Seife benutzte. Aber offensichtlich dachte sie nicht daran. Sie bekam einmal Besuch von ihrem Vater, der mit seiner zweiten Frau vorbeikam. Er wirkte ganz anders als sie. Gut bürgerlich, etwas feist. Er wirkte gepflegt, war höflich. Seine Frau war hellblond, hochtoupiertes Haar, Kostüm. Er sah seine Tochter an wie ein fremdes, eigenartiges Reptil, als wäre er im Zoo. Er behandelte sie distanziert, kalt und ohne Interesse. Warum besuchte er sie überhaupt? Seine blondierte Frau wirkte betont chic, gepflegt, feminin und distanziert. Sie hatten so gar nichts gemeinsam mit dieser lungenkranken, verlorenen Seele.

Alexander brachte mir einen MP3-Player mit. „Ich hab dir ein paar Sachen aufgenommen. Den Roman, den du wolltest und einen Abschnitt aus der Bibel." Ich freute mich, denn es war so langweilig in der Dialyse. Manchmal wusste ich nicht, wie ich die Stunden herumkriegen sollte. Immer noch wurde mir in der ersten Stunde schlecht und ich musste mich übergeben. Danach konnte ich einigermaßen gut Fernsehen oder lesen. Aber lange konnte ich mich nicht konzentrieren, dann wurde ich schlapp und schlief ein. Ein Hörbuch war weniger anstrengend. Die Stimme des Vorlesers war angenehm. Es war ein Roman wie ein Kanon, viele Stimmen setzten ein und am Ende schloss sich der Kreis. Es war unterhaltsam, aber nicht besonders tiefschürfend.

Als das Hörbuch zu Ende war, hörte ich mir den Bibelabschnitt an, den Alexander für mich aufgenommen hatte. Aus der Offenbarung: „...Das sagt der, welcher die sieben Geister Gottes und die sieben Sterne hat: Ich weiß deine Werke: du hast den Namen, dass du lebest, und bist tot. Werde wach und stärke das übrige, was sterben will; denn ich habe deine Werke nicht vollendet erfunden vor meinem Gott. So denke nun daran, wie du empfangen und gehört hast, und bewahre es und tue Buße. Wenn du nun nicht wachst, werde ich über dich kommen wie ein Dieb, und du wirst nicht merken, zu welcher Stunde ich über dich kommen werde. Aber du hast einige wenige Namen in Sardes, welche ihre Kleider nicht befleckt haben; und sie werden mit mir wandeln in weißen Kleidern, denn sie sind es wert. Wer überwindet, der soll mit weißen Kleidern angetan werden; und ich will seinen Namen nicht tilgen aus dem Buch des Lebens und will seinen Namen bekennen vor meinem Va-

ter und vor seinen Engeln..." Ich stockte, spulte zurück und hörte den Text noch mal. "...und sie werden mit mir wandeln in weißen Kleidern.... Wer überwindet, der soll mit weißen Kleidern angetan werden; und ich will seinen Namen nicht tilgen aus dem Buch des Lebens." Einen Augenblick hielt ich den Atem an und dachte an die Frau in weiß, die neben meinem Bett gesessen hatte... Den Rest der Dialyse verschlief ich.
Es war meine dritte Woche an der Dialyse. Ich fühlte mich schwach. Ich konnte nur noch mit Hilfe der Maschine leben. Das wollte ich nicht. Damit konnte ich mich nicht anfreunden. Meine Gedanken waren mal wieder dramatisch. Aber so war es. Ich wollte so nicht leben. „Ich will mein altes Leben zurück!" Ich sagte es keinem, aber ich dachte es die ganze Zeit.

Alexander kam zum ersten Mal in der Dialysestation vorbei, während die Maschine mein Blut reinigte. Er stützte sich auf mein Bett und sah mich begeistert an. Ich verstand nicht, warum er solch ein strahlendes Gesicht machte. „Was gibt es da zu strahlen?" fragte ich ihn verständnislos. „Du kannst leben!" erklärte er und strahlte immer noch. Auch ich begann zu lächeln.
Bei der nächsten Dialyse, zwei Tage später, legte ein Pfleger mich an. Die Schwestern und Pfleger wechselten sich tageweise ab. Nachdem er die Schläuche an meinen Katheter angeschlossen und den Blutfluss in Gang gesetzt hatte, fragte er mich, ob er die Maschine drehen sollte, damit ich die Zeiteinstellung sehen könnte. „Ich will diese Scheißmaschine nicht sehen", antwortete ich. Er blieb stehen und nahm sich Zeit für ein paar wichtige Worte. „Sie haben nicht die richtige Einstellung. Die hilft Ihnen nicht weiter, im Gegenteil; sie schadet Ihnen. Die Maschine hilft Ihnen am Leben zu bleiben. Sie soll-

ten es also anders sehen: Sie müssen zwar zur Dialyse, aber Sie können leben! Diese Maschine ist ihre Hilfe, um weiterleben zu können. Sie müssen *mit* der Maschine leben, nicht *gegen* sie." Ich war froh, dass er mir das sagte. Er hatte ja so Recht, aber noch konnte ich es nicht so sehen. Ich seufzte kaum hörbar. Diese Maschine erhielt mich am Leben. Ich konnte nur mit ihr, nicht gegen sie leben. Ich musste akzeptieren, dass ich nur so am Leben bleiben konnte. Ich sollte dankbar sein.

Eine nette Medizinstudentin, die mit ihrem Studium fast fertig war, nahm sich Zeit, als ich ihr ein paar Fragen stellte. Sie erklärte mir sehr ausführlich, was mit meinen Nieren geschehen war und fasste noch mal zusammen: „Die feinen Stäbchen Ihrer Nieren sind zerstört."
„Das heißt, wenn diese Stäbchen zerstört sind, kann ich dann nichts mehr tun, um die Osmose der Nieren wieder in Gang zu bringen?", fragte ich sie.
„Wenn sie zerstört sind, sind sie zerstört. Man kann sie nicht mehr reparieren. Aber wenn es noch nicht so weit ist, kann man Maßnahmen ergreifen, die das Fortschreiten verhindern. In Ihrem Fall hätte ein Arzt angeordnet, dass Sie möglichst kaum Eiweiß mehr zu sich nehmen."

Frau D. hatte bei den ersten Symptomen der schweren Erkrankung, die ich ihr sofort mitgeteilt hatte, selbst herumgedoktert, statt einen Arzt einzuschalten.
Großer Gewichtsverlust bei normalem Essverhalten ist fast immer ein Anzeichen für eine schwere Erkrankung. Sie hätte mich auch zum Arzt schicken müssen, als ich die vermehrte Wasseransammlung im Körper hatte. Sie hatte mich sogar im Spätstadium gesehen und nichts anderes veranlasst, als ihre kruden Verordnungen von Salzbädern und ihre schädigende Verordnung mehr Ei-

weiß zu essen und über vier Liter Wasser pro Tag zu trinken. Das alles zeugte nicht nur von medizinischer Unkenntnis, sondern von Gewissenlosigkeit. Was Frau D. veranlasst hatte, hatte meinen Nieren noch mehr geschadet.
Eine Eigenverantwortung hatte ich zweifellos, aber Frau D. trug dennoch Verantwortung für ihr Tun. Es war nicht nur unterlassene Hilfeleistung und Körperverletzung; sie hatte meinen Tod nicht nur billigend in Kauf genommen, ich war mir fast sicher, dass sie ab einem bestimmten Zeitpunkt auch entschieden hatte, mich zu vernichten.
Vier Wochen Dialyse lagen hinter mir. Die Schwestern und Pfleger der Dialysestation standen unter Stress. Ständig kamen Notfälle herein. Manchmal starb jemand. Eines Morgens lag ich in einem Nebenraum auf der Dialysestation und hörte das Röcheln eines Todkranken. Während er an der Dialyse war, schien er allein und ohne einen Beistand zu sein. Niemand war bei ihm. Ich hörte einen furchtbaren Überlebenskampf und es hörte sich nicht an, als könnte er ihn gewinnen. Ich konnte diesem Menschen nicht helfen; ich war selber an ‚meiner' Maschine festgebunden. Als ich später die Schwester nach dem Patienten fragte, sagte sie nur. „Ja, der ist schwer krank. Das wird nichts mehr."

Am nächsten Tag hatte ich einen Tiefpunkt. Die Schwester machte routinemäßig ihren Dienst. Die Pumpe der Maschine jagte mein Blut durch den Filter, um es zu reinigen.
Wie in einem Film sah ich, wie ich mich bei Frau D. bemüht hatte, mich abgestrampelt hatte, alles versucht hatte und alles getan hatte, was sie verlangte und es war doch alles umsonst gewesen. Ich hatte einfach ihre Be-

dingungen nicht erfüllen können, obwohl ich mich so sehr bemüht hatte. Jetzt lag ich hier in der Uniklinik und wusste nicht, ob ich jemals wieder richtig auf die Beine kommen würde. Plötzlich brach ich zusammen und weinte: „Ich habe mich so angestrengt. Ich habe alles versucht. Ich hab alles gemacht. Ich hab mir solche Mühe gegeben!" Ich heulte. Die Schwester sah mich überrascht an. Ihr war es unangenehm. Sie drehte sich um und ging. „Sie meint, sie hätte sich so angestrengt.", erzählte sie einer anderen Schwester, die gefragt hatte, was mit mir los sei.

Durch diesen Ausbruch fiel ein Stück weit die Anspannung der letzten zweieinhalb Jahre von mir ab. Ich hatte ständig unter Druck gestanden und mich sehr angestrengt und ich hatte es nicht geschafft, wieder gesund zu werden. Ich hatte mich nicht nur bei Frau D. angestrengt. Ich hatte mich mein ganzes Leben lang angestrengt und es hatte nie gereicht. Jetzt lag ich hier und war todkrank. Es war alles umsonst. Davon konnte ich niemandem sprechen. Alleine zu sein, das unterschied mich nicht von anderen Menschen. Alleine zu sein und das auszuhalten und anzunehmen, war ich noch nicht bereit. Ich hatte keinen Halt, es gab keine Hilfe, obwohl sich alle um mich herum bemühten. Aber ich war austauschbar. Ich war nur ein Patient. Immer noch wälzte ich mich in Gefühlen des Selbstmitleids. Ich wollte nun doch wieder sterben. So leben, wie jetzt, mit der Dialyse – wie sollte das aussehen? Ich will, dass alles endlich vorbei ist. Ich war immer noch mit meiner Opferhaltung beschäftigt: Wenn ich im Sterben liege, dann werden die Schwestern hier, mehr Gefühle zeigen. Eine Träne verdrücken oder denken: Schade.

Wenn nach der Dialyse die Verbindung zum Katheter abgemacht wurde, war das immer ein Augenblick, den ich aushalten musste. Es tat nicht wirklich weh, aber allein von der Vorstellung wurde mir schlecht, dass dieses Röhrending aus Plastik unter meiner Haut lag. Der Verband des Katheters musste nach jeder Dialyse erneuert und der Katheterausgang gereinigt werden, damit keine Entzündungen entstehen. Das aber war für mich jedes Mal eine sehr unangenehme Prozedur. „Ach, bitte wechseln Sie den Verband heut nicht. Lassen Sie ihn drauf", sagte ich zur Schwester, die die Verbindung zwischen Katheter und Schlauch trennte. Jedes Mal, wenn nach der Dialyse daran herumgefummelt wurde, wurde mir elend. Ich bekam schon weiche Knie, wenn ich nur dran dachte. „Soll ich den nicht wechseln?" hakte die Schwester nach. „Besser wär's!" „Bitte nicht wechseln." Sie zuckte die Schultern: "Dann nicht. Mir wurscht." Diese zwei Worte hakten bei mir fest. In dem Moment begriff ich, dass es den anderen egal war, ob es mir gut ging oder nicht. Wenn ich nicht selber darauf achtete, dass es mir gut ging, dass zum Beispiel der Verband gewechselt wird, damit keine Entzündungen entstehen, war es den Schwestern auch egal.

Die Pfleger und Schwestern hatten keine Zeit, sich um meine fehlende Selbstverantwortung oder um meine Gefühle zu kümmern. Ich war kein Kind mehr. Ich war eigenverantwortlich. Was erwartete ich also? Schwestern und Pflegern machten ihren Job. Und ob ich da war oder nicht, spielte keine Rolle. Wenn ich weg bin, kommt der nächste Patient. Sie haben keine persönliche Beziehung zu mir. Was für einen Sinn also hatte es, in einer Tragödie festzustecken? Wenn ich sterbe, heult hier keiner. Höchstens die engsten Verwandten werden ein paar Tränen vergießen und dann geht das Leben weiter. Es muss weitergehen. Als ich das begriffen hatte, erschien mir jede Opferrolle sinnfrei, ja, idiotisch zu sein.

Ich muss leben wollen. Es ist die einzige Möglichkeit aus dieser Hölle der Gefühle herauszukommen. Das Problem war: Ich wusste das nun, aber ich empfand nicht so. Ich begann vor mich hin zu beten. Wie ein Mantra wiederholte ich ständig: Ich will leben *wollen*. Ich will leben *wollen*. Aber ich empfand nicht so. Ich wollte nicht leben. Ich betete und überlegte: Ich will nicht leben. - Wie kann ich leben wollen? - Ich will leben wollen. - Wie mache ich das? - Den ganzen Nachmittag verbrachte ich mit diesen Fragen, diesem Wunsch und selbst den nächsten und übernächsten Tag noch kämpfte ich mit mir, um dieses Gefühl zu erringen, für das Leben zu sein; mich auf die Seite des Lebens zu stellen. Ich wiederholte immer wieder meinen Wunsch. Wie kann ich es schaffen, leben zu wollen? Abwechselnd riefen Stimmen in mir laut und fordernd: Ich will leben. - Ich will nicht leben. - Ich will nicht! Verzweifelt. Jemand, irgendetwas musste mir – nein, *ich* musste mir helfen. Während das Blut in die Maschine gepumpt und gereinigt wurde, während dieser viereinhalb Stunden Dialyse, kämpfte ich mit mir bis ich vor Erschöpfung einschlief.

Allmählich vertrug ich die Dialyse besser. Mein Blutdruck war immer noch niedrig, aber er rauschte nicht mehr ab in die Tiefe. Manchmal noch hatte ich Einbrüche der Angst. Mir wurde dann ganz seltsam und elend zumute und ich hatte das Gefühl, ich verliere das Bewusstsein. Mir wurde schlecht. Ich drückte die Notschelle. Die Schwester kam und kontrollierte die Maschine. „Mir ist so elend."
Sie holte eine Ärztin. Die schaute nach mir. Es wurde ein EKG gemacht. Sie konnte nichts feststellen. Jetzt ahnte ich, dass es die Angst war, die sich bei mir körperlich

zeigte. Ich war erschöpft und schloss die Augen. Die Ärztin blieb am Bett stehen, sah sich noch mal meine Kurve an. Ein Arzt, Dr. Adrianakis, kam hinzu. Er stand mit der Ärztin am Fußende des Bettes und erkundigte sich, was los sei. „Das EKG ist in Ordnung", meinte die Ärztin. Dr. Adrianakis sagte: „Wegen so was", er deutete mit dem Kopf auf mich, „hatten wir letzte Nacht vier Stunden zu tun." Er machte keinen Versuch besonders leise zu sprechen. Ich lag vor ihm im Dialysebett und hörte alles, konnte aber nichts sagen. Bis dahin war mir dieser kleine, drahtige Arzt als sehr freundlich und nett erschienen. Ich aber verstand nicht, was an einem Angstzustand verächtlich sein sollte.
Ich war kraftlos und faul, musste aber anfangen, mich wieder zu bewegen. Ich bekam Krankengymnastik verordnet. Eine Krankengymnastin kam und wollte mich abholen, um mit mir eine Runde auf dem Flur zu drehen. Ich ging die ersten Stunden, die ich bei ihr hatte, mit dem Rollator neben ihr im Karree, um die Station herum. Das reichte auch. Danach war ich kaputt und müde. Aber sie steigerte langsam meine Leistung. Nach einer Runde gingen wir in mein Zimmer zurück und ich machte, unter ihrer Anleitung, noch einige Übungen auf dem Bett. Wir kamen ins Gespräch. Ich war wieder ganz in Selbstmitleid versunken. „Ich habe etwas sehr Schlimmes erlebt", sagte ich mit dem Gefühl das Opfer einer kaltschnäuzigen „Heilerin" gewesen zu sein. Sie hörte nicht zu. Ich hatte den Eindruck, sie wollte das nicht hören. Sie war nicht zu beeindrucken. Und gerade das, dass sie auf mein tragisches Gerede nicht reagierte, warf mich auf mich selbst zurück. Mein Selbstmitleid, meine Opferhaltung brachten mich bei ihr nicht weiter. Wegen ihrer ablehnenden Reaktion dachte ich zunächst: O.K. Sie mag das Selbstmitleid nicht. Mir wurde bewusst,

dass ich versucht hatte ihre Anteilnahme zu ergattern. Ich wollte sie als Zuschauer und Zuhörer missbrauchen, schlimmstenfalls als Mitleidende. Aber ich konnte mit meinem Selbstmitleid, mit meiner Opferhaltung bei dieser Krankengymnastin nicht landen. Ich hatte die Wahl. Also begann ich, ihr ehrlich Fragen zu stellen, die mit meiner Gesundung zu tun hatten. „Ich bin das letzte Jahr nicht mehr freihändig gegangen. Ich musste mich immer an mir selbst festhalten oder mich auf irgendetwas abstützen. So wie jetzt. Nun habe ich diesen Rollator und kann nicht freihändig gehen. Ich frage mich, ob ich mein ganzes Leben so herumlaufen muss. Wieso kann ich nicht freihändig gehen?"
Frau Spür sah auf meine vorsichtigen Schritte und sagte, ohne den Blick zu heben: „Sie können es. Es spricht nichts dagegen. Sie trauen es sich nur nicht zu."
Dieser letzte Satz: „Sie trauen es sich nur nicht zu." – Eine simple Wahrheit. - In diesem Augenblick platzte ein Knoten. Das war es! Ich kann es, aber ich traue es mir nicht zu. Das betrifft viele Bereiche meines Lebens! Als mir das klar wurde, wusste ich, dass ich es schaffen würde. Ich würde wieder ohne Rollator und ohne mich an mir selbst oder an irgendetwas oder irgendjemanden festzuhalten durchs Leben gehen können.
Die Krankengymnastin Frau Spür war auch weiterhin nicht empfänglich für mein Gejammer, für mein Selbstmitleid, für mein Suhlen im eigenen Elend. Natürlich war für mich ihr Desinteresse an meinem Leiden zunächst unerfreulich. Aber ich begriff, dass ich mit der Opferrolle auf dem falschen Dampfer in die falsche Richtung unterwegs war. Auf einem Dampfer, der ins Nirgendwo führt. Ich wurde von Frau Spür auf mich selbst zurückgeworfen und ich war bereit hinzuschauen. Sie, als Fachfrau sagte mir, was möglich war. Es war für

mich möglich, wieder normal zu gehen. Es war möglich! Jetzt lag es an mir, alles dafür zu tun. Ich musste es mir nur zutrauen und ich begann bereits, es mir zuzutrauen. Ich wäre selbst nie auf die Idee gekommen, dass ich wieder ganz normal gehen könnte, so gefangen war ich in meinem Gedankenkäfig, den ich auch der „Heilerin" zu verdanken hatte. Ich erkannte, wie sehr der Druck, den Frau D. auf mich ausgeübt hatte, meinen Glauben an meine Möglichkeiten zerstört und mich gelähmt hatte. Alexander rief mich an. „Sonja ist bei Dolores ausgestiegen. Ich habe ihr erzählt, was mit dir passiert ist. Sie möchte dich im Krankenhaus besuchen kommen. Ist das o.k.?" "Ja, natürlich. Ich freue mich." Sie hat es also auch geschafft, von Frau D. wegzukommen. Sonja kam mich besuchen und es war im ersten Augenblick seltsam, weil wir uns zum ersten Mal unter anderen Vorzeichen begegneten und nicht unter der Schirmherrschaft von Frau D. „Mensch, dass es dich so hart getroffen hat", begrüßte sie mich. „Ja, ich hatte Glück, dass ich noch rechtzeitig ins Krankenhaus kam." Ich erzählte ein wenig, was geschehen war. „Und bei dir?"
"Mich hat es auch einiges gekostet. Jetzt nicht gesundheitlich, aber finanziell. Die Schulden muss ich noch abbezahlen. Ich hatte eine Hypothek auf mein Haus aufgenommen, das Geld hatte ich Dolores für das Projekt gegeben, aber das werde ich nicht wiedersehen. Darüber will ich mich aber gar nicht beschweren, wenn ich dich so sehe." Ich lächelte. „Alexander und ich fragen uns immer wieder, wie wir so blöd sein konnten, dieser Frau zu vertrauen." Auch Sonja schüttelte den Kopf.
„Das Schlimme war die Vermengung von Wahrheiten, Halbwahrheiten und Unsinn. Sie hat alle ausgebeutet. Emotional und finanziell." Sie sah nachdenklich zu Boden. „Weißt du, dass sie meine Mutter, als sie kein Geld

mehr hatte, furchtbar behandelt hat? Sie hat sie angeschrieen und sogar geschlagen."
„Was?"
„Ja. Dolores ist so krank."
Wir erzählten uns einzelne Begebenheiten, die wir uns jetzt, im Nachhinein, nur durch die Niedertracht von Dolores erklären konnten. „Ich habe jetzt gehört, dass damals das Ordnungsamt eine Hausdurchsuchung bei Dolores gemacht hat und, halt dich fest, das Ordnungsamt hat die Hausdurchsuchung vorher schriftlich angekündigt!" „War das damals, als bei Nacht und Nebel die ganzen Unterlagen und Spritzen von Dolores weggeschafft werden mussten?"
„Ja, genau."
„Wie konnten die eine Hausdurchsuchung anmelden? Ist doch klar, dass dann nichts zu finden sein wird!"
„Wie blöd sind die eigentlich?" „Offensichtlich ziemlich blöd." „Ich hab übrigens damals bei Dolores die ganzen Unterlagen über die Patienten durchgesehen. Ich war ja oft da und hatte zu allem Zugang." Nach einer Pause sagte Sonja und starrte auf meine Bettdecke, bevor sie mir in die Augen schaute. „Es tut mir leid. Ich war selbst überrascht, als ich dahinter kam, wie verrückt diese Frau ist. Ich hab viel zu spät gemerkt, dass diese Frau gefährlich ist." Ich nickte. „Da geht es dir nicht anders als mir." Es tat gut, mit einer Gleichgesinnten zu sprechen. Sonja war ausgestiegen. Ich wusste, wie sie sich fühlen musste. „Du kannst dir gar nicht vorstellen, aus wie vielen Wolken ich gefallen bin, als mir klar wurde, was das für eine Frau ist." Wir unterhielten uns noch eine ganze Weile. Sie erzählte, dass sich auch ihre Mutter mittlerweile aus den Klauen der „Heilerin" befreien konnte, aber sie hatte alles verloren: ihr Mietshaus, ihr neues Auto. Ihr ganzes Geld war weg. Zum Schluss kam

es für die alte Dame durch Dolores noch schlimmer. Als Clara ausgezogen begann das Theater für Margarethe. Als sie Dolores warnte, dass das Geld zur Neige ginge und sie nicht mehr so viel einkaufen sollte, rastete Dolores aus. Sie schrie und tobte und sie begann sogar Margarethe zu schlagen. Dolores warf Margarethe raus. Die alte Dame musste ihre Sachen mit Hilfe der Polizei aus dem Haus holen, denn Dolores war gewalttätig. Margarethe fand schnell eine kleine Wohnung. Danach hauste Frau D. allein in dem Haus. Die Miete konnte sie nicht mehr zahlen und der Streit mit dem Vermieter ging los. Sie suchte sich etwas Neues und mietete ein Haus in der Eifel, weit weg von unserer Stadt. Noch hatte sie die Unterstützung von einigen wenigen Anhängern, die bei ihr geblieben waren und ihr die Treue hielten.

Später erfuhr ich nach und nach, was alles noch geschehen war. Es waren haarsträubende Geschichten. Das Wichtigste war, dass wenigstens einige aufgewacht waren. Darunter Eltern, die endlich ihre Kinder dem schädlichen Einfluss der „Heilerin" entzogen.

Wir hatten uns alle täuschen lassen. Wir waren geschädigt, seelisch, körperlich oder finanziell, jeder auf eine andere Weise, aber jeder von uns war fest entschlossen, diese Erfahrung hinter sich zu lassen und sich dem eigenen Leben zuzuwenden - ohne Abhängigkeiten.

Nach und nach kamen immer mehr Kuriositäten ans Licht. Dolores war immer besonders schlecht auf Männer zu sprechen. Sie wähnte Männer generell als autoritär und bestimmend und dichtete ihnen gerne sexuellen Missbrauch an, ob an Söhnen, Töchtern oder Enkeln. Männer wurden, insbesondere in Abwesenheit, vernichtend analysiert. Nur Männer, die sich unter ihre Führung begaben, wurden von ihr geschätzt. Sonja erzählte, dass Dolores über jeden Klienten eine Karte angelegt hatte, auf der alles notiert war, einschließlich der Medikamentation. Sonja hatte einiges beobachten können, von dem wir nichts geahnt hatten, denn sie war häufig im Haus, weil sie ihre Mutter Margarethe oft besuchte. „Dolores hat in das von ihr zubereitete Essen, das sie dem ein und anderen vorsetzte oder mitgab, Medikamente untergemischt. Ich hab es beobachtet, Anna. Hat sie dir je davon erzählt, dass sie Medikamente in dein Essen tat?" Mich verließen alle guten Geister. „Was? Was hat sie getan? Das darf doch nicht wahr sein!" „Doch, so war es. Ich weiß nicht, was sie noch alles getan hat." Es stand alles auf den Patientenkarten. „Mich schauderte. Was hatte diese Frau noch alles getan, von dem wir keine Ahnung hatten?

Je länger ich im Krankenhaus war, desto mehr begriff ich, was für eine Arbeit die Schwestern leisteten; dass sie täglich mit dramatischen Schicksalen konfrontiert wurden und dass sie die Begleiterscheinungen des Lebens von ihren unschönen Seiten hautnah miterlebten.
Die Hitze in diesem Sommer war unerträglich. Die Schwestern ließen Fenster und Türen offen. Einige Zimmer weiter war vor wenigen Tagen eine alte Frau eingezogen. Sie schrie sehr laut und jammerte ununterbrochen. Sie musste wahnsinnig sein. Ich hielt es fast nicht mehr aus. Ihre große Familie kam sie jeden Tag besuchen. Ich stand auf und wanderte dorthin, wo die Schreie herkamen. Sie lag im Eckzimmer. Ihr Gesicht hatte tiefe Falten, als sie mich sah, riss sie die Augen auf und starrte mich an. Seit vier Tagen mussten wir Tag und Nacht das Geschrei aushalten.
„Sie müssen dafür sorgen, dass das Geschrei aufhört." Ich sprach eine junge Schwester an. Keine Schwester

konnte Sonderaufträge von irgendwelchen Patienten brauchen. „Das kann ich nicht."
Ich wollte nicht locker lassen: „Wenn Sie das nicht können, dann machen Sie wenigstens die Türe und das Fenster zu, damit wir anderen Patienten nicht wahnsinnig

werden." „Das kann ich nicht. Es ist zu heiß." „Wenn Sie das nicht können, dann werde ich irgendetwas tun, damit das aufhört und es wird nicht lustig." Ich hatte die Nase voll. „Ich weiß nicht, warum diese Frau so schreit. Es tut mir leid, dass sie womöglich etwas Furchtbares durchmacht. Es wird aber nicht besser davon, wenn wir anderen auch den Verstand verlieren. Auf Dauer geht so ein Geschrei nämlich an die Substanz. Dann drehen wir hier alle durch. Verstehen Sie das?" Sie sah mich böse an. „Sagen Sie ihren Verwandten, sie sollen was tun, damit das Gezeter aufhört."
„Sie kommt aus der Nervenheilanstalt."
„Ich auch."
Was nützte es, ich drehte mich herum und schlurfte mit meinem Rollator davon. Immerhin war mein Kampfgeist wieder erwacht.
Als am Nachmittag eine Ärztin in mein Zimmer kam, sagte ich ihr: „Glauben Sie, dass es gut wäre, wenn die Patienten hier im Krankenhaus genesen könnten?"
„Ja, natürlich, dafür sind wir da."
"Glauben Sie, dass Krach, Schreierein, Gebrüll im Krankenhaus helfen zu genesen?"
"Nein, natürlich nicht. Das ist ein Krankenhaus. Die Patienten brauchen Ruhe."
"Können Sie dann bitte der Schwester sagen, sie soll die Fenster und die Türe im Eckzimmer zu machen und stattdessen die Klimaanlage anmachen. Die alte Frau schreit von Morgens bis Abends und sie schreit nachts.

Wir werden hier wahnsinnig. Es ist unerträglich. Man geht kaputt dabei. Können Sie das veranlassen? Bitte."
"Natürlich."
Sie sorgte für Schutz. Wenig später war die Schreierei nur noch gedämpft zu hören.
Allmählich begann ich mich im Krankenhaus zu langweilen. Ich ignorierte, dass es Zeit wurde und ich in der Lage war, nach Hause zurück zu kehren. Ich wollte noch nicht.
Überraschungen gab es im Krankenhaus auch hin und wieder. Zwei Tage später wurde ich morgens aus dem Schlaf gerissen. „Los, los!" Eine Schwester hatte die Zimmertür aufgerissen. Es war frühmorgens und ich war verschreckt: "Was ist passiert?" Ein Treiben, wie auf der Flucht. „Los! Schnell!" Ein Mann trat ins Zimmer. Ich kannte ihn nicht. „Was soll das?"
„Sie müssen zur Gynäkologie. Schnell, der Transport ist auch schon da", rief die Schwester und riss mir die Bettdecke weg. „Moment mal", schrie ich, „Ich bin ja noch gar nicht gewaschen. Mir hat niemand Bescheid gesagt."
„Dann schnell, Katzenwäsche. Die warten nicht ewig."
„Warum hat mir niemand Bescheid gesagt! Ich muss duschen, ich kann nicht so, ohne Duschen zum Frauenarzt gehen. Ich, ich..."
„Sie sind hier im Krankenhaus. Die haben schon mehr ungewaschene Patienten gesehen. Damit können die leben."
„Ja, aber ich nicht", schrie ich und mein Kopf fühlte sich an, als ob er platzen müsste. „Wieso sagt einem keiner Bescheid!" Die Schwester hielt mit dem Betten machen inne: "Ja, das ist blöd gelaufen. - Jetzt lässt es sich nicht mehr ändern."
Ich war wie ein Gegenstand, der hin- und hergeschoben

wird. Ich wusch mich schnell und kletterte auf die hohe Rollliege, die eigentlich nur für Schwerstkranke vorgesehen war. „Die machen mit einem, was sie wollen", schimpfte ich, als mich die Fahrer in den Aufzug schoben. „Man ist ein willenloses Objekt." "Na, so schlimm ist es auch wieder nicht", brummte der Ältere von beiden. Ich überlegte kurz: "Ich empfinde es aber so. Für mich ist das keine Kleinigkeit." Ich lebte zwar immer noch halbwegs wie im Nebel, aber unter diesem Nebel herrschte klares Empfinden.

Allmählich wurde es Zeit das Krankenhaus zu verlassen. Ich war jetzt fünf Wochen hier, aber ich wollte nicht heim. Mir graute davor wieder zurück nach Hause zu kehren. Alles würde mich an die grauenhafte Zeit mit Frau D. erinnern. Ich war doch auch noch viel zu schwach. Ich hatte wenig Kraft und konnte noch nicht wirklich normal umhergehen. Ohne Rollator ging es gar nicht. Der Assistenzarzt Dr. Berber kam vorbei und redete mit mir darüber, dass ich schon sehr lange hier wäre. „Ich soll nach Hause gehen?" fragte ich ihn. „Nein, verstehen Sie mich nicht falsch. Wir wollen Sie nicht rauswerfen. Aber irgendwann müssen Sie ja wieder nach Hause."

„Ja, natürlich."

Seine Worte läuteten meinen Abschied vom Krankenhaus ein. Ich verließ einen vermeintlich geschützten Raum, einen Schonpalast, wenn es auch vieles gab, das genervt hat. Also freundete ich mich mit dem Gedanken an, wieder nach Hause zu gehen. Als wenn Dr. Berber den Startschuss gegeben hätte, ging mir allmählich immer mehr im Krankenhaus auf die Nerven. Die Schwester kam rein: „War die Lymphdrainage schon da?" Ich war irritiert und reagierte nicht sofort. Sie ging wieder raus, schloss aber nicht die Tür hinter sich und ich hörte sie

auf dem Flur zu einer anderen Schwester sagen: „Die sind so blöd, die wissen nicht mal ihre Termine. Haben doch sonst nichts zu tun." Seit meinem Erlebnis mit der „Heilerin" war ich nicht mehr zahm und zurückhaltend. Mich packte die kalte Wut und ich schrie: „Ich bin zwar Patient hier, aber ich bin nicht blöd. Hören Sie auf, so unverschämt über uns zu reden." Die Tür wurde von außen zu gemacht.
Ich humpelte unter die Dusche, nicht ohne mich, wie immer, an jeder Ecke und Bettkante festzuhalten. Mühselig zog ich mir das Nachthemd aus. Ich stand unter der ebenerdigen Dusche, hielt mich an der Stange fest, als mir plötzlich mulmig wurde. Ich klingelte nach einer Schwester. Sie kam schnell und half mir. Sie hatte, wie die meisten des Krankenhauspersonals, eine Art mit mir und anderen Patienten zu sprechen, als wären wir Kinder. Es kotzte mich allmählich an. Als die Schwester begann mich einzuseifen, musste ich heulen und sagte: „Es geht schon wieder. Ich mache selber weiter."
Sie trat aus dem Duscheck raus und fummelte noch etwas hinter dem Vorhang am Waschbecken herum. Ich sah an meinem Körper herunter. Mein Bauch war immer noch aufgedunsen und dick. Es sei nur Luft im Bauch, sagten die Ärzte. Meine Schultern hatte ich immer noch ständig hochgezogen. Meine Beine waren dünn. Mein Oberkörper verkürzt durch die zusammengesackten Wirbel. Mein Körper hatte sich innerhalb von einem Jahr total verändert. Total. Ich hatte bis dahin einen schönen Körper, wie viele andere Frauen auch. Und jetzt? Ich war abgewrackt. Ich war zerstört. Meine Knochen kaputt. Mein altes Leben war vorbei. Nichts war mehr davon übrig. Ich heulte. Die Tränen überwältigten mich. Ich konnte mich nicht mal mehr vor der Schwester zusammenreißen. Es brach aus mir heraus:

„Ich hatte so einen schönen Körper. Ich war mir darüber gar nicht bewusst. Und jetzt - wie ich aussehe! Es ist furchtbar." Ich fing an zu schluchzen und zu heulen und konnte mich kaum beruhigen.
"Ist alles in Ordnung?" fragte die Schwester hinter dem Duschvorhang. Aber ich konnte auf ihre Fürsorge gar nicht eingehen, so unkonkret hilflos und weit weg war sie von meinem augenblicklichen emotionalen Ausbruch. „Nein", rief ich, „Gar nichts ist in Ordnung. Nichts, nichts, nichts!" Mein Heulen wurde leiser. Dann beruhigte ich mich. "Es ist schon gut." sagte ich nach kurzem Schweigen. Vielleicht hatte die Schwester solche Ausbrüche schon zu oft erlebt. Für niemanden ist es angenehm Zeuge der Verzweiflung eines anderen Menschen zu werden. Was soll man auch tun? Man spürt instinktiv, dass es keinen Trost geben kann.

Bevor man mich aus dem Krankenhaus werfen würde, wollte ich lieber selber gehen und sagte Bescheid, dass ich entlassen werden möchte. Zwar war mir mulmig bei dem Gedanken, wieder nach Hause zu kommen, in die Räume, in denen ich eine dramatische Zeit erlebt hatte, aber ich konnte nicht für immer im Krankenhaus bleiben. Ich musste raus aus dem Nest und schließlich fand ich auch Gefallen daran, wieder selbstständig zu sein. Ich sah mich in meinem Krankenhauszimmer um, als müsste ich mir jeden Gegenstand merken. Das Taxi musste jeden Augenblick kommen.

Ein neues Leben

Zu Hause angekommen, merkte ich, wie schwach ich noch war. Ich hatte noch sehr wenig Kraft. Dreimal die Woche musste ich zur Dialyse auf die Dialysestation des

Krankenhauses. Ich wurde von einem Krankentransport abgeholt und wieder nach Hause gefahren. Ich musste nicht auf der Liege transportiert werden, sondern im Rollstuhl, denn ich war noch sehr wackelig auf den Beinen. Frau Spür, die Krankengymnastin aus dem Krankenhaus, hatte mir zum Abschied geraten, unbedingt weiter zu machen mit ‚unserer' Gymnastik. Sie riet mir, mich mit dem Rollator viel zu bewegen, damit ich stabiler werde. „Sie werden sehen, wenn Sie das alles machen, können Sie bald auch wieder ohne das Ding gehen. Sie schaffen das!" Sie schaffen das. Was hätte Frau D. gesagt? Sie hätte mich angegiftet und unter Druck gesetzt, aber auf keinen Fall ermutigt.

Auch zu Hause ging ich mit dem Rollator herum. Ich musste dieses Ding so schnell wie möglich wieder abschaffen. Aber jetzt brauchte ich ihn noch. Außerdem war er praktisch. Auf der oberen Fläche konnte ich ein Tablett einsetzen für Tasse und Teller und ohne Hilfe mein Frühstück von der Küche in den großen Raum bringen, um dort zu essen. Mir fielen alle hässlichen Witze auf, die von Komikern über Menschen mit Rollator gemacht wurden. Diese Komiker gaben Leute, die krank und schwach waren, der Lächerlichkeit preis. Eine ziemlich billige Art für ein paar Lacher zu sorgen. Die Dialyse fiel mir schwer. Ich musste stabil werden. Ich dachte mir Nah- und Fernziele aus, die ich erreichen wollte. Es gab gute und schlechte Tage. Manchmal fürchtete ich auch, nicht mehr richtig auf die Beine zu kommen. Eine junge Ärztin betreute mich, wenn ich auf der Dialysestation war und verschrieb mir ein Medikament gegen eine Entzündung. Danach ging es mir einige Tage lang sehr schlecht. Ich hatte Halluzinationen und war in einem furchtbaren Zustand. Ich wusste nicht, warum ich plötzlich psychogene Wahrnehmungen hatte und geriet in Panik. Ich dachte, ich verliere den Verstand. Als ich den Oberarzt auf meine Halluzinationen ansprach, sah er sich mein Krankenblatt an und fing an zu lachen: „Die Dosierung, die Sie bekommen haben, ist viel zu hoch! Bei Ihrem Gewicht sollten Sie nur eine halbe Tablette nehmen." Endlich las ich den Beipackzettel des Medikaments. Halluzinationen als Nebenwirkung standen drin. Ich sprach die Assistenzärztin, die den Fehler gemacht hatte, an. „Ach ja, da hab ich mich vertan in der Dosierung, naja" sagte sie und war wieder verschwunden.

Die Dialyse war kraftraubend. Aber langsam gewöhnte sich mein Körper daran. Als ich kräftiger wurde, brauchte ich nicht mehr auf die Dialysestation des Krankenhauses, sondern konnte in ein Dialysezentrum wechseln. Das neue Dialysezentrum an der Kemper Straße hatte freundlichere Räume. Ich landete in einem sechs-Bett-Zimmer und wurde immer noch mit dem Krankentransport gebracht und abgeholt. „Viele Patienten überleben das erste Jahr an der Dialyse nicht," sagte mir ein älterer Dialysearzt in besorgtem Ton, vermutlich, weil ich immer noch Untergewicht hatte. Er riet mir ganz besonders diszipliniert mit dem Essen und dem Trinken zu sein. Ich war dankbar für seine Worte, denn so konnte ich mich wappnen. Erst als ich nicht mehr mit dem Krankentransporter zu fahren brauchte, weil ich stabiler war, hatte ich das Gefühl, ein stückweit ins Leben zurückgekommen zu sein. Jeden Tag machte ich ein Stückchen mehr Aktivitäten. Noch musste ich mich am Rollator festhalten, wenn ich irgendwohin wollte. Ich brauchte noch einige Zeit, um die Schubskarre wieder abzuschaffen. Ich war immer noch sehr wackelig auf den Beinen. Ich machte mit den kranken-

gymnastischen Übungen von Frau Spür weiter und drehte weiterhin mit dem Rollator täglich eine große Runde. Mein Wunsch nach Selbstständigkeit stärkte mich. Ich nahm Schmerzmittel und konnte mich wieder bewegen. Die Kraft fehlte noch, aber mit den Übungen und Spaziergängen baute ich langsam wieder Kraft auf. Mit der Zeit wurden meine Beine und Arme stärker.
Ich erhielt eine Adresse von einem Mann in Fulda, der mir gesundheitlich weiterhelfen konnte. Aber noch war ich zu schwach, um eine Zugreise zu machen. Zwei Monate später, als ich wieder etwas mehr Kraft hatte und allmählich unabhängiger wurde, traute ich mir die dreistündige Zugfahrt nach Hessen zu und ließ mich hier behandeln. Danach ging alles sehr schnell. Ich kam wieder zu Kraft und Energie. Nach sechs Monaten war ich wieder stabil und ich vertrug die Dialyse immer besser. Ich begann mir mehr und mehr zuzutrauen. Das war das Wichtigste, denn nur so konnte ich wieder ganz ins Leben zurückfinden. Ich hatte auch wieder zugenommen und mein Normalgewicht erreicht. Ich begann zu Hause Yoga-Übungen zu machen. Aber noch brauchte ich für alles länger als andere.

Das Leben ist endlich. Was also wollte ich in diesem Leben noch unbedingt machen? Ich überlegte und begann einfach damit, mich in Bewegung zu setzen. Ich begann Dinge zu tun, die ich immer schon tun wollte, für die ich mir aber nie Zeit genommen oder die ich mir nie zugetraut hatte. Nach einem halben Jahr konnte ich den Rollator abschaffen und nach weiteren zwei Monaten hatte ich wieder einen flüssigen Gang; wenn ich auch langsamer ging als andere.
Nach langer Zeit wollte ich mir mal wieder eine Ausstellung ansehen. Auf dem Weg zur Galerie Mahn traf ich

Brigitta Höller. Wir hatten zusammen dasselbe Philosophieseminar besucht und uns seitdem aus den Augen verloren. Großes Hallo. Wir tauschten uns über unseren Werdegang aus und merkten, dass wir uns immer noch so gut wie früher verstanden. Sie hatte das Philosophiestudium abgebrochen und Neurowissenschaften und Psychologie studiert. Plötzlich sah sie mich mit ihren großen braunen Augen prüfend an. „Was ist dir passiert?", fragte sie mich ernst. Ich schaute sie groß an. Erstaunt. Sah man mir noch an, dass es mich erwischt hatte? Nach einer langen Pause erzählte ich ihr von der „Heilerin", von den Rückführungen, der Trance, den Spritzen. Brigitta war eine Wissenschaftlerin, die kein Interesse hatte zu urteilen, sondern sie erforschte die Dinge. „Rückführung?" Sie schien interessiert, mehr darüber zu erfahren und ich begann ihr ausführlich über die Rückführungen bei der Heilerin zu erzählen. Mein Vater, mein Onkel, der Frauenarzt und wieder mein Vater. Der gewalttätige Vorfall in der Küche, das Zudrücken des Halses, den sexuellen Missbrauch durch den Onkel und die Abtreibung. Ich beschrieb die Unterschiedlichkeit meiner Eindrücke und sagte ihr, dass ich mittlerweile drei der vier Rückführungen mit einem Fragezeichen versehen hatte. Brigitta hörte aufmerksam zu. „…Die Misshandlung durch meinen Vater, da hatte ich in all den Jahren Erinnerungsbilder, Bildfetzen, die ich aber nicht einordnen konnte, die ich nicht in einen Zusammenhang stellen konnte, auf die ich mir keinen Reim machen konnte. Ich hatte immer gerätselt, was dieser oder jener Augenblick, an den ich mich erinnerte, bedeuten sollte. Aber nie bekam ich ein vollständiges Bild. Alles blieb hinter einer verschwommenen Glasscheibe, wie abgeschottet, verborgen. Die wichtigsten Augenblicke des Erlebnisses damals, waren im Orkus

der Vergangenheit verschwunden. Ich hatte mich nie wieder an das gesamte Ereignis erinnern können, bis zur Rückführung bei dieser Frau.
Alle vergessen, müssen vergessen, was unerträglich ist.
Aber dagegen hatte ich keine konkreten Bilder an die anderen drei Erlebnisse der Rückführungen. Bei diesen drei Rückführungen hatte mir die „Heilerin" vorher gesagt, was geschehen war. Es gab auch sonst keine eindeutigen und klaren Indizien dafür, dass diese drei anderen Begebenheiten jemals stattgefunden hatten.
Aber ich hatte doch dieses Gefühl während der Rückführung gehabt, das mir jemand den Hals zudrückte und dass mir etwas in den Mund gestopft wurde und ich hatte bei der Rückführung diese Bilder von der Frauenarztpraxis, dem Gynäkologenstuhl, der Schüssel, die auf dem Boden daneben stand. Diese Bilder waren plötzlich da während der Rückführung...- Also das mit meinem Onkel und dass mein Vater mir den Hals zugedrückt haben soll, als ich ein Kleinkind war und die Abtreibung; diese drei Sachen habe ich nicht als Ereignis gesehen. Die hat mir die „Heilerin" gesagt. Dazu hab ich dann nur Bilder drum herum bekommen." Als ich zu Ende erzählt hatte, schwiegen wir. „Kann ich dir dazu etwas sagen?" fragte Brigitta vorsichtig.
„Ja, natürlich."
„Die Wissenschaft hat hierüber mittlerweile einige Erkenntnisse. Eine klinische Hypnose kann solche verdrängten Erlebnisse ans Licht bringen. Aber wenn eine Rückführung oder eine Hypnose kein guter, ausgebildeter Psychologe macht, können manchmal während sogenannter Rückführungen, falsche Erinnerungen hervorgerufen werden. Fiktive Realitäten. Unter Hypnose und das war es ja, was diese Frau gemacht hat, können sich Erwartungen, Phantasien, Erinnerungen an Filme, Gele-

senes, alte Träume und Beobachtetes zu einem Bild vermischen, das dann als erinnerte Erfahrung wahrgenommen wird. Es entsteht ein als Erlebnis rekonstruiertes Bild, das zu einem Teil der eigenen Biografie wird, obwohl es nie wirklich geschehen ist. Es wird zur eigenen biografischen Geschichte, obwohl es dies nicht ist! - Ich würde immer empfehlen, wenn, dann nur bei einem ausgebildeten, guten Psychologen eine Hypnose zu machen und nur, wenn es unbedingt sein muss." Und leise fügte sie hinzu: „Wir haben Patienten, die durch den Glauben an eine falsche Biografie, erzeugt durch eine solch unsachgemäße Hypnose, nicht mehr mit ihrem Leben zurechtgekommen sind. Ich bin froh, dass du anscheinend kein Problem damit hast, die drei Teilstücke, die nicht zu deinem realen Leben gehören, zurückzuweisen. Trotzdem bleibt vielleicht eine Verwirrung: Ist dies wirklich alles fiktive Realität oder stimmt da doch etwas? Diese Frau, diese Dolores, die sich Heilerin nennt, ist offensichtlich ein Mensch, die aus einer ungeheuren Selbstüberschätzung heraus zur Gefahr für andere wird. Sie scheint überhaupt keine Verantwortung für ihr Handeln zu übernehmen. Überleg dir, ob du sie anzeigen willst. Ich fürchte, irgendwann wird jemand durch sie in der Psychiatrie landen." Zögernd sagte ich: „Das ist bereits geschehen." Ich dachte an Clara. Brigitta presste die Lippen aufeinander und nickte ernst. "Ich schick dir einen Link von einer guten Dokumentation zu dem Thema, die du dir ansehen solltest." Brigitta und ich trennten uns und versprachen in Kontakt zu bleiben. Ich ging nach Hause.
Jeder kann seine Dienste als Heiler anbieten. Jeder.

Es war langweilig auf Partys und in Kneipen zu gehen, weil alle um mich herum im Laufe des Abends immer schwankender wurden, während ich auf dem Trockenen saß. Ich lebte zurückgezogen. Ich musste mich daran gewöhnen, dass ich, wegen der Dialyse, nur noch zwei kleine Gläser Flüssigkeit am Tag trinken konnte. Im Grunde aber litt ich nicht besonders unter den Einschränkungen, weil ich kein Partygänger mehr war. Ich musste mich noch immer mit der Opferrolle auseinandersetzen, denn immer wieder fiel ich in die alte Rolle zurück, die mich ein ganzes Leben begleitet hatte. Ich wusste, dass die endgültige Überwindung der Opferrolle ein wichtiger Schritt zu meiner Gesundung war. Ich musste immer wieder neu ansetzen und schauen, was es mit dem Opferdasein auf sich hatte, um mich davon innerlich lösen zu können. Wer sich selbst eine gute Mutter, ein guter Vater ist, braucht keine Opferrolle. Erst seit dem Krankenhaus wusste ich, dass ich mich selber retten kann und muss. Aber dabei konnte ich mir durchaus auch helfen lassen. Für mich war die Opferrolle Dreh- und Angelpunkt meiner Gesundung, deshalb beschäftigte ich mich auch in der kommenden Zeit viel mit ihr.

Irgendwann entschieden Alexander und ich, dass wir über alles noch mal genauer reden sollten, was wir erlebt hatten, denn wir hatten bis dahin viel zu wenig über die Zeit bei der „Heilerin" gesprochen. Wir gingen regelrecht in Klausur, zogen die Tür hinter uns zu, stellten die Mobiltelefone ab und machten den Computer aus. Wir sprachen in den folgenden zwei Stunden ausschließlich über unsere Erlebnisse während der Zeit bei der „Heilerin". Es gab nur drei Regeln für unser Gespräch. Jeder redet nur von sich und jeder lässt den anderen ausreden und fällt ihm nicht ins Wort. Die Redezeit war für jeden auf fünf Minuten beschränkt. Dann war der andere wieder dran. So konnte keiner stundenlange Monologe halten. Die Regeln unseres Gesprächs warf ich sofort mit meinem ersten Satz über den Haufen. Obwohl ich es nicht wollte, machte ich Alexander Vorwürfe. „Manchmal bin ich noch wütend auf dich. Warum hast du damals nichts unternommen? Du hast doch gesehen, wie schlecht es mir ging. Aber, weil Frau D. dich hofiert hat, hast du großzügig über meinen Zustand hinweggesehen, denn dich betraf das Elend ja nicht. Dich hat sie nie schlecht behandelt. Abgesehen vom Ende. Warum hast du mich damals nicht zu einem Arzt geschleift? Dir muss doch klar gewesen sein, dass ich schwer krank war?" Er schwieg und als ich ihn betrachtete, sah ich sofort, wie sich sein Gesicht verwandelte. Ihn verletzte der Vorwurf.

Er starrte vor sich hin, als würde er überlegen, wie er die Situation beschreiben sollte. „Ich habe genauso drin gesteckt wie du. Dass es so schlimm gekommen ist für dich, - ich weiß nicht, wieso ich nichts gesagt habe. Ich verstehe es heute auch nicht mehr. Ich stand selber unter dem Bann dieser Frau. Genau wie du."

"Für mich war die Zeit mit dieser Frau ein Alptraum und ich glaube, dass meine Krankheit so schlimm wurde, hat mit diesem Alptraum Frau D. zu tun, denn es fühlte sich für mich im Grunde nicht viel anders an, als damals als Kind und Jugendliche. Die Zeit mit dieser Frau war die Hölle. Was ich mir schwer verzeihen kann, ist, dass ich mich zweieinhalb Jahre lang abhängig von dieser schrecklichen Person gemacht habe."

Alexander überlegte. „Du weißt, ich habe mir die zwei Bücher über krankhafte Narzissten besorgt. Frau D. ist eindeutig eine krankhafte Narzisstin. Sie missbrauchte uns alle. Sie hat eine Brandspur hinterlassen, bei allen, die bei ihr Unterstützung oder Heilung gesucht haben.

Die hat kein Verantwortungsgefühl. Es war ihr letztendlich egal, wer und wie viele Menschen durch sie auf der Strecke bleiben. Leute wie die sind gefährlich, denn sie zerstören andere Menschen. Der war doch egal, ob du stirbst. Diese Frau hat sich doch total selbstüberschätzt. Die hat sich von Anfang an verstellt. Gierig, machtbesessen, kaltschnäuzig und größenwahnsinnig. Das hat sie alles hervorragend verborgen, sonst wären wir alle doch sofort abgesprungen."

Ich schwieg und seufzte. "Ich habe mich auch gefragt, warum ich durchgehalten habe. Aber ich habe schon als Kind gelernt, dass ich alles aushalten muss bis es vorbei ist. Ich musste durchhalten. Frau D. machte mir am Anfang Hoffnung und zeigte Möglichkeiten auf. Die Ärzte hätten das auch tun können, aber sie haben mich einfach stehen lassen. Ich musste nach dem Krankenhausaufenthalt alleine sehen, wie es mit mir weiterging. Ich war voll Angst. Wir haben ihr doch alle vertraut. Ich wusste nicht, dass es Menschen gibt, die nichts um das Leben eines anderen geben. Ich vertraute nicht auf meine innere Stimme, die mich ab und zu warnte. Alle meine inneren Warnhinweise schlug ich in den Wind! Ich kann das heute alles selber kaum glauben." Ich musste heulen. Alexander nahm mich in den Arm. Wir schwiegen eine Weile.

Nach einer Zeit der Stille platzte es aus mir heraus. "Ich denke noch oft an die Dinge, die Frau D. mir sagte. Diesen Blödsinn, dass man die Sahne zuerst in die Tasse schüttet und dann erst den Kaffee – dann würde die Sahne nicht dick machen. Das ist doch völliger Unsinn. Heute Morgen ist mir aufgefallen, dass ich das immer noch so mache. So tief drin steckt das in mir. Ich glaube auch nicht mehr an die drei letzten Rückführungen von mir. Bei dir stimmt es. Deine Schwester hat es bestätigt und bei mir stimmt die Misshandlung durch meinen Vater. Und das Spiegeln anderer Personen, daran glaube ich auch nicht. Das kam mir immer seltsam vor, ja, ungesund! Trotzdem habe ich es ihr doch auch abgenommen. Das war doch ein pseudopsychologisches Taktieren. Sie war wie eine Schauspielerin, eine Rampensau, die ihr Publikum in der Hand hatte. Ich habe geglaubt, dass sie mit Gott in Verbindung stand, aber ich glaube jetzt eher das Gegenteil. Was ich mir vorwerfen kann, ist, dass ich nicht auf meine Zweifel gehört habe. Niemand konnte behaupten, dass irgendetwas, was sie sagte, falsch ist, weil es ja „von Gott" kam. Das war ein cleveres Konstrukt." Ich lachte bitter. "Kannst du dich an die Leute aus Süddeutschland erinnern," begann Alexander. „Ich habe jetzt gehört, dass Dolores sie immer angerufen hat, wenn sie Geld brauchte. Sie hat ihnen dann gesagt, sie hätte den Hinweis „von oben" bekommen, dass sie Unterstützung bräuchten, dass sie dringend spirituell einen Schritt vorwärts machen müssten. Und dann ist sie runtergefahren und hat sie behandelt und hat Geld kassiert. „Du meinst, wenn sie Geld brauchte, hat sie die angerufen und...Unfassbar."

"Erinnerst du dich an die Telepathie zwischen Dolores und Clara?", begann Alexander. Ich nickte. "Als wir mit Clara im Cafe saßen - Clara redete wieder mal ohne Punkt und Komma -, aber plötzlich unterbrach sie sich. Mitten im Satz hörte sie auf und schaute in die Luft und sagte: *Moment. Dolores will mich sprechen,* als hätte sie eine telepathische Nachricht von Dolores erhalten, sie solle sie sofort anrufen. *Dolores, Du wolltest mich sprechen?* - Dolores sagte darauf hin: *Ja, so ist es* und Clara fühlte sich

bestätigt. Alexander beugte sich ein Stück weiter vor, um konzentrierter zu sprechen: „Das war ganz einfach ein Trick von Dolores. Sie brauchte nur *Ja* zu sagen. Eine perfide Art, Clara zu manipulieren und sie glauben zu machen, sie könne „hören", wenn Dolores an sie dachte."
Ich erstarrte.
Die Auswirkungen bei allen, die mit ihr zu tun hatten, waren verheerend. „Sonja, Susanne, Irma, Du, ich, Margarethe, Clara und die anderen – wir sind doch alle mehr oder weniger durch die Hölle gegangen. Manche haben ihr ganzes Geld verloren und du deine Gesundheit."
Am Abend hörten wir Radio. Josef Haders wunderbares Stück zum Thema Teufel: Das "Steinscheißer Karl-Spiel". Wir lachten: Genauso, ganz genauso war es mit Dolores.
„Kannst du dich noch an die Prophezeiung von Dolores erinnern, dass die Sevarebrücke hier in der Südstadt einstürzen würde?", fragte ich Alexander und musste grinsen. „Sie hat uns doch erzählt, wir sollten ab sofort nicht mehr über diese Brücke fahren. Sie hätte von oben den Hinweis bekommen, dass sie einstürzen wird. Das war doch ihre Prophezeiung." Alexander nickte.
„Wann war das noch?" Ich überlegte. „Irgendwann im letzten Sommer. So weit hergeholt schien es damals nicht. An dieser Brücke gab es doch zu dieser Zeit erhebliche Bauarbeiten." „Wir haben doch alle dann sofort vermieden über diese Brücke zu fahren oder zu gehen. Ich fragte Dolores damals: *Sollen wir nicht im Internet einen Warnhinweis veröffentlichen, damit auch andere Menschen gewarnt sind? Sie wollte nicht. Besser nicht. Die Leute werden mich für verrückt halten.* - Die Brücke ist nie eingestürzt." Alexander lachte bei der Erinnerung an dieses Hirngespinst von Dolores: „Ich weiß noch, ich

hab damals Dolores zu irgendeinem Baumarkt fahren müssen. Sie wollte den kürzesten Weg nehmen. *Fahr über die Brücke*, sagte sie zu mir. – *Aber du hast gesagt, die stürzt ein.* Da meinte sie: *Ich hab nach oben gefragt. Heute passiert es nicht.*
Fahr. – Ich hab mir meinen Teil gedacht."
Ich schlug mir mit der Hand auf die Stirn. „Wie blöd ich war. Ich hab ihr das abgenommen. Ich habe geglaubt, dass die Brücke einstürzen wird." "Komm, wir haben da alle einfach drin gesteckt. Die ist ja nicht von Anfang an mit solchen Sachen gekommen. Es ging erst los, als sie unser Vertrauen hatte. Die anderen haben doch auch alle an sie geglaubt. Da denkt man doch nicht, dass wir uns allesamt täuschen." Wir schwiegen wieder.

Der Ausbruch meiner Krankheit war wie ein sichtbares Zeichen meines Unglücks. Ich habe es einfach nie geschafft mir ein eigenes Leben aufzubauen. Ich konnte mich nie meinem eigenen Leben voll und ganz zuwenden. Die Vergangenheit, Kindheit und Jugend, war wie ein Sog, dem ich mich nicht entziehen konnte. Und dann nach vielen Jahren der Selbstquälerei kam die Erkrankung. Und jetzt wusste ich, dass man eine schwere Erkrankung nicht einfach abschütteln kann und dass man nicht einfach bestimmte Dinge tun und andere lassen konnte, um gesund zu werden. So einfach ist das nicht. Das kann nur jemand verstehen, der es selbst erlebt hat. Es ist ein Ausnahmezustand, körperlich, wie seelisch. Ein Gesunder kann nicht verstehen, wieso man als Kranker die einfachsten Dinge nicht einfach tut. Die wenigsten verstehen, dass sich nicht nur äußerlich, also nicht nur körperlich etwas verändert, sondern auch seelisch und geistig, ganz und gar. Es war eine außergewöhnliche Zeit für mich. Dass ich irgendwann, wie jetzt,

langsam wieder zurück ins Leben finden würde, war damals überhaupt nicht abzusehen. "Ich hab oft gedacht, wenn ich dich so wenig begeistert die Übungen oder die Spaziergänge machen sah, dass du eigentlich jemanden sucht, der dich retten oder erlösen soll." Und vorsichtig fügte Alexander hinzu: „Niemand kann dir deine Krankheit wegnehmen, sie auflösen. Das mag in früheren Zeiten möglich gewesen sein, aber nicht mehr in
diesem Jahrhundert." "Ja, mag sein. Vielleicht wollte ich, dass die „Heilerin" mich rettet. Ich habe versucht, alles zu tun, was sie verlangte, aber ich konnte ihre Bedingungen nicht erfüllen. Diese Bedingungen aber waren auch absurd. Dass ich die Schmerzmittel sofort absetzen musste, war kontraproduktiv. Ich hatte nun mal die starken Schmerzen. Die hätte keiner einfach ignorieren oder wegdeuten können. Was sie verlangt hat, war eine einzige unnötige Quälerei." Wir schwiegen wieder eine Weile.
"Du musst dir einfach mal ansehen, wer sich alles als Heiler anbietet. Im Bio-Supermarkt ist am Ausgang doch so eine riesige Theke, da stehen Flyer, Broschüren, Karten von ungefähr 50 Heilern. Die heilen alle! Wo haben die das denn alle gelernt? In Workshops, in Wochenendseminaren?
"Weißt du, wie das bei Dolores war? Ich weiß es ja auch nur, weil ich täglich mit ihr zu tun hatte. Sie hat mir einmal erzählt, dass sie im Alter von 60 Jahren eine Psychose hatte, die sie als Offenbarung Gottes umdeutete."
"Das hat sie dir gesagt?"
"Nein, so natürlich nicht. Aber sie hat mir die Situation beschrieben, wie sie Heilerin wurde. Sie sagte, dass sich für sie an ihrem 60. Geburtstag der Himmel geöffnet hat, und sie plötzlich mit Gott, Jesus und dem Heiligen

Geist in Verbindung stand. Gott sprach mit ihr. Sie dachte, wenn es so ist, wenn Gott an meiner Seite ist, dann kann mir in meinem Leben nichts mehr passieren. Sie stellte sich an die Turiner Straße und sie ging einfach über die Straße ohne auf die Autos zu achten. Es war viel Verkehr auf der vierspurigen Straße, aber sie kam unbeschadet auf der anderen Seite an. Dann drehte sie sich herum und machte es noch mal und wieder passierte ihr nichts. Sie hat es noch viermal gemacht und nichts ist ihr passiert. Da hat sie sich gesagt: Jetzt ist es so, ich bin in Verbindung mit Gott. Ich bin unverwundbar. Sie begann sich selbst zu behandeln. Sie hatte diese Krankheit, die auch Irma hat, und sie hat sich selbst geheilt. Und da wusste sie, dass sie Heilerin ist und hat angefangen andere zu behandeln. --- So hat sie es mir erzählt."
"Eine Psychose? Mein Gott. Das wusste ich nicht."
„Sie hat mir ja auch von ihren beiden Ehen und über ihre Kinder erzählt. Das hörte sich alles nicht gesund an. Was ich rausgehört habe, war, dass sie schon in der Zeit ihres „normalen" Lebens eine schwierige Person war. Narzissten können sich perfekt verstellen. Sie manipulieren andere Menschen unbemerkt. Sie wirken charismatisch, sind einnehmend und wirken wohlwollend. So wie Dolores. Um das Vertrauen der Menschen zu bekommen machen die alles."
Ich starrte auf den Boden. Sie hatte eine Psychose?
"Wieso hast du mir damals nichts davon erzählt?" Ich konnte es nicht glauben, dass er sich darüber ausgeschwiegen hatte. "Ich war mir doch nicht so im Klaren darüber wie heute! Glaub mir, wenn ich das wirklich alles so klar gesehen hätte wie heute, ich hätte doch nie erlaubt, dass sie dich weiter behandelt. Sie hatte doch auch Erfolge vorzuweisen."
"Was denn für Erfolge? Du meinst den Bruder von Margarethe, der Borreliose hatte? Weißt du, dass es zu

dem Krankheitsbild Borreliose gehört, dass die Symptome plötzlich verschwinden können und es scheint, als wäre die Krankheit verschwunden. Der Arzt im Krankenhaus hat es mir erklärt. Was ist, wenn genau das bei Margarethes Bruder passiert ist, während er von Dolores behandelt wurde?" Wir schwiegen. Mir fiel ein, dass Alexander sich damals aufgeregt hat, als ich mich von Dolores trennen wollte und, ob ich wollte oder nicht -, in mir stieg eine leise Wut hoch. Ich war jetzt so kaputt. Mein Körper war total verändert. Ich hatte viel zu lange bei dieser Verrückten ausgeharrt, statt einfach abzuhauen und zu gehen. „Erinnerst du dich noch, als ich aussteigen wollte bei Dolores und du dich aufgeregt hast? Du hast mich gezwungen weiterzumachen. Erinnerst du dich?" Alexander schwieg. Natürlich erinnerte er sich.
"Du hast doch jahrelang alles Mögliche ausprobiert wegen deines Rheumas. Du bist doch zu allen möglichen Ärzten und Alternativmedizinern gerannt. Was hast du alles ausprobiert? Alles! Am Anfang, als ich dich kennen lernte machtest du TaiChi, später QiGong, dann eine ganze Zeitlang Kräuterheilkunde, die Bachblütenbehandlung, dann deine jahrelange Buddhistische Meditation, die anthroposophische Medizin, dann Hypnose, TCM-Behandlungen, chinesische Kräutertees für mehrere Tausend Euro. Zu wie vielen Leuten bist du da gerannt? Einen Haufen Geld hat das alles gekostet. Und nichts hat geholfen! Du warst gerade erst bei der Heilerin und wolltest schon wieder aufhören. Ich dachte, du machst so weiter wie vorher. Ich dachte, du willst gar nicht gesund werden. Den Eindruck hatte ich. Da bin ich durchgedreht, weil ich dachte, jetzt geht das wieder von vorne los. Das war ein großer Fehler von mir. Ja! Aber – ich kann es nicht rückgängig machen. Ich kann

es nicht! Was soll ich tun. Ich kann es nicht ändern!" Ich sah, wie leid es ihm tat.

Ich konnte mich gut an die Zeit erinnern, in der ich alles ausprobierte. Mal gab ich der Sache länger, mal kürzer Zeit. Erst jetzt fragte ich mich: Was wollte ich bei all den Leuten? Was habe ich wirklich gesucht und was hätte ich wirklich gebraucht? Ich weiß nicht, was ich gesucht habe, vielleicht eine bessere Kindheit.
Dolores war eine extreme Erfahrung. Natürlich hatte ich einen Eigenanteil am Ganzen, das wusste ich, aber sie hatte Menschen in Not benutzt, um ihre krankhaft narzisstische Seite auszuleben. „Sie hat mir eingeredet, es wäre meine Schuld, dass ich nicht gesund wurde. Sie versuchte allein mir die Schuld dafür zu geben. Aber wäre es nicht ihre Aufgabe als Heilerin gewesen, mich aus dieser Sackgasse zu führen? Sie hat so lange auf mich eingehackt, bis ich selber glaubte, ich würde meine Krankheit nicht loslassen wollen."
Meine Selbsttäuschung, mein sinnloses Vertrauen, meine Dummheit. Alexander legte tröstend seinen Arm um mich. Eine Weile blieben wir so sitzen. Ich schnäuzte mich. Mit einem Aufbäumen der letzten Wut, schimpfte ich: „Sie wusste, was sie tat. Sie hatte einen Vernichtungskurs eingeschlagen, als sie sah, dass ihr Tun bei mir fehlschlug und dass ich kein Geld mehr hatte, um sie zu bezahlen. Das Gleiche bei Margarethe und Clara und bei den anderen. Deren Vermögen glitt durch ihre Finger. Sie verschleuderte das Geld der anderen und alle standen dann plötzlich mit Nichts da, weil Dolores das ganze Geld sinnlos verprasst hat. Wenn einer kein Geld mehr hatte, war er für Dolores wertlos und sie versuchte diesen nutzlosen Patienten los zu werden.

Sie missbrauchte alles, was unsere Gesellschaft menschlich macht: Den Glauben an Gott, an Freundschaft, Vertrauen, Treue, Loyalität, Offenheit, Verlässlichkeit, Dankbarkeit, Demut, Ehrlichkeit, Verbindlichkeit, Respekt, Mitgefühl, Mut, Glaube, Liebe, Hoffnung." Ich hatte mich in Rage geredet. Alexander legte beruhigend seine Hand um meine Schulter. Er verstand mich. Er kannte sie selber. Er hatte sich selbst getäuscht in dieser Frau. "Uns kann so etwas nicht mehr passieren. Egal was geschieht. Wir müssen es abschließen, denn sonst werden wir uns für den Rest des Lebens an dieser Sache die Zähne ausbeißen." Ich schaute ihn ernst an und lächelte dann. Ich nahm mir vor, dass unser Gespräch endgültig das Ende des Kapitels Dolores Döbrink sein sollte.

Fünf Jahre hat es gebraucht, bis ich wieder einigermaßen fit war. Das Leben hat mich etwas windschief gemacht. Aber auch stärker. Ich muss die Realität akzeptieren, wie sie ist. Ich werde nie mehr der Mensch werden, der ich vor meiner Erkrankung war. Ich konnte jetzt wieder größere Unternehmungen machen. Alexander und ich besuchten fast jedes Wochenende Ausstellungen in Museen und Galerien. Wir machten kurze Reisen in verschiedene Städte des Landes. Wir machten Waldspaziergänge und sogar Reisen ins Ausland. Ich strebte an, wieder zu arbeiten, aber nicht mehr in meiner alten Branche. Ich bewarb mich etliche Male für verschiedene Jobs, aber ich hatte keinen Erfolg. Ich konnte mit keinem jungen, dynamischen Abziehbild meiner selbst dienen. Trotzdem ließ ich mich nicht beirren und suchte weiter. Ich glaubte an die Ausnahme und nicht an die Regel. Nach drei Monaten fand ich endlich Ar-

beit, die nicht einfach nur irgendjemanden reich machte, sondern sinnvoll war und mir Freude machte.
Und die Oberärztin mit ihrer Prophezeiung? Immer mal wieder, immer nachts wachte ich auf. Ich konnte nicht ruhig bleiben, während ich nicht wusste, wann es zu Ende sein würde. Ich konnte dem Tod nicht entkommen; es blieb nur die Frage, ob es so früh sein würde, wie die Ärztin prophezeit hatte. „Sie leben keine fünf Jahre mehr." Ich hatte das Gefühl zu ersticken. Ich sprang aus dem Bett, rannte in die Küche zum Fenster, riss das Fenster auf und atmete die frische Luft tief ein. Still sah ich auf den grauen Asphalt der Straße in diesen Nächten. Am liebsten wäre ich raus gerannt und einfach nur gelaufen, einfach nur gerannt, weit weg. Vielleicht hätte es geholfen der Angst zu entkommen. Ich versuchte mich zu beruhigen. Irgendwann kehrte ich ins Bett zurück, las in einem Buch, wurde müde und schlief ein. Jahrelang ging das so. Bis die fünf Jahre um waren.
Ich war mir sicher, dass Dolores Döbrink ihre gerechte Strafe erhalten würde, denn das Leben sucht immer einen Ausgleich. Aber dann reichte ich doch Klage ein. Die anderen waren bereit als Zeugen auszusagen. Es dauerte lange bis die Staatsanwaltschaft eine Entscheidung traf. Es kam nicht zum Prozess. Die Klage gegen die Heilerin wurde abgewiesen. Die Staatsanwaltschaft ordnete an, dass Dolores Döbrink nicht mehr als Heilerin arbeiten durfte. Kurze Zeit später, erfuhr ich, dass sie genau dies wieder tat und zwar mit denselben ultimativen Forderungen an ihre Klienten, die sie auch mir damals gestellt hatte. Das Verbot der Heilausübung hatte sie also schnell gebrochen. Das war vorauszusehen. Einer Psychopatin kann man keine Vorschriften machen.

Und meine Mutter?
Ich hatte noch viele Vorwürfe an meine Mutter. Zu viele Kränkungen hatte sie mir zugemutet, die wie ein Mühlrad immer mal wieder in meiner Erinnerung auftauchten und in meinem Kopf kreisten. Meine Mutter konnte einfach nicht die Mauer ihrer eigenen Verletzlichkeit durchbrechen. Aber genau darauf hatte ich all die Jahre gewartet.

Als wir Kinder damals begannen uns wieder mit unserer Mutter zu treffen, sagte sie uns, wir sollten sie nicht mehr Mutti, sondern beim Vornamen nennen. Das war in den Siebziger Jahren plötzlich Mode geworden. Also sagte ich Inge zu ihr. Inge dies, Inge das. Und vermutlicht passte dies auch besser zu unserer Situation.
Erinnerungen hackten sich immer mal wieder in meine Gedanken. Es war an einem schönen, frühlingshaften Nachmittag, den ich – ich war 25 Jahre alt - bei meiner Mutter zu Hause verbrachte. Sie lag auf ihrer Ledercouch. Wir tranken Kaffee und sie erzählte mir, dass sie damals kurz nach der Scheidung von meinem Vater, eine Party in ihrem neuen Zuhause feierte. Sie wohnte mit ihrem neuen Partner in einem Appartement zusammen, hatte aber noch keine neuen Kinder. Sie hatte ein paar Arbeitskollegen aus dem Krankenhaus eingeladen. „Wir hatten schon etwas getrunken, da kam ich auf eine witzige Idee. Ich sagte allen: *Seid mal alle ganz still. Ich ruf jetzt meinen Exmann an.* Es wurde mucksmäuschenstill. Alle lauschten. *Dann hab ich deinen Vater angerufen und ihm am Telefon was vorgejammert*", sie verzog ihr Gesicht zu einer übertriebenen Leidensmine und verstellte die Stimme: *Mir geht es so schlecht. Ich bereue alles. Kann ich wieder zu dir zurückkommen?* Die Gäste konnten sich kaum halten vor Lachen. Ich winkte ab, sie sollten

bloß still sein. *Und er sagte: Ja, ist gut. Wir fangen noch einmal neu an. Ich sag den Kindern Bescheid.* Alle hatten mitgehört. Als ich den Hörer auflegte, fingen wir alle an zu lachen. Es war zu komisch." Sie lachte.
Ich starrte sie an. Ich kannte die andere Seite der Geschichte. Meine Schwester und ich waren zu jenem Zeitpunkt, kurz nach der Scheidung der Eltern, zu Verwandten in den Schwarzwald geschickt worden. Unser Vater blieb zu Hause, renovierte die Wohnung und sägte das Ehebett auseinander, um daraus zwei Betten für uns Kinder zu machen. Eins für meine Schwester und eins für mich. Er selbst wollte im Wohnzimmer auf der Schlafcouch schlafen. Wir hatten nur eine Zweizimmerwohnung. Es war Sonntag, als ich im Schwarzwald mit dem Cousin meines Vaters und seiner Frau zu einer Telefonzelle ging und meinen Vater anrufen durfte. Onkel Hans wählte Vaters Nummer und gab mir den Hörer. Vater fragte mich, wie es uns ginge. Dann sagte er: „Eure Mutter kommt vielleicht zurück. Sie hat mich angerufen. Ihr geht es nicht gut und sie fragte, ob sie zu uns zurückkommen kann. Ich habe ja gesagt. Also, vielleicht ist Eure Mutter wieder da, wenn Ihr nach Hause kommt." – Ich schwieg. Einerseits freute ich mich, dass unsere Mutter wieder nach Hause kommen wollte. Andererseits war ich mir nicht so sicher, ob das eine gute Idee war. Würde das ganze Theater wieder losgehen oder würde endlich alles gut werden?
Sie ist nicht zurückgekommen.

Das alles war so viele Jahre her, aber es war eingebrannt in meiner Seele, in meinem Körper, als wäre es erst gestern geschehen und manchmal tauchten die Gedanken an diese oder andere Erinnerungen heiß und verletzend wieder auf.

Ich begann, mich zu bemühen, meine Eltern in einem anderen Licht zu sehen. Am Anfang waren sie Kinder, die, wie alle Kinder, lieben konnten. Und dann? Was war geschehen, was hatte sie verhärtet, kalt und bewegungslos gemacht? Dass Vater und Mutter keine Liebe geben konnten, war ihrer eigenen Kindheit und Jugend geschuldet.
Sie waren selbst Geschädigte: Lieblos aufgezogene, überforderte Kinder und Jugendliche. Anstatt mit altersgerechten, unbekümmerten Erlebnissen und Abenteuern groß zu werden, waren sie als Kinder und Jugendliche den Gewalterlebnissen und dem Überlebenskampf im Krieg ausgesetzt. Ich erfuhr, dass meine Mutter einen brutalen Missbrauch als kleines Mädchen erlebt hatte. Dabei spielte eine Frau eine wichtige und hässliche Rolle. Vielleicht konnte sie wegen dieses frühkindlichen Erlebnisses, wegen dieser Frau, ihre Töchter nicht lieben. Das konnte ich ihr nicht vorwerfen. Ich hätte nun ihren brutalen Peinigern vorwerfen können, dass sie die Schuldigen sind und dass sie die Liebesfähigkeit dieses kleinen Mädchens für den Rest ihres Lebens zerstört hatten. Und was, wenn diese Peiniger als junge Menschen etwas ähnlich Furchtbares erlebt hatten? Von Generation zu Generation wird es weiter gegeben, wie eine Erbsünde, und es geschieht überall auf der Welt. Jeder handelt aus seiner eigenen Not heraus.

Ich stellte mir die Frage, ob es nicht auch schöne Dinge und Momente in meiner Kindheit und Jugend gegeben hatte. Es gab sie. Sie waren nur sehr in den Hintergrund gerückt und fast vergessen.
Moderne Medizin konnte mir nicht weiterhelfen und Moderne Medizin hat mein Leben gerettet. Wenn man

die gesunde Kontrolle für das eigene Leben aus der Hand gibt, ist es Glückssache, wie es einem ergeht und hängt von der Menschlichkeit des anderen ab.
Meine Mutter. Wir waren beide alt geworden. Ich schrieb ihr eine Karte und stellte ihr die Frage, die ich ihr wortlos all die Jahre gestellt hatte, seit sie uns verlassen hatte. *Wir sind jetzt beide schon alt und wissen nicht, wie lange wir noch leben. Willst du mich annehmen wie eine Mutter ihr Kind?"* Ich bat sie, mir ausschließlich schriftlich zu antworten.

Tage später rief sie an. „Ich habe deinen Brief bekommen." Wir schwiegen. Sie überraschte mich mit ihrem nächsten Satz: „Du hast Bernd immer abgelehnt."
Sie konnte mir nicht entgegen kommen. Sie konnte die Mauer ihrer eigenen Verletzlichkeit nicht niederreißen. Ich war in einer alten Kindlichkeit enttäuscht, aber auch hilflos, wütend und fast verzweifelt. Es stimmte, ich hatte ihren Sohn, von Anfang an abgelehnt. Ich konnte nicht anders. Endlich musste ich die Sinnlosigkeit meiner Frage einsehen und sagte fast gelangweilt, resigniert: „Frag dich doch einmal warum."
Aber ich erwartete schon gar keine Antwort mehr.
Sie hatte noch andere Vorwürfe. Im selben Moment, als sie mit ihren Vorwürfen begann, wusste ich, dass es sinnlos war irgendetwas zu erwarten, was sie nicht hatte, nicht geben wollte noch geben konnte. Aber ich machte trotzdem noch einen allerletzten Versuch: „Ich weiß, was dir als Kind passiert ist. Dass Du als Kind etwas Furchtbares erlebt hast und eine Frau eine hässliche Rolle dabei spielte und...", ich brach ab, denn all das hörte sich – ausgesprochen - so nichtig an. Sie sagte nichts. „Ich möchte einfach nur eine ehrliche Antwort

von dir: Warum kannst du mich nicht als dein Kind, als deine Tochter, annehmen?"
Sie schwieg eine Weile, dann sagte sie fast abwesend und in einem Ton, den ich noch nie von ihr gehört hatte: „Ich weiß nicht, warum das so ist." Nach kurzem Schweigen begann sie wie üblich zu reden: „Ich habe noch einen kleinen Tisch, den du vielleicht haben möchtest." Sie sortierte ihre Sachen aus.

Es war also nicht zu ändern. Schon damals, als sie wegging, war es besiegelt: Sie wollte mich nicht. Und ich wollte es nie wahr haben, all die Jahre. Jetzt aber war ich endlich frei. Ich legte langsam den Hörer auf, nahm das Buch, auf das ich die ganze Zeit gestarrt hatte, in die Hand und las den Titel, den ich sofort wieder vergaß. Ich hatte dreißig Jahre gebraucht, um eine simple Wahrheit zu begreifen. Und es schien, als wäre alles, was in den dreißig Jahren geschehen war, notwendig gewesen, um heute, jetzt in diesem Augenblick hier anzukommen. Ich legte das Buch wieder hin, drehte mich herum, nahm meinen Mantel und ging hinaus auf die Straße.

Ende